图说生活
畅销升级版

孕妈妈必备

营养保健全书

李宁 主编

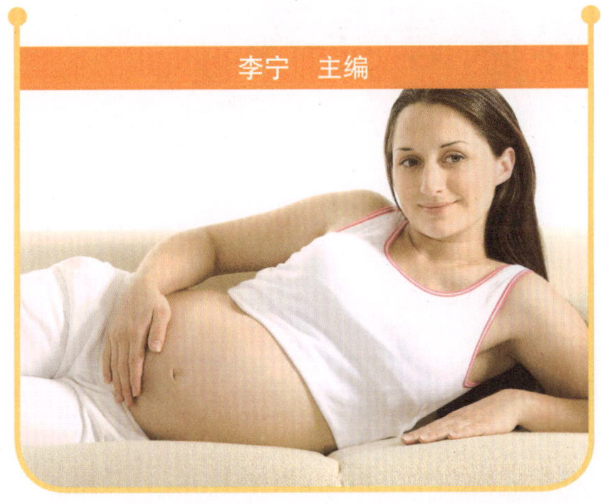

浙江出版联合集团
浙江科学技术出版社

图书在版编目（CIP）数据

孕妈妈必备营养保健全书 / 李宁主编. —杭州：浙江科学技术出版社，2012.6

ISBN 978-7-5341-4484-4

Ⅰ.①孕… Ⅱ.①李… Ⅲ.①孕妇－营养卫生－基本知识 Ⅳ.①R153.1

中国版本图书馆CIP数据核字（2012）第079163号

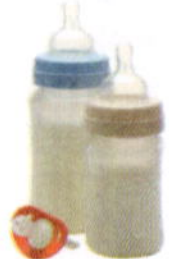

孕妈妈必备营养保健全书

李宁　主编

责任编辑：宋　东　王　群　王巧玲　　**特约编辑**：刘　玫
责任校对：刘　丹　赵新宇　李骁睿　　**特约美编**：王道琴
责任美编：金　晖　　**封面设计**：张雪娇
责任印务：徐忠雷　　**版式设计**：孙阳阳

出版发行：浙江科学技术出版社
地址：杭州市体育场路347号
邮政编码：310006
联系电话：0571-85170300转61704
制　　作：日知图书（www.rzbook.com）
印　　刷：北京瑞禾彩色印刷有限公司
经　　销：全国各地新华书店
开　　本：710×1000　1/16
字　　数：180千字
印　　张：12
版　　次：2012年6月第1版
印　　次：2012年6月第1次印刷
书　　号：ISBN 978-7-5341-4484-4
定　　价：19.90元

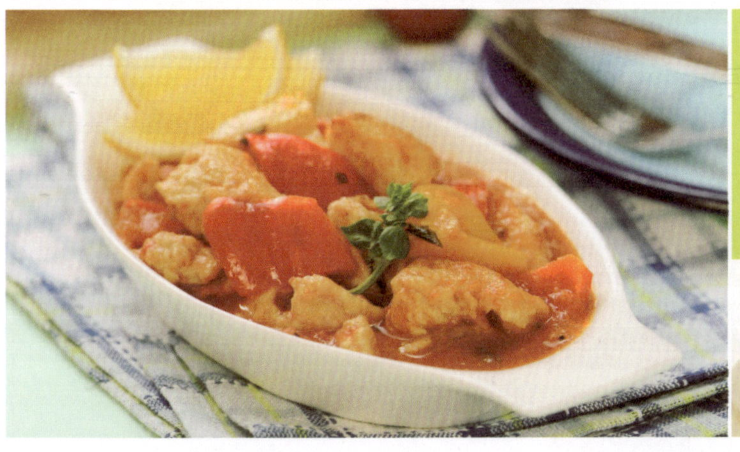

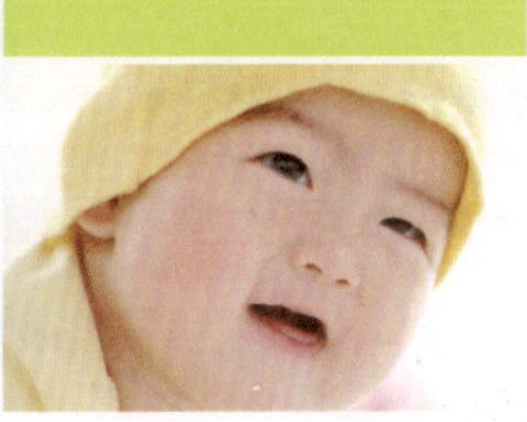

前言

Foreword

俗话说："会吃的妈妈生出聪明的宝宝。"可见，准妈妈的饮食营养决定着胎宝宝的生长和发育，对宝宝出生后的健康状况起着关键作用，所以，做好孕期饮食调养是准妈妈的必修课。在孕期40周里，准妈妈和腹中的小生命将一起经历神奇的孕育旅程，一系列生理和心理的变化会让准妈妈在欣喜、幸福的同时茫然不知所措。要怎么样才能适应自身的变化和胎宝宝的需要呢？有哪些饮食问题是准妈妈需要特别注意的？在漫长的40周里，是否需要在某一个阶段重点补充某一类营养素，如何补充才更利于准妈妈吸收？如何在众多的食材中选择最适合自己和胎宝宝的呢？当宝宝出生后，新妈妈如何摄入营养才能更好地促进乳汁分泌，给宝宝提供最好的营养？如何通过食疗法，缓解产后的不适症状呢？这些可能都是准妈妈心中的疑惑，本书将一一解答，给您带来孕产专家的营养指导和细心呵护。

本书以孕产期各阶段营养知识为重点，系统地分析了准妈妈孕前、孕期、产期及哺乳期的生理特点和营养重点，还包括科学的饮食指导方法以及各阶段推荐食谱，列举了在孕期、产期、哺乳期常见疾病的饮食调理原则，从分析疾病产生的原因入手找到最有效的食疗方法，让准妈妈摄入合理均衡营养、强化补充重要营养素，给腹中的胎宝宝最好的营养胎教。同时，本书还给予准妈妈全方位的保健指导，让准妈妈的孕期过得更加平安、健康，轻松无忧地孕育出一个健康的宝宝！

李宁

北京协和医院营养科营养师

目录

Contents

Part 01

孕前为宝宝做好充分的营养储备

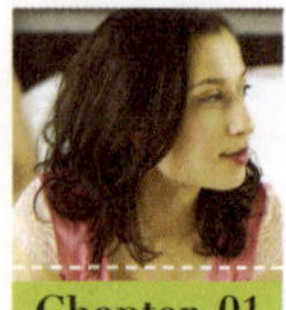

Chapter 01

孕前饮食决定健康妊娠／10

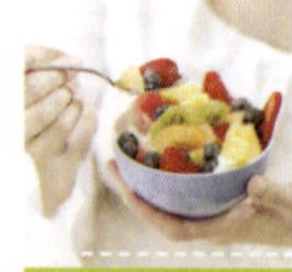

Chapter 02

准妈妈的18种物质补给单／20

Part 02

十月怀胎同步营养方案

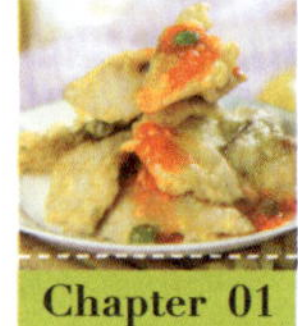

Chapter 01

孕1月的饮食与营养方案／30

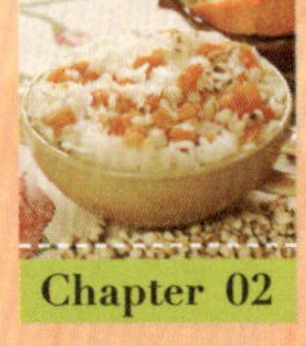
Chapter 02

孕2月的饮食与营养方案／40

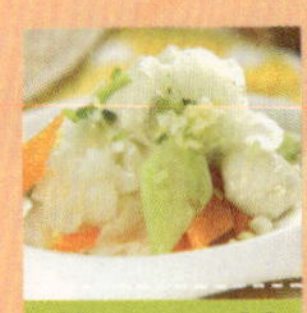
Chapter 03

孕3月的饮食与营养方案／48

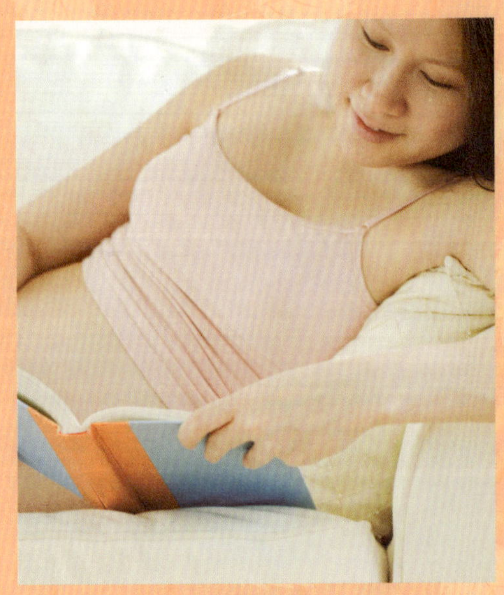

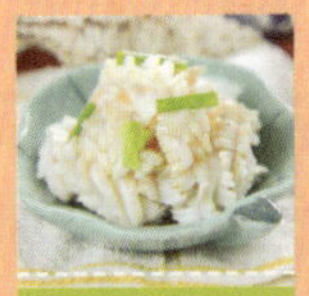
Chapter 04

孕早期食谱／56

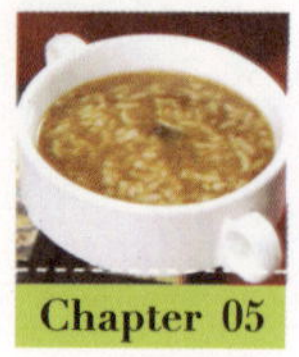

孕4月的饮食与营养方案／64

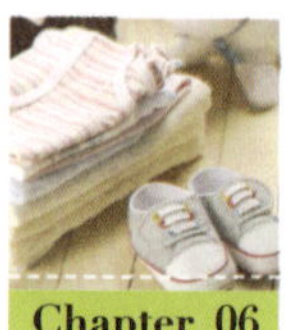

孕5月的饮食与营养方案／73

孕6月饮食与营养方案／80

孕中期食谱／88

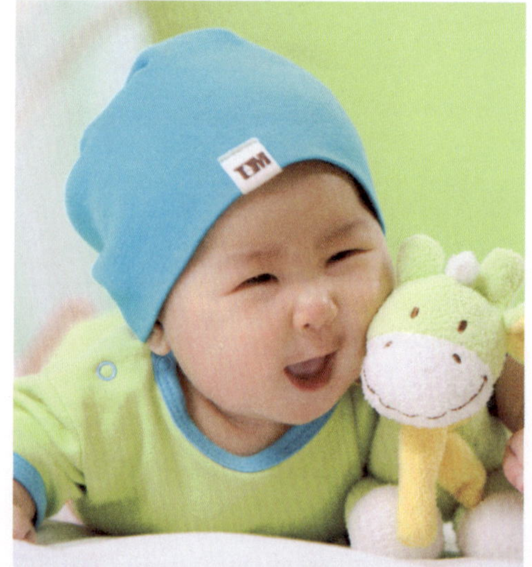

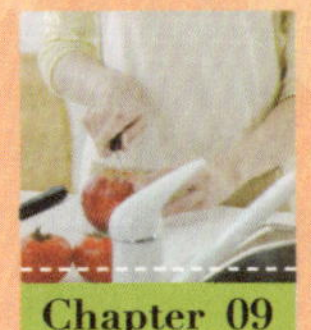
Chapter 09

孕7月的饮食与营养方案／96

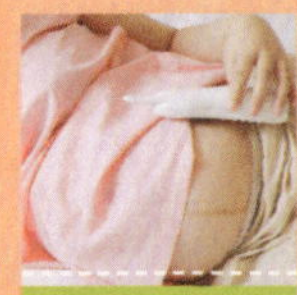
Chapter 10

孕8月饮食与营养方案／99

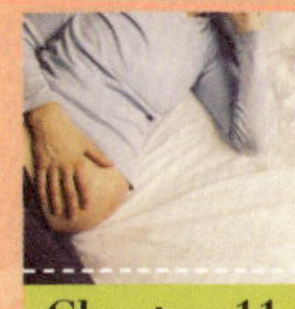
Chapter 11

孕9月的饮食与营养方案／102

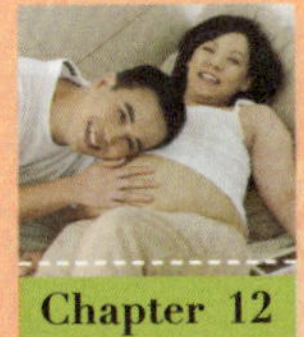
Chapter 12

孕10月的饮食与营养方案／105

Chapter 13

孕晚期食谱／107

Part 03

孕产期常见症状的饮食调养方案

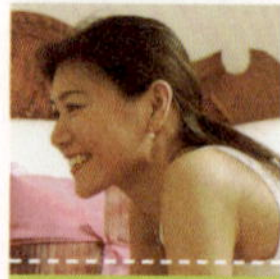

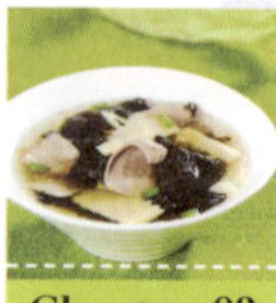

Part 04

孕产期不可不知的自我保健方案

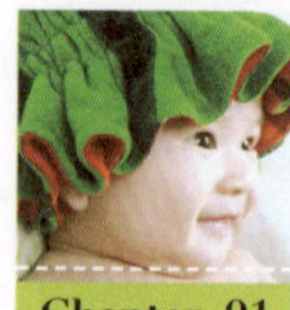

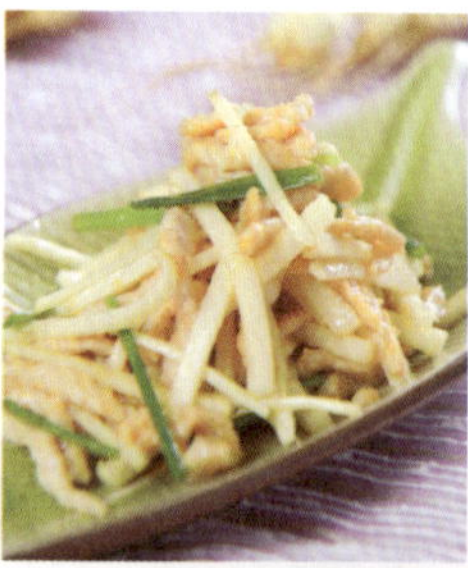

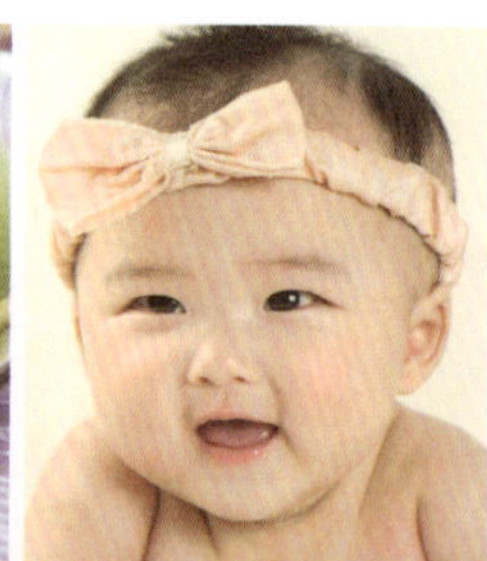

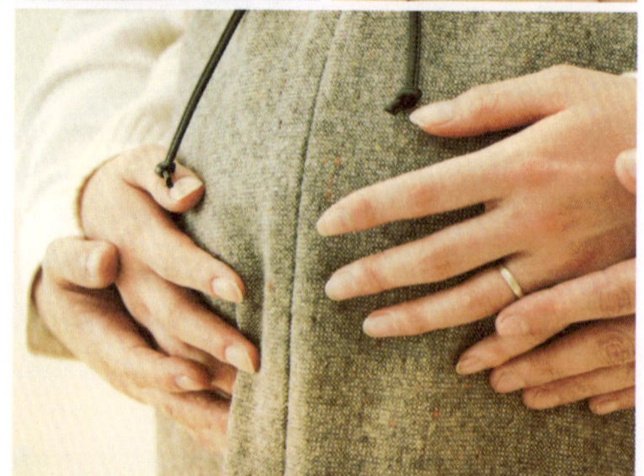

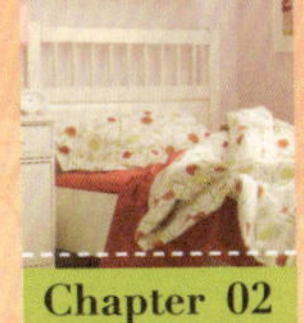

Chapter 02

孕期日常生活养护方案／161

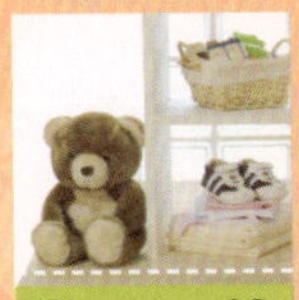

Chapter 03

准妈妈顺利分娩须知／174

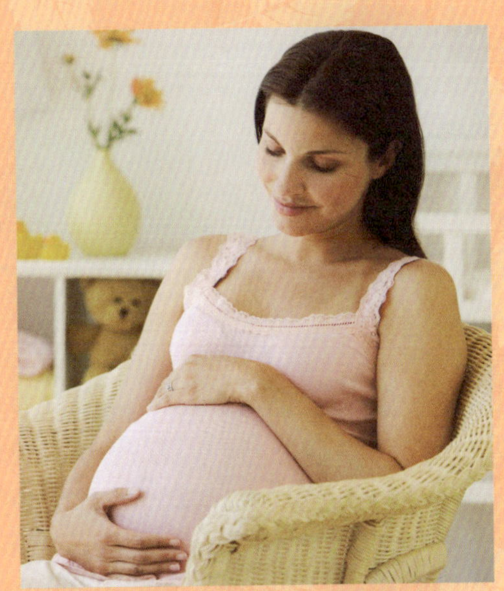

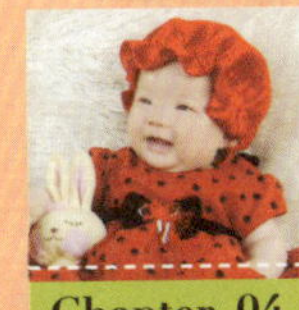

Chapter 04

新妈妈产后康复／183

Part 01

充分的营养储备

孕前为宝宝做好

Chapter 01 孕前饮食决定健康妊娠

孕前调养的关键——营养储备

怀孕前的各项准备中，营养储备也是孕前调养的基本内容之一。准备怀孕前，夫妻双方需要一起安排一段时间，用来调整身体的营养状态，既要把身体的功能调整到最佳状态，又要为未来的孕育过程存储必要的营养，只有这样才能给未来的宝宝提供最佳生长环境。

营养素，原来也能储备

优生优育所需的优化营养工作，已经从怀孕期间延展到了孕前营养储备阶段，成为和孕前健康检查、孕前保健同样重要的内容。建议提前3个月开始营养储备。近年来的实验资料表明，胎儿期营养不良所造成的免疫功能低下和贫血，不易通过出生后正常喂养扭转。生长发育测量资料表明，胎儿生长受限和婴幼儿发育落后有相关性，甚至会影响学龄期体格发育和智力发育。因此妊娠营养对优生优育的影响日益受到关注。但是孕妇也并不是营养越多越好。营养过剩一方面会增加某些妊娠并发症的发病率，另一方面也会对胎儿造成损害。

储备营养的原因

一般情况下，人体在营养供应充足的时候，通常会把剩余的营养储存在体内，以备不时之需；对准备怀孕的女性而言，这种储存的营养有更重要的意义，因为在孕初期如果发生干扰正常饮食的情形，胎儿就可能从母体营养储备中摄取养分，满足身体发育的需要，而不至于损伤母体或胎儿。医学研究已经证实，怀孕前如果营养失调，有可能影响胎儿的发育。

怀孕期间要注意均衡饮食，特别应注意除能量以外的营养素的摄取，因为它们对母亲的健康及宝宝的身体智力发育至关重要。

胎儿发育的最重要时期是怀孕的前3个月，这个阶段胎儿的各重要器官，如心、肝、肠、肾等都分化完毕，初具规模，大脑开始发育，胎儿必须从母体内获得足够而齐全的营养，特别是优质蛋白质、脂肪、矿物质、维生素。这些营养物质一旦不足，会影响胎儿的正常发育。而这些营养成分有的并不能随用随取，有一部分要依赖母体的储存。

怀孕后1～3个月是胎儿发育关键期，却正是母体妊娠反应最强烈的时期。怀孕早期大多数准妈妈会出现恶心、呕吐、不想进食等早孕反应，严重影响营养的摄取，妊娠早期胎儿的营养来源，很大一部分只能依靠母体怀孕前一段时期的营养储备。

妈咪小助手

粗细粮搭配：现代城市女性长期吃精白米和精白面一类精制食品，膳食结构中缺乏B族维生素。

荤素菜搭配：动物性食物中可以提供胎儿生长发育所需要的蛋白质、脂肪等营养素，但缺乏素菜中的维生素和膳食纤维，因此要进行食物互补。

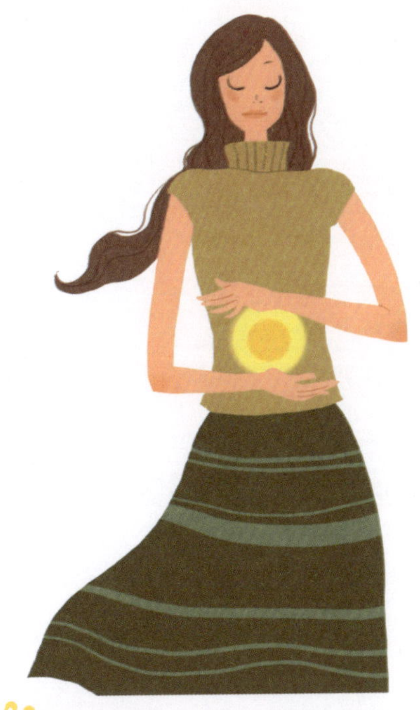

储备营养这样做

夫妻双方要注意加强营养，特别是蛋白质、矿物质和维生素类营养素的摄入。各种豆类、蛋类、瘦肉、鱼类等含有丰富的蛋白质；海带、紫菜、海蜇等食品含碘较多；动物性食物含锌、铜等营养素较多；芝麻酱、猪肝、黄豆、豆腐乳中含有较多的铁；瓜果、蔬菜中含有丰富的维生素。

经过一段时间健体、养神的缓冲期，夫妻双方体内存储了充分的营养，身体健康，精力充沛，能为优生打下坚实的基础。

养成良好的饮食习惯。不同食物中所含的营养成分不同，含量也不等，应当尽可能饮食多样化，不偏食，不忌口，养成良好的饮食习惯。

优生，要从进餐开始

生命活动需要不断补充能量来满足消耗所需，进餐的质量高低，自然会影响到生命活动的质量，对于优生优育来说同样重要。

要想正确补充营养素，吃到优质食物，应当按照平衡膳食的原则，结合受孕的生理特点进行饮食安排。

保证热能的充足供给

正常成人每天热能的需要量为9196千焦（2200千卡）左右，应供给充足，这样才能使“精强卵壮”，为受孕和优生创造必要条件。

保证优质蛋白质的供给

男女双方应当每天在饮食中摄取优质蛋白质40～60克，保证生殖细胞和受精卵的正常发育。

保证脂肪的供给

脂肪是机体热能的主要来源，所含必需脂肪酸是构成机体细胞组织不可缺少的物质，增加优质脂肪的摄入对怀孕非常有益。

保证充足的矿物质

钙、铁、锌、铜等是构成骨骼、制造血液、提高智力，维持体内代谢平衡的重要成分。适量的维生素有助于精子、卵子及受精卵的发育与成长，但是过量的维生素，如脂溶性维生素也会对身体有害，因此建议男女双方多从食物中摄取维生素，慎重补充维生素制剂。

具体的营养参考方案是：每天摄入肉类150～200克、鸡蛋1～2个、豆制品50～150克、蔬菜500克、水果100～150克、主食250～350克、植物油20～25克、坚果类食物20～30克、牛奶500毫升。

妈咪小助手

如果每日摄取食物总量为1300克，蔬菜（包括水果）、淀粉和蛋白质的摄取比例为5∶5∶3，则每份食物为100克。也就是说每一天应吃下500克的水果和蔬菜，500克淀粉类食物，300克蛋白质类食物。

孕期应参考的膳食结构

保证母体有良好的营养摄入，才能为婴儿创造一个最佳的生活环境。对于身怀六甲的准妈妈来说，如果能了解这一特殊时期的营养食谱，无疑对妈妈和孩子都有巨大的帮助。

孕早期，胎儿生长比较缓慢，体重每天只增加1克左右，这时胎儿对营养的需要量较少，准妈妈又有妊娠反应，所以饮食应该清淡，富含营养，容易消化。可以少食多餐，饮食宜清淡、可口。

孕中期，胎儿生长迅速，体重每天大约增加10克，是胎儿发育的重要时期。这时准妈妈的胃口也比较好，要充分保证各种营养素的供应。因子宫胀大压迫肠道，容易造成便秘，宜多吃蔬菜，多饮用水。

孕晚期，胎儿各器官均已形成，生长特别快，准妈妈应该多吃富含蛋白质的食物以及蔬菜和水果。对脂肪和碳水化合物要加以适量限制，以免热量过剩，使胎儿发育过大，给分娩造成困难。每天的膳食要合理，保持营养均衡，适当增加优质蛋白，可吃些豆制品、乳制品、瘦肉等，同时控制食盐用量。

准妈妈饮食“三低一高”原则

准妈妈要吃得健康，就要把握“三低一高”原则，也就是“低盐、低油、低糖、高纤维”的原则。实际做法如下：

外出就餐

上街吃饭时，餐馆调味一般都很重、烹调用油加得很多，多食会增加身体负担。宜选择烹调口味较清淡的餐馆，也可以要求大厨给自己的菜少放点盐、植物油、味精。如果还是觉得过咸、过油，可以准备一碗汤或开水，把食物放在汤里涮一下再吃。

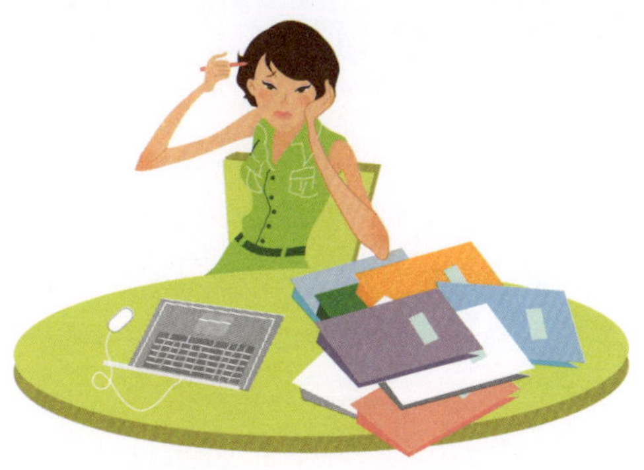

烹调方式

注意食物的烹调方式，例如清蒸和油炸的食物在热量和油脂含量上就有很大差异。油炸食物不要吃得太频繁，此类食物不但热量及油脂含量高，烹调过程也容易产生自由基等有害身体的物质。

饮料选择

饮料方面，适宜选择牛奶、豆浆及无糖或低糖茶类饮料。

多吃蔬菜和水果

上班族应当设法多摄取蔬菜、水果，以补充维生素、矿物质及膳食纤维，而且最好是买新鲜水果来吃，加工过的水果会让人担心卫生及添加剂问题。

主食供应

可以多吃五谷饭、糙米饭来代替白米饭，粗粮中的维生素、矿物质和膳食纤维含量较高。

孕前饮食习惯调整

营养不良会影响女性的排卵规律，也会影响男性的精子质量，长期不均衡的饮食，会使夫妻受孕力降低。脂肪太少会干扰女性月经规律，女性如果为了爱美而过度减肥，会影响到受孕能力。另一方面，高脂肪食物使体重上升，也能造成女性经期紊乱、排卵异常。

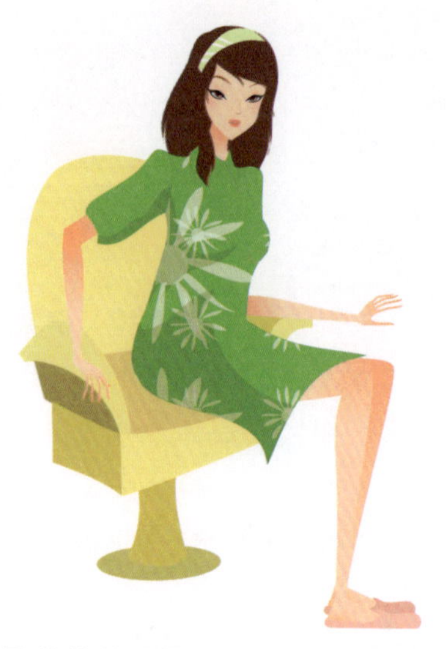

孕前营养调整期间，可以通过饮食改变人体的酸碱度。可以吃一些酸性食物或富含钙、镁的食物，如不含盐的奶制品、牛肉、鸡蛋、牛奶以及花生、核桃、水产品等，以及含钾、钙多的偏碱性食物，包括苏打饼干、果汁、水果、蔬菜类等。

男性缺乏维生素C，会使精子活力变差，精子及卵子的结合不良，导致准妈妈流产。

孕前饮食调养期间，女性最好将体重控制在标准体重正负10%的范围之内。男性平时应多摄取绿色蔬菜及新鲜水果，也可以每天在医生指导下服用10～15毫克的锌，有助于维持生殖系统正常功能。

巧补叶酸益处多

孕妇、老年人、酗酒者、服用避孕药和抗肿瘤药物者，一般属于叶酸缺乏的高危人群。孕前和怀孕期间应当补充叶酸，叶酸能够防止准妈妈发生贫血、早产，更防止胎儿畸形。

准妈妈体内缺乏叶酸，是造成胎儿神经管缺陷的主要原因之一。神经管缺陷通常在怀孕初期发生，要预防这种情况发生，准妈妈应当在怀孕前3个月开始补充叶酸，提前储备。

叶酸能够预防胎儿脑神经管发育异常，怀孕期间，准妈妈的食物中如果缺乏叶酸，则容易造成胎儿患有无脑症或脊椎裂症。叶酸缺乏，也是形成准妈妈巨幼细胞贫血症的主要原因，在母体内红血球的制造和胎儿核糖核酸的需求大量增加时，如果缺乏叶酸，容易造成胎盘早期剥离、自然流产、先兆子痫。

提前3个月补充叶酸

叶酸对育龄女性和孕妇非常重要。怀孕早期缺乏叶酸是引起胎儿神经管畸形的主要原因。神经管闭合是在胚胎发育的3～4周，叶酸缺乏可引起神经管不闭合而导致以脊柱裂和无脑畸形为主的神经管畸形，主要包括脊柱裂和无脑等中枢神经发育异常。无脑畸形为严重脑发育不良，并有颅骨缺损，一般患有此病的婴儿会在出生前或出生后短时间内死亡。脊柱裂患儿虽可存活，但将终生残废，对国家和家庭造成很大损失。

据调查结果表明，中国是世界上脑部和脊髓缺陷儿高发的国家。每年约有10万个孕妇产下脑部和脊髓缺陷儿，即每1000个出生婴儿中有3个患有此缺陷。

其主要原因是中国女性在计划怀孕和怀孕期间普遍缺乏叶酸。研究证实，女性从孕前1个月至早期3个月内每日增补400微克叶酸，可有效降低出生缺陷高危人群中神经管畸形的发生率。此外，补充叶酸对降低胎儿先天性心脏病、唇腭裂也有好处。

缺乏叶酸对胎儿的影响

叶酸缺乏不但可使妊娠高血压症、胎盘早剥的发生率增高，更会导致孕妇患上巨幼红细胞贫血，出现胎儿生长受限、早产及新生儿出生体重偏轻等。

要减少胎儿脑部和脊髓缺陷的发生，最重要的是女性在受精时就开始摄取足够的叶酸，但实际上很多女性在得知怀孕后才开始补充叶酸，而那时通常已是受精后的一两个月了，这就会使早期胎儿的脑部和脊髓因得不到足够的叶酸而发育不健全，导致脑部和脊髓缺陷的发生。

因此专家建议女性在计划怀孕期间就开始补充叶酸。叶酸在整个孕期都不可少。孕期随着胎儿身体组织迅速成长，孕妇需要摄取更多的叶酸来满足胎儿的需要。

补充叶酸吃什么食物

含叶酸的食物很多，但由于叶酸遇光、遇热就不稳定，容易失去活性，所以人体真正能从食物中获得的叶酸并不多。如蔬菜贮藏2～3天后叶酸损失50%～70%；煲汤等烹饪方法会使食物中的叶酸损失50%～95%；盐水浸泡过的蔬菜，叶酸的成分也会损失很大。因此准妈妈们要改变一下烹制习惯，尽可能减少叶酸流失，还要加强富含叶酸食物的摄入，必要时可补充叶酸制剂、叶酸片和复合维生素片。

富含叶酸的食物：蔬菜有莴笋、菠菜、番茄、胡萝卜、青菜、龙须菜、菜花、油菜、小白菜、扁豆、豆荚、蘑菇等；新鲜水果有橘子、草莓、樱桃、香蕉、柠檬、桃子、李、杏、杨梅、海棠、酸枣、山楂、石榴、葡萄、猕猴桃、梨等；动物性食品有动物的肝脏、肾脏、禽肉及蛋类；豆类、坚果类食品有黄豆、豆制品、核桃、腰果、栗子、杏仁、松子等；谷物类有大麦、米糠、小麦胚芽、糙米等。

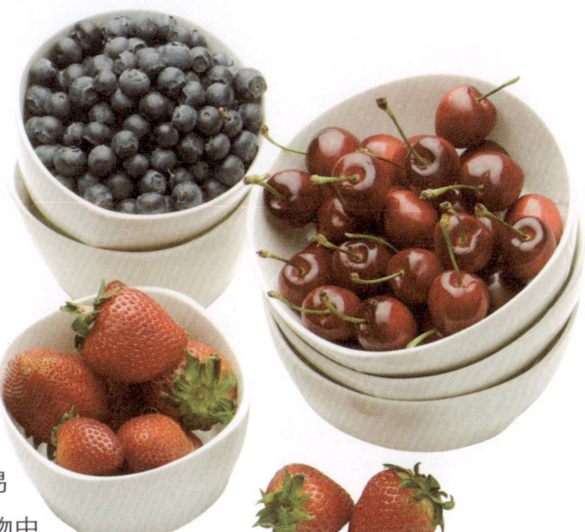

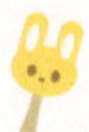

准妈妈应避免食物污染

远离垃圾食品

现代饮食变得日益多元化，方便、快捷的食品不知不觉间已充斥人们的日常生活中。

“垃圾食品”及危害

油炸食品 易导致心血管疾病，含致癌物质、破坏食品中的维生素，使蛋白质变得不易消化吸收。

腌制类食品 易导致高血压，使肾脏负担过重，导致鼻咽癌，对肠胃等消化系统有害。

加工类肉食品 很多加工类肉食品含有较多硝酸盐。

汽水类碳酸饮料 含磷酸、碳酸，会带走人体内大量的钙。喝后有饱胀感，影响食欲。

方便类食品 盐分过高，含防腐剂、香精，损害肝脏。

罐头类食品 破坏维生素，使蛋白质变性；热量过高，所含营养成分比较少。

果脯、蜜饯类食品 含致癌物质亚硝酸盐防腐剂、香精，糖分过高，损害肝脏。

冷冻甜品类 含奶油和糖分较高，极易引起肥胖。

烧烤类 含致癌物质苯并芘，多吃会影响健康。

远离食物污染的方法

应当尽量选用新鲜的天然食品，避免含有食品添加剂、色素、防腐剂的食

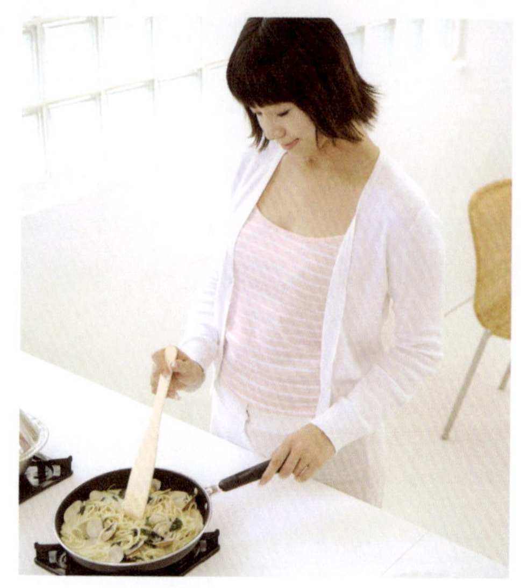

物；蔬菜要充分清洗干净，必要时可浸泡一下；水果宜去皮后再食用，避免农药污染；尽量饮用白开水，避免饮用各种咖啡、饮料、果汁饮品。

食具卫生

炊具选用 家庭炊具尽量使用铁锅或不锈钢炊具。

塑料制品 并不是所有塑料容器都可以加热，无论是PVC材质或其他塑料材质，在高温下本身都易产生毒素，因此，应尽量避免以塑料容器装盛食品加热。

微波炉使用 利用微波炉加热食物，假如使用方式不正确，会对人体产生不良的影响。

一般微波食品，都有注明食物烹调时间以及适用火力大小，如果超过承受温度的范围，就会产生不良的化学毒素，影响身体健康。

建议把食物放在微波炉专用盘中加热比较安全。

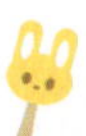

嗜酒、吸烟不利优生

嗜酒的后果

嗜酒会影响到下一代的身体健康，酒的主要成分是酒精，当酒被胃肠吸收，进入血液运行全身后，除了少量从汗液、尿液、呼气排出体外，大部分在肝脏内分解和代谢。肝脏首先会把酒精转化为乙醛，进而变成醋酸被利用，但这种功能是有限的。所以，随着饮酒量的增加，血液中的酒精浓度随之增高，对身体的损害作用也相应增大。酒精在体内达到一定浓度时，对大脑、心脏、肝脏、生殖系统都有危害。

吸烟的危害

女性吸烟会导致月经紊乱，容颜受损。香烟中的尼古丁有致血管收缩作用，使女性子宫血管收缩，不利于受精卵着床。香烟在燃烧过程中产生的苯并芘有导致基因突变作用，对生殖细胞有损害，从而导致胎儿畸形和智力低下。

即使在怀孕前20周停止吸烟，出生的婴儿仍有先天异常的危险，这是因为以前吸烟的有害物质在体内积累造成的。丈夫吸烟时，妻子会吸入飘浮在空中的焦油和尼古丁，准妈妈被动吸入二手烟危害更大。有报道指出，生活在每天吸烟10支以上的被动吸烟环境中，胎儿产前死亡率和畸形率的比例都很大。所以，为了下一代的健康，无论是准妈妈还是准爸爸最好在准备怀孕前3个月到半年时间彻底戒烟。

维生素与优生

维生素在参与性器官的生长发育、生精排卵、生殖怀孕以及各种营养素的代谢等方面都发挥着重要作用。如维生素E可增强精子活力，促进男女性欲。许多研究证实，体内具有足够维生素C的男性，会有较健康的精子，男性摄入充足的维生素，防止DNA被破坏的能力就较强。因此，夫妻都要多补充含维生素的食物，如乳类、蛋类、动物肝脏、植物油、芝麻及其制品、瘦肉、红枣、核桃、胡萝卜、番茄、卷心菜、莴笋和水果等，但维生素A不能过量。

妈咪小助手

环境激素，又称为内分泌干扰物质，一种人工合成化学物质，会影响人体内正常激素运行。对日常生活用品经常使用到的聚碳酸酯（PC）以及聚苯乙烯（PS）餐具进行试验发现，装盛高温食物时间越久，越容易产生双酚及单体，即“环境激素”。这些化学物质足以扰乱生物体内的内分泌系统，同时也会影响生物的生殖功能以及引发恶性肿瘤，对于怀孕初期的胎儿发育影响极大。

孕前一定要补钙

不要以为怀孕后开始补钙还来得及，事实上补钙应从准备怀孕时就开始。

女性从准备怀孕的时候起，如果发现自己缺钙，最好能每天摄取600毫克的钙量，并停止减肥。这是因为女性身体脂肪量的突然增加或减少，都是破坏激素平衡的重要原因。例如，女性脂肪量如果降到18%以下，身体雌性激素的分泌量就会减少。这不仅会导致月经不调，骨密度也会降低。骨密度低下的女性，在怀孕期或哺乳期易引起头发脱落、牙齿变脆，也是女性闭经后易患骨质疏松症的原因。

如果女性能从准备怀孕的时候就开始补钙是非常理想的，这时人体所需的钙为每天800毫克左右，除了从食物中摄取外，需要每天额外补充200～300毫克的钙剂。准妈妈补钙最迟不要超过怀孕20周，因为这个阶段是胎儿骨骼形成、发育最旺盛的时期。应在饮食中适当选择一些富含钙的食物。

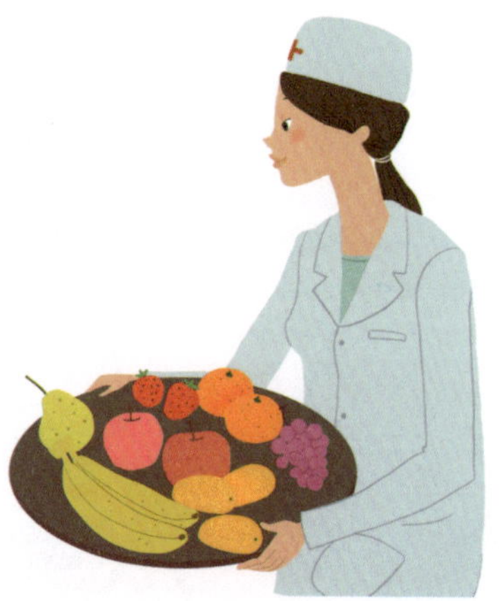

孕前不要吃含咖啡因的食品

咖啡因是一种兴奋中枢神经的药物。据测定，一瓶340克的可乐中含咖啡因50～80毫克。如果一次饮用含量达1克以上的咖啡因饮料，就会导致中枢神经系统兴奋，表现为躁动不安、呼吸加快、肌肉震颤、心动过速、期外收缩及失眠、眼花、耳鸣等。即使服用量在1克以下，由于咖啡因对胃黏膜的刺激，也会出现恶心、呕吐、眩晕、心悸及心前区疼痛等中毒症状。国外专家研究后认为，咖啡因作为一种能够影响女性生理变化的物质，可以在一定程度上改变女性体内雌、孕激素的比例，从而间接抑制受精卵在子宫内的着床和发育。

孕前要抵制油炸食品

油炸食品在人们的日常饮食中占有很大的比重，由于其色香味美，香脆可口，颇令人喜爱。但是，孕妇却不宜过多食用油炸食品。因为油炸食品经高温处理后，食物中的维生素和其他多种营养素均受到很大程度的破坏，营养价值明显下降，加之脂肪含量较多，食后很难消化吸收。

女性在怀孕早期一般都有早孕反应，油炸食品不但影响食欲，而且会使早孕反应加重。怀孕中期以后，孕妇增大的子宫压迫肠道，使肠蠕动减弱，若过多摄入油炸食品更容易导致便秘。怀孕以后，由于体内激素水平的变化，孕妇消化功能较以前下降，油炸食品更不应多吃。一旦食后孕妇胃部有饱胀感，会导致下顿饮食量减少，便秘患者更不应食用。

食品专家研究发现，植物油经反复加热、煮沸、炸制食品后，会产生有致癌作用的物质，用这种油炸制或烹调食品也会带有有毒物质，经常食用，会对人体产生危害。

不宜用铝制炊具烹调食物

铝是一种重量轻、不生锈、传热快、光洁度佳、价位又便宜的金属，因此常被作为炊具使用。

铝是人体非必需微量元素，进入人体内的铝大部分会随着粪便排出体外，仅少部分会存留在内脏组织及脑部，若长期过量食用，会使其囤积在体内，降低胃蛋白酶的活力，减少胃液的分泌，导致腹胀和消化不良等肠胃疾病，还会导致脑神经退化、记忆力减退、性格异常，甚至导致新生儿痴呆。铝摄入过量会危害未来孕妇和胎儿的健康，所以最好不要用铝制炊具烹调食物。

孕前不宜吃盐分高的食物

有些孕妇，尤其是北方人由于饮食习惯嗜好咸食。现代医学研究认为，吃盐量的高低与高血压发病率有一定关系，食盐摄入越多，高血压的发病率也越高。众所周知，妊娠高血压综合征是女性在孕期才会发生的一种特殊疾病，其主要症状为水肿、高血压和蛋白尿，严重者可伴有头痛、眼花、胸闷、眩晕等自觉症状，甚至发生子痫而危及母婴安康。孕妇过度摄入盐分，容易引发妊娠高血压综合征。因此，为了孕期保健，专家建议孕妇每日食盐摄入量应为不超过6克。

要做健康爸爸，不准挑食

准爸爸不可挑食，因为营养不足会影响身体健康，如果食物中缺乏钙、磷、维生素A和维生素E等物质，尤其是缺乏锌、硒会影响精子的数量和质量。准爸爸要注意多吃一些富含锌、硒等元素的食物，如鱼、牡蛎、动物肝脏和糙米等。同时还要尽量少摄入“杀精子”的食物，如芹菜、大豆、可乐等。实验发现，男性多吃芹菜会抑制睾丸酮的生成，会减少精子数量。当然一般人不可能每天大量进食芹菜、大豆，只要按照正常的用餐数量和习惯食用是不会对男性精子产生影响的。

需要特别注意的是，肥胖的准爸爸也是不可取的，营养失衡会影响男性体内性激素的正常分泌，造成精子异常，使胚胎的物质基础受到影响，所以对准爸爸来说，在怀孕前也应该和妻子一起调整一下饮食结构，改变偏食、挑食的不良习惯。

Chapter 02 准妈妈的18种物质补给单

食物是人体生存的物质基础，生命活动所需要的能量以及人体生理活动所需要的营养素都来自食物。准妈妈肩负着自己和宝宝的健康，因此日常摄入的营养素对准妈妈来说意义更重大。

能量	蛋白质	脂肪	维生素A	维生素B_1	维生素B_2
维生素B_6	维生素B_{12}	叶酸	维生素C	维生素D	维生素E
钙	铁	锌	碘	铜	碳水化合物

能量

准妈妈的能量标准

一切生命活动都需要能量，如物质代谢的合成、肌肉收缩、腺体分泌等。而这些能量主要来源于食物。如果人体每日摄入的能量不足，机体就会运用自身储备的能量甚至消耗自身的组织以满足生命活动的能量需要。整个怀孕期间额外增加的总能量为334400焦（80000卡）。孕期4个月以后应每天比相同体力非孕期女性增加摄入量836焦（200卡）。

准妈妈的能量自测

如何知道孕期的能量摄入是否适宜呢？一个简单的自检方法是观察中、晚期的体重变化。妊娠全程通常增加体重12千克左右，孕中、后期每周增重不应少于0.3千克，不大于0.5千克，能量摄入不足和过多都是无益的。

准妈妈怎样补充能量

准妈妈的能量来源于碳水化合物、脂肪、蛋白质等，最主要的来源是碳水化合物。中国以淀粉类食物为主食，人体内总热能的55%～60%来自食物中的碳水化合物，主要是由大米、面粉、玉米、小米等含有淀粉的食品供给的，孕妇只要正常进食，就能为身体补充足够的能量。

通常来说，孕期能量的摄入量应与消耗量保持平衡，过多摄入能量，母体体重过高，对母子双方均无益。能量摄入过少，对胎儿发育和母体自身也会有很大影响。

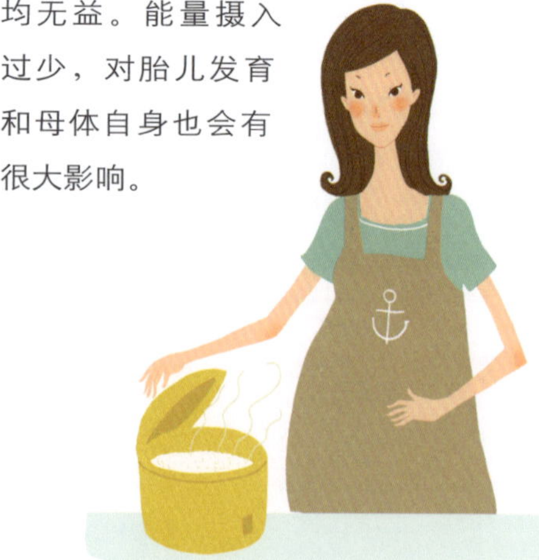

蛋白质

准妈妈的蛋白质标准

蛋白质的三大基础生理功能分别是：构成和修复组织、调节生理功能和供给能量。人体各组织、器官无一不含蛋白质。同时人体内各种组织细胞的蛋白质始终在不断更新，只有摄入足够的蛋白质才能维持组织的更新。

一般女性平均每天需蛋白质约60克，但女性在孕期时蛋白质的需要量会增加，以满足胎儿生长的需要。怀孕后期也需要储备一定量的蛋白质，以供产后的乳汁分泌。在怀孕的早、中、晚期，孕妇每天应分别额外增加蛋白质5克、15克和20克。

准妈妈的蛋白质自测

孕妇随着孕期的增长，体重等都应有所增加，如果增加缓慢，甚至表现为进行性消瘦、体重减轻或水肿，并出现其他营养不良的症状，就应当及时检查饮食习惯，警惕蛋白质摄入不足。

同样，过多摄入蛋白质，人体内可产生大量的硫化氢、组胺等有害物质，容易引起腹胀、食欲减退、头晕、疲倦等现象。

准妈妈怎样补充蛋白质

对于孕妇来说，补充蛋白质时要注意必须增加优质蛋白的摄入量，富含优质蛋白的食物包括各种肉类、蛋、奶、大豆及豆制品等。

由于动物性蛋白质在人体内吸收利用率较高，而存在于主食、坚果中的植物性蛋白质吸收利用率较差，因此每天食用的蛋白质最好有50%来自动物蛋白质。食用蛋白质要以足够的热量供应为前提，如果热量供应不足，机体将消耗食物中的蛋白质来做能源。

脂肪

准妈妈的脂肪标准

脂肪是人体的重要组成部分，又是含热能最高的营养物质。脂肪是由碳、氢、氧元素所组成的一种很重要的化合物。有的脂肪中还含有磷和氮元素，是机体细胞构成、转化和生长必不可少的物质。孕妇膳食中应有适量脂肪，以保证胎儿神经系统的发育和成熟，并促进脂溶性维生素的吸收。

中国成年男子体内平均脂肪含量为10%～20%，女性稍高。人体脂肪含量因营养和活动量而变动很大，饥饿时由于能量消耗可使体内脂肪减少。怀孕的女性为保证妊娠的需要，每日以摄入50克脂肪为宜。

准妈妈的脂肪自测

当孕妇脂肪摄入过多时，由于孕妇妊娠期能量消耗多，而糖的储备减少，过多的脂肪分解，容易引发酮血症，可表现为唇红、头晕、恶心、呕吐，还可出现严重脱水、尿中酮体阳性等症状。

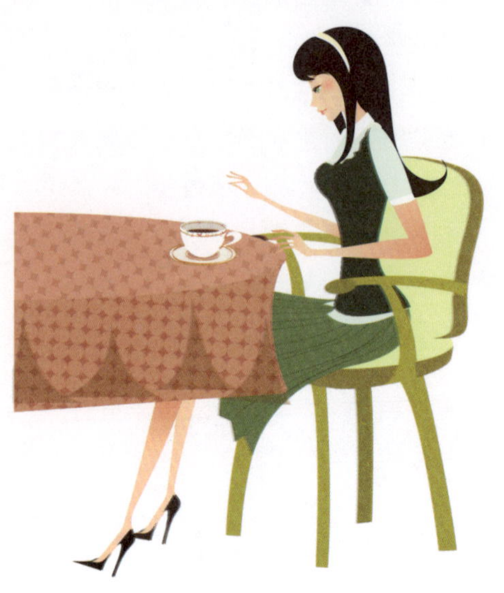

准妈妈怎样补充脂肪

脂肪主要来源于动物油和植物油。植物油中如芝麻油、豆油、玉米油等既能提供热能，又能满足母体和胎儿对脂肪酸的需要，是食物烹调的理想用油。

孕妇要重视加强营养，适量吃些营养丰富的食物，以保证自身健康及优生，但不宜长期采用高脂肪饮食，因为脂肪太多会导致孕妇及胎儿肥胖、分娩困难，并引起一系列相关病症。

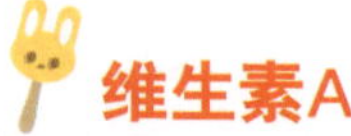

维生素A

准妈妈的维生素A标准

维生素A有助于人体细胞的增殖和生长，并能增强机体抵抗力。骨骼发育也离不开维生素A，如果孕妇长期摄入不足，胎儿骨骼和牙齿的形成就会受到影响。妊娠期孕妇对维生素A的需要量增加，以用于胎儿生长发育、胎儿肝脏储备及母体泌乳所需。母体维生素A缺乏与早产、宫内发育迟缓及低出生体重儿相关。摄入标准为孕早期800微克维生素当量，中晚期为900微克维生素当量。

准妈妈的维生素A自测

孕妇如果缺乏维生素A，就会在暗光下看不清四周的事物，出现夜盲症和干燥病。一般不主张孕妇服用维生素A制剂，一旦服用过量，就会出现发热、头晕、腹泻等症状。

准妈妈怎样补充维生素A

维生素A应主要依靠食物来补充，不能大量使用维生素A制剂，因为摄入过量会产生不良后果。较安全的是从植物性食物中摄取β-胡萝卜素，或类胡萝卜素（维生素A原），如食用胡萝卜、玉米、甘薯、黄豆、南瓜、香瓜、菠菜、油菜、杏、柿子等。

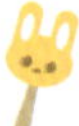

维生素B_1

准妈妈的维生素B_1标准

维生素B_1作为一种辅酶，在能量代谢和葡萄糖转变成脂肪的过程中，以及末梢神经的传导方面发挥着重要作用。维生素B_1缺乏容易造成神经系统和循环系统的异常，主要表现为脚气病。孕妇缺乏维生素B_1，会导致胎儿患上先天性脚气病。妊娠期的维生素B_1每日供给量为1.5毫克。

准妈妈的维生素B_1自测

如孕妇缺乏维生素B_1，会引起脚气

病，并导致全身无力、体重减轻、食欲缺乏，常会出现消化障碍、便秘、呕吐等症状。

准妈妈怎样补充维生素 B_1

大多数食品中都含有维生素B_1，米糠、麦麸含量最高，小米、绿豆、花生中的含量也不少。因此，适当吃些粗粮，就能保证维生素B_1的足量摄入了。

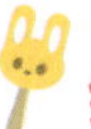

维生素B_2

准妈妈的维生素 B_2 标准

维生素B_2是红细胞形成、抗体制造、细胞呼吸作用所必需的。它可以缓解眼睛疲劳，预防白内障，辅助碳水化合物、脂肪、蛋白质代谢。充足的维生素B_2还有利于铁的吸收。

孕妇如缺乏维生素B_2，可能会导致胎儿骨骼畸形。准妈妈每日需要维生素B_2约为1.7毫克。

准妈妈的维生素 B_2 自测

准妈妈如果妊娠期缺乏维生素B_2，可引起或促发妊娠呕吐，还会于孕中期发生口角炎、舌炎、唇炎、眼部炎症、皮肤炎症等。

准妈妈怎样补充维生素 B_2

为安全起见，建议从食物中补充维生素B_2。含维生素B_2比较丰富的食物有：肉类（特别是内脏）、家禽、酵母、麦芽精、奶酪制品、大豆、鱼类、绿叶蔬菜、杏仁等。

维生素B_2耐热力很强，烹调时不必担心含量会损失。不过，维生素B_2对光特别敏感，特别是紫外线。因此，不能把富含维生素B_2的食物放在阳光照射的地方。

维生素B_6

准妈妈的维生素 B_6 标准

维生素B_6在红细胞内为磷酸吡哆醛，后者作为机体不可缺乏的辅酶可参与氨基酸、碳水化合物及脂肪的正常代谢。此外，维生素B_6还参与色氨酸转化为5-羟色胺的反应，并可刺激白细胞的生长，也是形成血红蛋白所需要的物质。孕妇每日摄取量为1.9毫克。

准妈妈的维生素 B_6 自测

孕妇如果缺乏维生素B_6，就容易发生过敏性反应，如荨麻疹等。妊娠呕吐发生得特别频繁或症状严重，持续时间长时，也要怀疑是否是维生素B_6摄入不足。长期大量摄入维生素B_6可致严重的周围神经炎，出现神经感觉异常，进行性步态不稳，手足麻木。

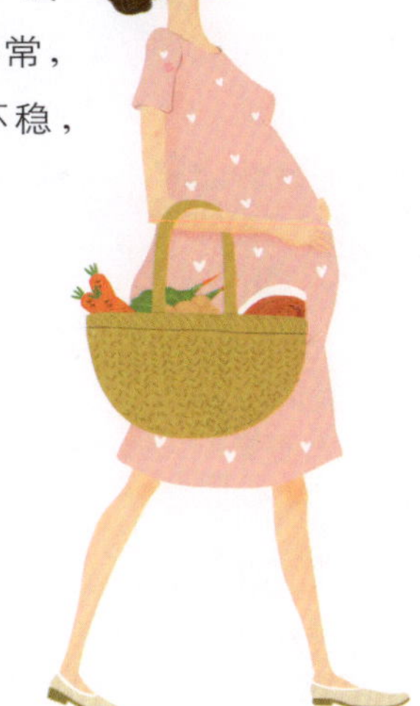

准妈妈怎样补充维生素B_6

所有食物均含维生素B_6，然而下列食物中维生素B_6最丰富：啤酒酵母、胡萝卜、鸡肉、蛋、豌豆、向日葵、麦芽、菠菜、核桃。其次含量较高的食物有：香蕉、菜花、全谷、糙米、糖浆、土豆、米糠、豆豉、苜蓿。

孕妇过量或长期服用维生素B_6，胎儿容易对它产生依赖，表现为宝宝出生后易兴奋、哭闹不安、易受惊、眼球震颤、反复惊厥。有上面几种现象发生的宝宝，在1～6个月龄时还会出现体重不增，医学上称之为维生素B_6依赖症。如果诊治不及时，将会留下智力低下的后遗症。

维生素B_{12}

准妈妈的维生素B_{12}标准

维生素B_{12}是抗贫血所需的。它可协助叶酸调节红细胞的生成，并有利于铁的利用。而且食物的消化、蛋白质的合成及脂肪和碳水化合物的代谢均需要维生素B_{12}。此外，维生素B_{12}还有助于防止神经损伤，维持生育能力，促进正常的生长发育和防止神经脱髓鞘。孕妇如缺乏维生素B_{12}，会导致胎儿神经系统损害，无脑儿的产生与此也有一定关系。妊娠期的摄入标准为每天2.6微克。

准妈妈的维生素B_{12}自测

准妈妈如果缺乏维生素B_{12}，易出现疲劳、精神抑郁、贫血、皮肤粗糙和皮炎，还会引起恶心、食欲缺乏、体重减轻等。

准妈妈怎样补充维生素B_{12}

人类自身不能合成维生素B_{12}，故需从膳食中获得。膳食中的维生素B_{12}主要来源于动物性食品，尤以动物内脏、鱼类及蛋类为多，其次为乳类。

通常情况下，从富含维生素B_{12}的膳食中摄取的维生素B_{12}足以满足人体正常的生理需要。

叶酸

准妈妈的叶酸标准

妊娠期摄入叶酸的作用一是促进胎儿的正常生长，二是防止妊娠巨幼红细胞性贫血。在怀孕头4周内，孕妇如果明显缺乏叶酸，就可能导致胎儿神经管异常，并最终导致严重后果。育龄女性每天都应补充0.4毫克的叶酸，孕妇每日需要量为0.6毫克。生过多胎或长期患溶血性贫血的女性每日需额外增加0.2～0.4毫克的叶酸。

准妈妈的叶酸自测

孕妇如果缺乏叶酸，就会出现巨幼红细胞贫血的表现，如头晕、乏力、面色苍白，并可出现腹泻、食欲下降等消化系统不良的症状。

准妈妈怎样补充叶酸

通常医生会建议孕妇口服“斯利安”片剂，即可保证孕妇有充足的叶酸摄入。孕妇还可以多吃些富含叶酸的水果，如樱桃、桃子、李子、杏、海棠、石榴、葡萄、猕猴桃、草莓等。

对于缺乏叶酸的孕妇来说，先兆子痫、胎盘早剥的发生率会增高，孕早期的叶酸缺乏则是胎儿神经管畸形的主要原因。由于畸形通常发生在妊娠的前28天，多数孕妇此时还没有意识到自己已经怀孕，所以女性应于孕前1个月至孕早期3个月内每日增补叶酸。但必须指出的是，过量补充叶酸会影响微量元素锌的吸收和利用。

维生素C

准妈妈的维生素C标准

维生素C可促进胎儿的生长。胎儿从母体获取大量的维生素C来维持骨骼、牙齿的正常发育及造血系统的功能，故应适当增加补给量。孕妇如果缺乏维生素C，易贫血、出血，也可导致早产、流产。推荐孕妇每天摄入维生素C130毫克。

准妈妈的维生素C自测

当准妈妈不太爱吃含维生素C丰富的食物，又经常出现头晕、易感冒、脸色苍白、关节痛、牙龈出血，就要警惕身体已严重缺乏维生素C。

准妈妈怎样补充维生素C

维生素C是人体所必需的，但易从人体内快速流失，因此每日保证充足的摄入量非常重要。食物中以新鲜蔬菜、水果等含量最为丰富，如橙子、山楂、鲜枣、番茄、菜花、油菜、青椒、甘蓝和土豆等含量最多，香蕉、桃、梨、苹果等含量次之，谷类食物含量较低。

维生素D

准妈妈的维生素D标准

维生素D的主要功能是调节体内钙、磷代谢，维持血钙和血磷的水平，从而维持牙齿和骨骼的正常生长和发育。建议孕妇每日的摄取量是10微克。

准妈妈的维生素D自测

孕妇缺少维生素D可引起骨软化症，表现为牙齿松动、髋关节及背部疼痛。维生素D摄入过多也会出现副作用，初期症状为厌食、恶心和呕吐，继而出现尿频、烦渴、乏力、神经过敏和瘙痒等症。

准妈妈怎样补充维生素D

维生素D可分为两种，即维生素D_2和维生素D_3。维生素D_3主要是由人体自身合成的，人体的皮肤含有一种胆固醇，经阳光照射后就变成了维生素D_3。所以，如果能充分接受阳光的话，自身合成的维生素D_3就基本上能满足生理需要了。维生素D_3还可来自动物性食物，如肝类，尤其是由海产类的鱼肝中提炼的鱼肝油含量最丰富。维生素D_2来源于植物性食物，酵母、蕈类等含量较多。此外，维生素D与维生素A、维生素C、胆碱、钙和磷一起服用，效果最佳。

维生素E

准妈妈的维生素E标准

维生素E是一种脂溶性维生素，又称生育酚，是最主要的抗氧化剂之一，有降低细胞老化、保持红细胞的完整性、促进细胞合成、抗污染和抗不孕的功效。中国推荐孕妇每日供给量为14微克。

准妈妈的维生素E自测

孕妇缺乏维生素E，会使牙齿发黄，引发近视，还会影响胎儿的大脑功能。但是孕妇长期大量服用维生素E也可产生恶心、呕吐、眩晕、头痛、视物模糊、皮肤皲裂、唇炎、胃肠功能紊乱、腹泻、乏力软弱等症状。

准妈妈怎样补充维生素E

维生素E广泛存在于动植物食品中，尤其是小麦胚芽油、棉子油、玉米油、葵花子油、芝麻油等。莴苣叶及柑橘皮含维生素E也很多。此外，猪油、牛肉以及杏仁、葵花子、松子、花生酱、甘薯、菠菜和鳄梨中也含有维生素E。建议准妈妈每天都要补充维生素E，烹调食物时温度不宜过高，时间不宜过久，以免使大部分维生素E丢失。

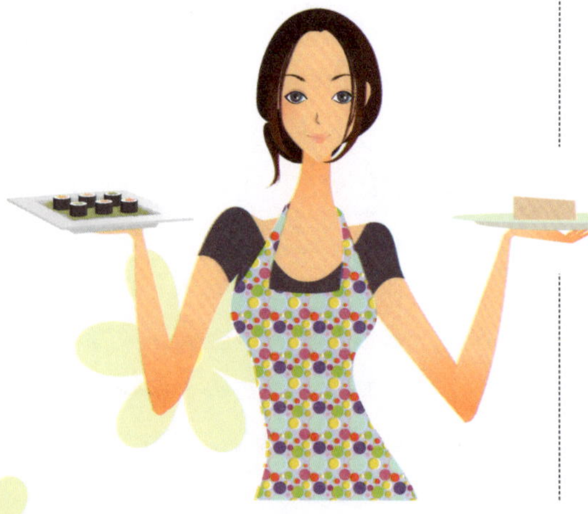

钙

准妈妈的钙含量标准

怀孕前，若女性体内钙摄入不足，就不能满足胎儿生长发育的需要，影响胎儿乳牙、恒牙的钙化和骨骼的发育，出生后还会使孩子出现佝偻病。新妈妈自身也易于产后出现骨软化和牙齿松动或牙齿脱落等现象。

女性非怀孕期平均每天需要钙约800毫克，而在怀孕期间每天必须摄入1000～1200毫克的钙。

准妈妈的钙含量自测

孕妇在妊娠期出现小腿抽筋、疲乏、倦怠等症状，就要高度怀疑缺钙的可能性。

准妈妈怎样补充钙元素

从均衡饮食结构入手，是最安全、最合理的补钙方式。孕妇可多吃些含钙丰富的食物，如奶和奶制品、动物肝脏、蛋类、豆类、坚果类、紫菜、海产品及一些绿色蔬菜，具体可每天早、晚喝牛奶各250毫升，就可补钙约600毫克，再加上多吃含钙丰富的食物，如骨头汤、鱼、虾等，就能满足孕妇的需要。

孕妇补钙要适量，摄入钙过多会影响铁等其他营养素的吸收，可致孕妇便秘和高钙血症，甚至导致结石。补钙时，要防止钙与某些食品中的植酸、草酸结合形成不溶性钙盐，以致钙不能被充分吸收利用，所以，不要将含植酸和草酸丰富的菠菜、竹笋等与含钙丰富的食物一起烹调。

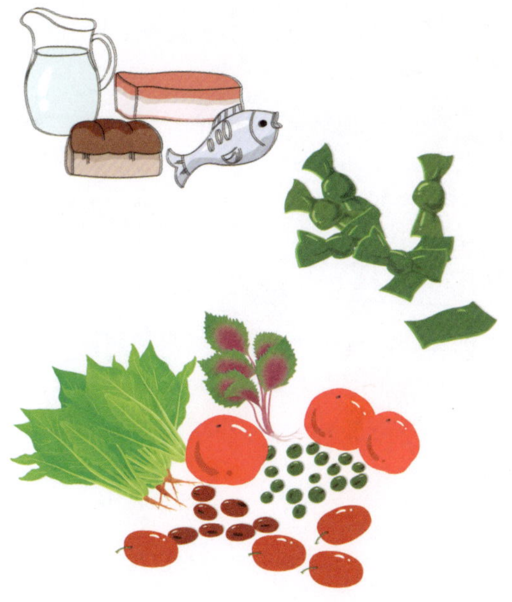

铁

准妈妈的铁含量标准

铁是人体生成红细胞的主要原料之一，孕期的缺铁性贫血，不但可以导致孕妇出现心慌气短、头晕、乏力，还可导致胎儿宫内缺氧、生长发育迟缓、出生后智力发育障碍，出生后6个月之内易患营养性缺铁性贫血等。因此，孕妇在孕期应特别注意补充铁剂，为自己和胎儿在宫内及产后的造血做好充分的铁储备。

在怀孕早期，每天应至少摄入15～20毫克铁；怀孕晚期，每天应摄入25～35毫克铁。

准妈妈的铁含量自测

准妈妈缺铁，易发生缺铁性贫血，出现心慌气短、头晕、乏力等症状。

准妈妈怎样补充铁元素

孕妇应该注意膳食的调配，有意识地食用一些含铁丰富的食品，如动物内脏、蔬菜、肉类、鸡蛋等，其中以猪肝的含铁量最高。紫菜、海带等也含有一定量的铁。需要注意的是：在补充含铁食物时，应避免与牛奶、茶叶同服，最好与含维生素C丰富的水果等同服，因为维生素C能够提高铁的吸收率。

锌

准妈妈的锌含量标准

锌在生命活动过程中起着转运物质和交换能量的作用。

怀孕期间，孕妇如不能摄入足够的锌，可导致胎儿脑细胞分化异常，脑细胞总数减少，新生儿出生体重低下，甚至出现发育畸形。同时，血锌水平还可影响到孕妇子宫的收缩。因此，孕妇缺锌会增加分娩的痛苦，还有导致产后出血过多及并发其他妇科疾病的可能，影响产妇健康。

中国营养学会推荐中晚期孕妇每日锌供给量为16.5毫克。

准妈妈的锌含量自测

当孕妇出现倦怠、味觉下降时，就应进行相关检查，考虑是否缺锌。

准妈妈怎样补充锌元素

补锌的最佳方法是合理调配膳食，多吃些含锌较多的食物，如香蕉、植物的种子（麦胚、葵花子、各种坚果等）、卷心菜等。孕期还须戒酒，因为酒精会增加体内锌的消耗。

苹果素有“益智果”与“记忆果”的美称。它不仅富含锌等微量元素，还富含碳水化合物、多种维生素等营养成分，孕妇每天吃1～2个苹果即可满足锌的需要量。

碘

准妈妈的碘含量标准

碘是人体甲状腺激素的主要构成成分。甲状腺激素可以促进身体的生长发育，影响大脑皮质和交感神经的兴奋。如果机体含碘不足，将直接限制甲状腺激素的分泌。

孕期母体摄入碘不足，可造成胎儿甲状腺激素缺乏，造成胎儿发育期大脑皮质中主管语言、听觉和智力的部分不能得到完全分化和发育，出生后甲状腺功能低下。孕妇每日摄入的碘含量为200微克。

准妈妈的碘含量自测

我们每天的食用盐中含有一定量的碘，一般人不会出现碘缺乏。若每位计划怀孕的女性或已经怀孕的孕妇在补充碘时，如查尿碘含量低于100微克／升，则要加大碘盐摄入或服用碘丸，同时必须在医生的指导下，采用正确剂量进行补充，以防止摄碘过高。因为，碘过高同样会产生副作用。

准妈妈怎样补充碘元素

缺碘地区的女性在怀孕以后，应多吃一些含碘较多的食物，富含碘的食物有海带、紫菜、海虾、海鱼等，并坚持食用加碘食盐。

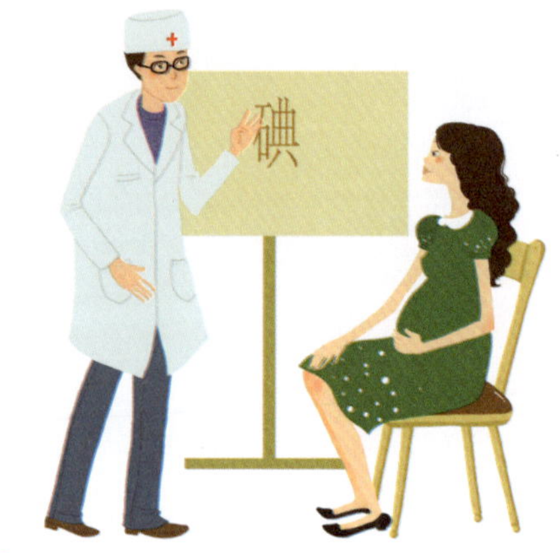

铜

准妈妈的铜含量标准

铜是机体内蛋白质和酶的重要组成部分，能维持骨骼、血管和神经系统的正常功能。另外，铜还是人们熟悉的超氧化物歧化酶的重要成分，能保护人体细胞免受过氧化物的损害。

母体铜不足也可累及胎儿缺铜，并影响胚胎的正常分化与胎儿的健康发育。如果孕妇体内含铜不足，还会使母体羊膜厚度发生异变，从而造成羊膜早破而导致早产。

世界卫生组织建议，一个成人的摄铜量每天不应少于2～3毫克，孕妇还应适当增加。

准妈妈的铜含量自测

如果准妈妈在妊娠期间血中铜含量过低，往往会出现贫血、体温低、皮肤和毛发色素减少，以及不明原因的痫疾。铜摄入过量，则表现为腹痛、呕吐、腹泻、头晕、痉挛、昏睡等症状。所以准妈妈要特别注意。

准妈妈怎样补充铜元素

为了优生优育，育龄女性特别是孕妇要注意补铜。铜在人体内不能储存，必须每日补充。补铜的途径以食补为主，含铜最多的食物包括海鲜、动物肝脏、粗粮、坚果和蔬菜以及巧克力；其他含铜的食物还包括土豆、豌豆、红色肉类、蘑菇以及木瓜、苹果等。

碳水化合物

准妈妈的碳水化合物标准

碳水化合物是人体热能最主要的来源，为胎儿所必需的物质，所以准妈妈必须保持血糖正常水平，以免影响胎儿的正常生长。一般来说，孕妇每天至少要摄入150～250克的碳水化合物，同时，碳水化合物占总摄入能量的60%左右为宜。

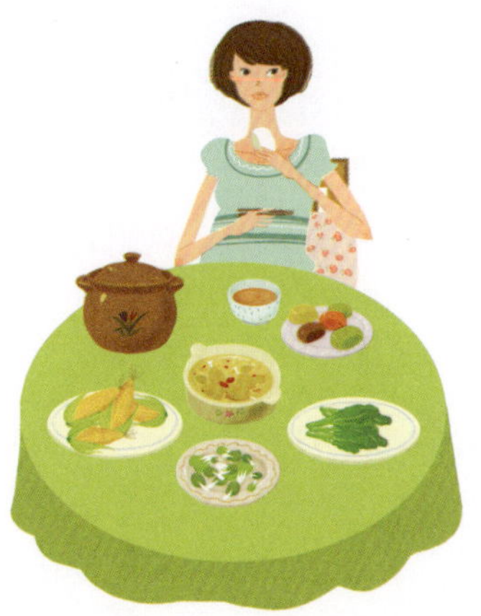

准妈妈的碳水化合物自测

孕妇摄入碳水化合物不足，能量不够，可能会使胎儿生长速度受到影响。而碳水化合物摄入过多，有导致孕妇和胎儿超重的危险。

准妈妈怎样补充碳水化合物

平常我们吃的主食如馒头、米饭、面包等都属于碳水化合物类食物。谷类如大米、小米、玉米、薯类及水果中均含有丰富的碳水化合物，另外白糖、红糖也属于碳水化合物类食物，因此，只要每日正常摄入主食及水果，就能补充足够的碳水化合物。

妈咪小助手

中医认为，肾主生殖，若肾气亏损，则易引发流产。中医安胎，是通过调理孕妇的脏腑、气血及冲任诸脉，使孕妇全身功能得到改善，胎儿也就自然得以安养。

根据孕妇自身体质，通过简便、有效的饮食方法，或和胃降逆，或健脾利水，或养血止血，补益冲任，以保证孕妇顺利地产下宝宝。

胎儿在孕妇体内的生长发育期不同，其营养需求也不同，因此孕妇的饮食不应千篇一律，要根据胎儿和胎盘的成长阶段，随季节的变化，适时调节饮食，以适应其生理性、代谢性的需要。

Part 02

十月怀胎 同步营养方案

Chapter 01 孕1月的饮食与营养方案

给孕1月准妈妈的温馨提示

刚刚怀上宝宝的准妈妈此时的心情是既激动又有点担心，该怎样补充营养才能保证小生命的健康成长呢？其实这时的宝宝还只是一个小小的胚胎，其所需要的营养是十分有限的。因此准妈妈完全可以按照孕前的饮食习惯，该吃什么就吃什么，以全面补充营养为主，包括蛋白质、脂肪、碳水化合物、矿物质和维生素。只是要记住，此时孕妇叶酸的补充是不能少的，否则会对胎儿的神经系统发育造成影响。另外，还要注意不要吃刺激性食物和含咖啡因的食物及禁食烟酒等。

孕1月的营养需求

孕早期的膳食营养强调营养全面、合理搭配，避免营养不良或过剩。

胎盘需要将一部分能量以糖原形式贮存在体内，随后以葡萄糖的形式释放到血液循环中，供胎儿使用。胎儿能够利用的能量也主要以葡萄糖为主。因此，母亲应适当增加碳水化合物的摄入量，以保证胎儿的能量需要。孕妇每天至少摄入150克以上的碳水化合物，以免因饥饿而使体内血液中的酮体蓄积。酮体被胎儿吸收后，对胎儿大脑的发育将产生不良影响。此外，孕妇的脂肪用量也不能过低，以防止脂溶性维生素不能被吸收。

孕早期胚胎的生长发育，母体组织的增大均需要蛋白质。孕早期是胚胎发育的关键时期。此时，孕妇体内蛋白质、氨基酸缺乏或供给不足都将引起胎儿生长缓慢，甚至造成畸形。同时早期胚胎不能自身合成氨基酸，必须由母体供给，因此，母体应从膳食中获得充足的优质蛋白质。只有每天不少于40克的蛋白质供给，才能满足母体需要。不愿吃动物性食物的孕妇可以补充奶类、蛋类、豆类、坚果类食物。

孕早期应确保孕妇矿物质、维生素的供给。为了补充足够的钙质，孕妇应多进食牛奶及奶制品。不喜欢喝牛奶的孕妇可以喝酸奶、吃奶酪或喝不含乳糖的奶粉等。呕吐严重的孕妇易出现体液平衡失调的症状，应多食蔬菜、水果等碱性食物，以防止发生酸中毒。

孕1月的饮食原则

在怀孕的0～4周，胎儿发育缓慢。孕妇在营养补充上不用过于讲究。孕妇的进食量和所需营养素与怀孕前期基本相似。孕妇每天最低营养需要大致包括200克主食、50克以上蛋白质（相当于50克瘦肉+2个鸡蛋+1袋牛奶），在此基础上配以肝脏、鱼类、豆腐或豆制品等。同时，孕妇要注意补充维生素C，多吃菠菜、猕猴桃等新鲜绿叶蔬菜、水果、坚果，就构成比较好的早孕食谱。

此时，孕妇应注意吃些容易消化、清淡少油腻的食物和符合口味的食物，避免食用过分油腻和刺激性强的食物。孕妇每日饮食可调整为少量多餐，每天加两三次辅食，辅食量不宜过多。孕妇在每天清晨早孕反应严重时，尽量吃一些烤面包、馒头片等易消化食物，多饮水，保持心情舒畅，克服恶心、呕吐等妊娠反应，坚持进食。

5大饮食方案缓解孕早期恶心、呕吐

孕吐是早孕反应的一种常见症状，其形式和程度可随孕妇的个体差异而有所区别。孕妇在怀孕1个多月的时候会挑食、偏食，有轻度恶心呕吐，这属于早孕反应。轻度的孕吐反应，一般在妊娠3个月左右即会自然消失，对身体无大的影响，也不需特殊治疗，只要情绪稳定，适当休息，注意调节饮食即可。

精神过度紧张和神经系统功能不稳定的女性，反应一般较重，甚至可发生剧烈而持续的呕吐，进而表现为全身困倦无力、消瘦、脱水、少尿甚至酸中毒等危重病症，在医学上被称为“妊娠剧吐”。这种疾病对母亲和胎儿的健康影响很大，应及时就医治疗。

下面5种饮食方案可以缓解孕早期的恶心、呕吐：

方案一 食欲不振时投胃口所好，一般怀孕早期的孕妇都喜欢吃酸性口味的食品，如橘子、梅子干或泡菜等。因此，丈夫和家人应多准备一些这类食品。由于孕早期（前3个月）胎儿生长缓慢，并不需要太多的营养。孕妇在口味上可以尽量选取自己想吃的东西，多喝水，多吃富含维生素的食物，以防便秘，因为便秘会加重早孕反应。另外，尽可能多地变换孕妇就餐环境，这样能激发孕妇的食欲。

方案二 孕妇的进食方法以少食多餐为好。每2～3小时进食一次。妊娠恶心呕吐多在清晨空腹时较重，为了减轻孕吐反应，可多吃一些较干的食物，如烧饼、饼干、烤馒头片、面包片等。如果孕妇孕吐严重，要注意多吃蔬菜、水果等偏碱性的食物，以防酸中毒。

方案三 这个时期孕妇的膳食原则上以清淡、少油腻、易消化为主，如面包、饼干、牛奶、藕粉、稀粥、蜂蜜及各种新鲜水果等都是不错的选择。避免过于油腻的食品。

方案四 家人要鼓励孕妇进食。孕妇进食后万一呕吐，千万不要精神紧张，可以做做深呼吸动作，或听听音乐，或到室外散散步，然后再继续进食。进食以后，孕妇最好卧床休息半小时，这样可使呕吐症状减轻。晚上反应较轻时，食量宜增加，食物要多样化，必要时睡前可适量加餐，以满足孕妇和胎儿营养需要。孕吐的饮食调理十分重要，因为怀孕最初3个月是受精卵分化最旺盛、胎儿各种器官形成的关键时刻。

方案五 汤类和油腻类食物最容易引起恶心或呕吐，在进餐时不要过多喝汤、饮料和开水，避免吃油炸或难以消化的食物。

孕妇的孕吐症状减轻、精神好转、食欲增加后，可适当吃些猪瘦肉、鱼、虾、蛋类、乳类、动物肝脏及豆制品等富含优质蛋白质的食物。同时要尽量供给充足的碳水化合物、维生素和矿物质，以保证孕妇和胎儿的需要。

除了上述方案之外，孕妇的自我调养也相当重要。孕妇要学会自己稳定情绪，解除思想顾虑，不要紧张和焦虑，尽量避免一切不良的精神刺激，保持精神愉快。每天注意休息，至少保持8小时睡眠，但也不要经常躺在床上不活动，应该适当外出散步；避开有强烈刺激气味的环境，如闷热的房间、厨房及吸烟环境等。丈夫和家人从精神上多给予一些关注，生活上多一些照顾，对孕妇的烦躁心情多一些体贴和理解，使孕妇精神愉快，这些都有助于减轻妊娠反应。

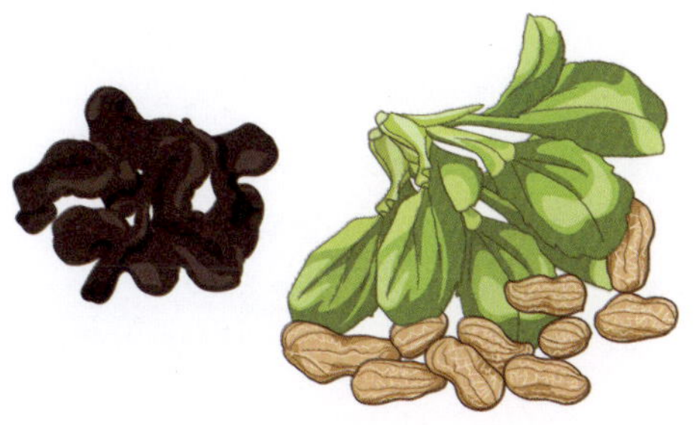

孕妇可适当多吃黑木耳、花生和芝麻

黑木耳营养丰富，具有滋补、益气、养血、健胃、止血、润燥、强智等功效，是滋补大脑和强身的佳品。黑木耳炖红枣具有止血、养血的功效，是孕妇、产妇的补养品。

花生被世界公认为是一种植物性高营养食品，被称为“长生果”、“植物肉”、“绿色牛乳”。中医学认为，花生具有醒脾开胃、理气补血、润肺利水和健脑抗衰等功效。吃花生不要去掉红色表皮，红皮是利血物质。

芝麻含有丰富的钙、磷、铁。中医学认为，芝麻营养丰富，有填精、益髓、补血、补肝、益肾、润肠、通乳、养发的功能，孕妇适当多吃芝麻对自身和胎儿都有益。

孕妇膳食的三种情况

根据经济条件及供应情况，孕妇膳食一般可以分为理想、较好和一般三种情况。

理想膳食 每日牛奶250～500克，鸡蛋1个，瘦肉150～200克，蔬菜250～500克，水果2个，谷类250克。豆制品、鱼类、肝汤等每周也可加用3次左右。

较好膳食 每日牛奶250克，鸡蛋1个，瘦肉或内脏类100克，豆类或豆制品100克，蔬菜500克，谷类250克，水果1个。鱼类、排骨汤、肝汤每周也可加1～2次。

一般膳食 每日鸡蛋1个，肉类50～100克，豆类或豆制品100～150克，蔬菜500克左右，谷类250克。

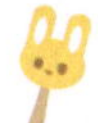

孕妇吃鱼好处多

吃鱼的益处相当多，每周吃几次鱼可明显减少因心脏病或其他相关疾病而导致突然死亡的危险；吃鱼还可以降低胆固醇和血脂；每周吃一次鱼还可以保持大脑的敏锐性，延缓因年纪增大而导致的智力减退；鱼骨里含有丰富的钙质和微量元素，经常吃可以防止骨质疏松；更重要的是，如果女性在孕期每周都吃鱼的话，有可能会使未来婴儿患上湿疹的概率下降。

鱼肉营养全面，含有丰富的矿物质，如钙、铁、锌等，其中尤以含碘和磷居多。此外，鱼还可以提供相当丰富的维生素，如，维生素A、B族维生素、维生素C、维生素D等，对身体十分有益。维生素A保护视力，提高免疫力；维生素C具有养颜、解毒等效用；而维生素D则对骨骼的生长发育、钙的代谢起着重要作用。鱼肉中最为引人注目的要数它丰富的B族维生素了，烟酸能将食物转化为能量；泛酸能对抗压力；维生素B_6能保持人体免疫系统的健康。鱼肉富含蛋白质，每500克鱼中所含蛋白质的含量相当于600克鸡蛋或850克猪肉中蛋白质的含量。丰富而优质的蛋白质是人生命的载体，具有均衡营养、调节体内水分平衡、提高免疫力、为细胞输送氧和必需营养素等功效，可以帮助幼儿、儿童及青少年生长发育。鱼肉组织柔软细嫩，很容易被人体消化和吸收，鱼肉中蛋白质的结构松软、肌肉纤维结构比较短、水分含量较高、结缔组织也较少，其利用率可高达96%。

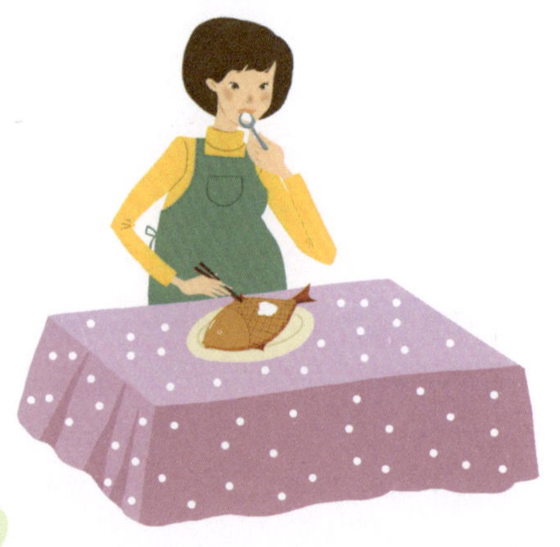

鱼类含有丰富的氨基酸、卵磷脂、钾、钙、锌等，这些是胎儿发育的必要物质，尤其是神经系统。调查研究表明，孕妇多吃鱼有利胎儿发育，特别是脑部神经系统。这是因为鱼肉中除含有优质蛋白质、适量的脂肪、丰富的矿物质外，还含有较多的不饱和脂肪酸——二十碳五烯酸。吃鱼就是很好的获得途径。二十碳五烯酸还具有很多药理作用，能使血液黏稠度下降，防止血栓形成。同时又能扩张血管，便于孕妇将充足的营养物质运输给胎儿，促进胎儿的发育。另外还有报道，二十碳五烯酸还能有效预防妊娠高血压综合征的发生。所以说，孕妇吃鱼好处多多。

孕妇要适量吃豆类产品

豆类是重要的健脑食品，如果孕妇能多吃些豆类食品，将对胎儿健脑十分有益。

这是由于大豆含有40%的蛋白质。其氨基酸组成接近人体需要，且富含谷类蛋白质较为缺乏的赖氨酸，是谷类蛋白质互补的天然理想食品。大豆中蛋白质占40%，不仅含量高，而且质量也不错。因此，从蛋白质角度看，大豆也是高级健脑品。大豆含脂肪量也很高，约占20%。在这些脂肪中，油酸、亚油酸、亚麻酸等脂肪酸又占80%以上，这就更说明，大豆确实是高级健脑食品。此外，每100克大豆中含钙240毫克，含铁9.4毫克，含磷570毫克，含B族维生素10.85毫克，这些营养素都是智力活动所必需的。

大豆经加工制成豆制品后，蛋白质消化率明显提高。豆浆和豆乳所含的亚油酸、亚麻酸、油酸等含量都相当多，可谓是一种比牛奶更好的健脑食品。孕妇应经常喝豆浆，或与牛奶交替食用。豆腐也是豆制品的一种，其蛋白质含量占8%～10%，脂肪含量占3%～5%，100克豆腐中含钙120毫克左右，因此，豆腐是非常好的健脑食品。

大豆对健脑有如此重要作用，从胎儿健脑出发，孕妇应努力多吃些豆类和豆制品。

孕妇要适量多吃嫩玉米

作为五谷杂粮的玉米，营养价值和保健作用也很高。

玉米中的维生素含量非常高，为稻米、小麦的5～10倍。同时，玉米中含有大量的营养保健物质，除碳水化合物、蛋白质、脂肪、胡萝卜素外，玉米中还含有玉米黄素等营养物质。这些物质对预防心脏病、癌症等疾病有很大的好处。在当今被证实的最有效的50多种营养保健物质中，玉米就含有钙、谷胱甘肽、维生素、镁、硒、维生素E和脂肪酸7种，可谓超级营养品。

对孕妇来说，多吃嫩玉米好处很多，因为嫩玉米粒中丰富的维生素E有助于安胎，可用来防治习惯性流产、胎儿发育不良等。

另外，嫩玉米中所含的维生素B_1能增进孕妇食欲，促进胎儿发育，提高神经系统的功能。嫩玉米中还含有丰富的粗纤维，能加速致癌物质和其他毒物的排出，孕妇妊娠便秘者食用，可起到缓解病情的作用。

孕妇要多喝牛奶

女性怀孕之后，由于激素与代谢的改变，身体发生了一系列的生理变化，常伴有恶心、呕吐、消化不良、食欲减退，后期则因子宫增大影响肠的蠕动引发便秘。机体各器官如心、肺、肝、肾等负荷增大，造血器官因母体血容量加大和红细胞增加而加大活动。此时孕妇对营养的要求比未孕时大大增加，除了自身需要的营养外，还要源源不断地供给腹内胎儿生长发育所需的一切营养。

在营养的全面性方面，孕妇比未孕时的要求亦较高，为了保证胎儿各脏器特别是大脑的发育，孕妇需要“全面性营养素”。也就是说，除蛋白质、脂肪、碳水化合物、维生素四大营养素之外，还需要补充铁、钙、磷、锌、硒等物质。

在整个孕期中，母体约需要贮存钙50克，其中供给胎儿30克。母亲通过脐带向婴儿传输钙物质，就能增加婴儿骨骼发育。母体如钙摄入不足，胎儿需要的钙就会从母体夺取，以满足生长的需要，这样易使母体血钙降低，发生小腿抽筋或手足抽搐。

由于许多因素会影响孕妇对钙的吸收，因此营养专家认为：孕妇补钙的最好方法是喝牛奶。牛奶中的钙最容易被孕妇吸收，而且磷、钾、镁等多种矿物质和氨基酸的比例也十分合理。每100毫升牛奶中含有约120毫克钙。孕妇每天喝200～400毫升的牛奶，就能保证钙等矿物质的摄入。

怀孕应多吃香蕉

营养学家新近指出，怀孕女性应在日常饮食中加上香蕉，因为香蕉是钾的极好来源，并含有丰富的叶酸；而体内叶酸和维生素B_6的储存是保证胎儿神经管正常发育、避免无脑、脊柱裂严重畸形发生的关键性物质。此外，钾还有降压、保护心脏与血管内皮的作用，这对于孕妇是十分有利的。同时，孕妇在孕期容易发生便秘，香蕉中含钙丰富，还有较多的膳食粗纤维，利于缓解便秘。因此营养学家告诫，怀孕女性最好多吃香蕉。

孕妇不宜偏食

孕妇如果偏食，营养摄入单调，使体内长期缺乏某些营养物质或微量元素，造成孕妇营养不良，使妊娠并发症增加，如贫血或骨质软化症等。同时母体不能为胎儿生长发育提供所需要的营养物质，以至于造成流产、早产、死胎或胎儿宫内发育不良等。或出生后由于胎儿瘦小，先天不足，以致多病造成喂养困难。

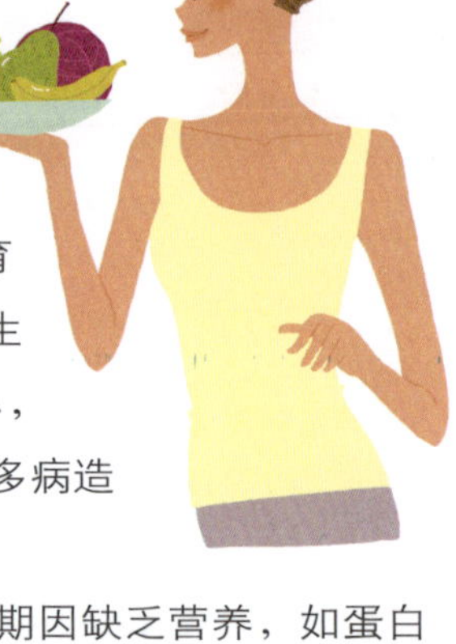

另外，胎儿期因缺乏营养，如蛋白质、不饱和脂肪等摄入不足，会造成脑组织发育不良，以致出生后智力低下，成为所说的低能儿。

所以孕妇在孕期饮食应该丰富多样，保证营养全面均衡。应尽量利用烹调多样化的方式，丰富自己的饮食，以保证妊娠期间母体与胎儿充足的营养供应。同时也可使产后乳汁分泌充足、身体健康，更能使宝宝发育良好，出生后健康成长。

孕妇饮食不宜饥饱不一

有的孕妇担心吃得过多会导致胎儿过大过重，不利于分娩，或者是忧虑自身发胖增重，影响产后体形，有意识地节食，这样做是非常错误的。如果营养物质摄入受到限制，可使孕妇抵抗力下降，易患多种妊娠并发症，还可以使体力下降，不利于日后分娩。有的孕妇由于妊娠反应的干扰不愿吃饭，可能孕妇本人并不觉得饥饿，但实际上因身体得不到营养的及时供应，对胎儿生长发育不利。

同样，有的孕妇大吃特吃，吃得过饱会造成肠胃不舒服。一次吃得过多，人体大量的血液就会集中到胃里，造成胎儿供血不足，影响胎儿生长发育。也有的孕妇长期饮食过量，这样不但会加重孕妇的胃肠负担，影响正常消化及代谢，还会造成胎儿发育过大，导致分娩时难产。

所以，准妈妈对饮食要有节制，有规律，注重饮食种类的调剂和营养素摄入的均衡，这样更加有益于孕妇和胎儿。

妈咪小助手

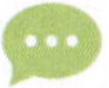

根据孕妇的口味变化，煮、蒸、炒、焖、炖等烹调方法最合适，也可以用凉拌的方法满足她们清淡的口味要求。最好不要用油炸、油煎等烹调方法，因为这些方法会使食物加热的温度过高，许多营养容易被破坏掉。

孕妇进食不宜狼吞虎咽

孕妇进食是为了充分吸收营养，保证自身和胎儿的营养需要。

孕妇进食切忌狼吞虎咽。人体将食物的大分子结构变成小分子结构，才能够吸收。这种变化过程是靠消化液中的各种消化酶来完成的。人在进食时，慢慢咀嚼食物，可以使消化液的分泌增多。咀嚼食物引起的胃液分泌比食物刺激胃肠而分泌的胃液数量更大、持续时间更长。可见，咀嚼食物对消化液的分泌起着重要作用。

吃得过快、食物嚼得不细，不能使食物与消化液充分接触，食物未经充分咀嚼就进入胃肠道，食物与消化液接触的面积会大大缩小，会影响食物与消化液的混合，有相当一部分食物中的营养成分不能被人体吸收。此外，有时食物咀嚼不够，还会加大肠胃的消化负担或损伤消化道黏膜，使消化液分泌较少，易患肠胃病。

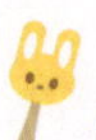

孕妇应少吃刺激性食物

有些女性喜欢食用带点辣味的食品，如川菜等。这些刺激性食物用于做菜，可以起到促进食欲及血液循环的作用，但怀孕期间的女性不宜过量食用这些刺激性食物。

首先，辛辣食物容易消耗肠道水分，使胃肠腺体分泌减少，造成肠道干燥、可能引起消化功能紊乱，如：胃部不适、消化不良、便秘，甚至产生痔疮。

其次，肠道发生便秘后，孕妇必然用力屏气解便，使腹压增加，压迫子宫内的胎儿，易造成胎动不安、早产等不良后果。

由于怀孕后胎儿的成长，本身就可以影响孕妇的消化功能和排便，如果孕妇始终保持着过多进食辛辣食物的习惯，一方面会加重孕妇的消化不良、便秘或痔疮的症状，另一方面也会影响孕妇对胎儿营养的供给，甚至增加分娩的困难。因此，女性在计划怀孕前3～6个月就应少吃辛辣食物。

孕妇不宜过量吃水果

虽然多吃水果益处多，但也不是毫无节制，食用过量对腹中的宝宝也会有害。如果过多摄入水果而不吃蔬菜或减少其他食物的摄入，就会减少蛋白质等营养成分的供给。如果准妈妈吃太多很甜的水果，把水果当正餐来食用，容易导致体内血糖升高，可能会引发妊娠期糖尿病。

孕妇吃水果的注意事项

维生素大量存在于动植物中，但其他食物一般都是加热后再食用，其中的维生素损失非常严重，只有水果是洗净后去皮生吃，最大限度地保存了维生素的完整。

有妊娠期血糖异常的准妈妈不宜吃太多很甜的水果，如果摄入过多，这对母体和胎儿都会产生不良影响，如果血糖升高，孕妇容易出现呼吸道感染、皮肤感染、泌尿系统感染等；胎儿则可能出现畸形，严重时也可能导致胎死宫内。更不能把水果当做正餐来食用，因为尽管水果营养丰富，但营养并不全面，其蛋白质和脂肪含量不足；同时，用水果来代替蔬菜，会减少不溶性膳食纤维的摄入，容易诱发便秘。

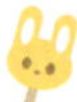

孕期如何科学食用水果

首先，水果的补充，每天最多不要超过200克，尽量选择含糖量低的水果，不要无节制食用高糖分水果。其次，水果中含有发酵碳水化合物物质，因此吃后最好漱口。再次，饭后立即吃水果容易造成胀气。因此，吃水果宜在饭后2小时内或饭前1小时。最后，进食瓜果一定要注意饮食卫生，生吃水果前必须洗净外皮，不要用菜刀削水果，避免将寄生虫卵带到水果上。另外，对于那些非常喜欢吃水果的孕妇，最好在怀孕第24～28周时去医院进行定期血糖测定，随时监控，避免妊娠糖尿病的发生。

孕妇不宜多吃菠菜

菠菜含有丰富的铁质，具有补血功能，所以被当做孕期预防贫血的佳蔬。其实，菠菜中含铁量相对动物性食物并不高，而且含有大量草酸，草酸会影响锌、钙的吸收。孕妇过多食用菠菜会使体内钙、锌的含量减少，影响胎儿的生长发育。钙、锌是人体不可缺少的元素，孕妇缺钙不仅会影响自身的健康，还会对胎儿发育造成不良后果；孕妇缺锌会出现食欲下降、味觉不良、对各种营养素的摄入减少，所以孕妇不宜过量食用菠菜。

孕妇不宜喝茶和咖啡

咖啡和茶中都含有咖啡因，咖啡因是中枢神经兴奋剂，排泄较快，对成人毒性不大。目前在临床上尚未见到饮用咖啡或含咖啡因的饮料与人类畸形有直接相关的报道。但在药物对胎儿致畸的动物试验中发现，咖啡因能引起小动物畸形，此结果应引起我们的重视。如果准备妊娠或已发现受孕，最好适当减少茶或咖啡的饮用量，并应避免饮用浓茶或浓咖啡。

孕妇吃蒜有讲究

大蒜，性温味辛，醇香可口。它具有较强的抗病毒及杀菌作用。大蒜可以防治感冒。根据发病的原因，感冒分为两类：一类是由流感病毒引起，称为流行性感冒，简称流感。它是孕妇之大忌。因为流感病毒可随血液侵入胎盘。如果妊娠早期患流感可导致畸胎；发生在妊娠中、晚期，可导致流产或早产等。另一类是由伤风受凉引起，称为普通感冒，是由细菌或病毒感染所致，主要表现为鼻咽部炎症。孕妇因为免疫功能降低，更容易发病，应该积极预防。下面介绍几种大蒜的食疗方法：取大蒜20克，捣烂为泥，糖水冲服，能散寒健胃，可预防感冒、流脑，治疗头痛、肺炎、痢疾、恶寒发热等，亦可助消化及增食欲。早饭前吃糖醋大蒜10克，连吃15天为一疗程，可防治妊娠高血压及慢性支气管炎。

妈咪小助手

许多植物性食物中的铁含量不低，但是补血的效果不怎么好。这是因为植物性食物中铁存在的形式不利于人体消化吸收。再者，植物性食物中还有一些不利于铁消化吸收的物质。与之相比，动物性食物中的铁在消化吸收的过程中受到干扰的因素较少，所以，动物性食物的补铁效果较好。

Chapter 02 孕2月的饮食与营养方案

给孕2月准妈妈的温馨提示

进入妊娠第2个月，由于激素的作用，大部分孕妇的头晕、乏力、嗜睡、流涎、恶心、呕吐、喜食酸性食物、厌油腻等早孕反应表现明显。多数孕妇会有尿频、乳房增大、乳房胀痛、腰腹部酸胀等症状，有人还会感觉到身体发热。这时孕妇子宫增大，大小如鹅蛋，小腹部尚看不出有什么变化。

怀孕第5～8周的饮食与营养十分重要。孕妇在此期间应适当多吃淀粉类食物，以便保证必要的能量。早孕反应剧烈的准妈妈容易引起水盐代谢失衡，因此应多注意补充水分和微量元素，多吃干果，这不仅可补充必需脂肪酸，还有利于宝宝大脑发育。

孕2月的营养需求

各种营养成分的摄取在总体上应满足一定的营养原则。一种营养素不能代替另一种营养素，各种营养之间失去平衡可能会影响机体对它们的吸收利用。例如，一种氨基酸缺乏，势必会妨碍其他氨基酸的利用以及蛋白质的合成。而某种氨基酸过多，也可引起氨基酸失衡或产生拮抗作用，对胎儿的生长发育有不良影响。所以，合理摄取营养的重要方法就是平衡膳食，也就是说，使摄入的能量适宜，又要使营养素之间的比例恰当，同时供给含有各种维生素、矿物质的食品。

各种营养素要在人体内不断地进行代谢，人体对营养物质的需求也是一种连续的过程。孕妇要注意每天摄取各种营养，而不能今天暴饮暴食，明天则清汤寡水。孕妇要多吃粗粮，因为很多粗粮，如玉米面、小米、土豆和红薯的维生素、蛋白质、微量元素含量比大米和精面高。

烹调的原则是少损失营养物质，使营养物质更容易吸收，而且适当使用各种调味品，使饭菜可口，增加食欲。做菜时应先洗净后再切，块不要太细，切后立即下锅，暴露在空气中的时间不宜太长，煮烧的时间不要太长，做饭做菜最好用铁制器具，烹调口味宜清淡。

饮食的内容和方式要适合这个妊娠阶段的生理需要和生理变化，此时为妊娠初期，胎儿较小，生长缓慢，向母体索取的营养不多，孕妇只要在普通膳食中增加一些含矿物质和维生素较多的食物如蔬菜、水果就够了。

孕2月的饮食原则

妊娠初期，由于血糖偏低、酮体升高，孕妇易发生食欲不振、轻度恶心和呕吐，这时可以多吃粗粮、甘薯等含糖较多的食物，以提高血糖、降低酮体。在这段时期宜多吃鱼，因为鱼营养丰富，滋味鲜美，易于消化，特别适合妊娠早期食用。为了防止恶心、呕吐，要少食多餐，少吃油腻和不易消化的食物，多吃稀饭、豆浆等清淡食物。还可以在起床和临睡前吃少量面包、饼干和点心。

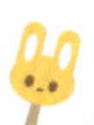

孕2月主要营养素的食品来源

妊娠第二个月是胎儿器官形成的关键时期，最原始的大脑已经长成。怀孕时期营养的好坏直接影响胎儿生长发育。孕妇营养不良，会使胎儿发育不良，导致婴儿智力低下、发育迟缓或胎儿畸形等，严重的还会引起流产、早产、死产。为确保营养胎教的成功实施，孕妇应注意摄入含有适量蛋白质、脂肪、钙、铁、锌、磷、维生素的食物。这时，孕妇还应注意动物脂肪不宜摄入过多，因为摄入过多的脂肪会产生巨大儿，造成分娩困难。同时，营养不足会导致孕妇头晕、全身无力、牙齿松动，引起缺钙、缺铁、贫血等营养不良疾病。因此，孕期应注意合理的营养及科学调配，以保证主要营养素的摄入。

孕妇在妊娠初期的三个月内，以高蛋白质、少油腻、易消化为原则，每日应保证有优质的蛋白质、充足的碳水化合物和维生素，可以多吃水果、蔬菜，并保持心情愉快。最好不吃油炸、辛辣等不易消化和有刺激性的食物，以预防流产的发生。

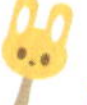

孕早期要保持水电解质平衡

孕早期时，孕妇容易发生妊娠反应，由于早期胎儿不需太多额外营养，所以大多数情况下不会影响胎儿的发育，但有些妊娠反应特别剧烈的准妈妈由于频繁呕吐，不仅将胃内食物吐出，而且还将胆汁等内容物也吐出，从而导致体内水、钠、钾等营养素丢失。如未能及时纠正，就会出现水电解质平衡失调，使母体的健康受到严重损害，胎儿的健康也难以得到保障。这种情况下应尽快就诊，必要时在医生的帮助下采取肠内营养和肠外营养综合治疗，防止出现水电解质紊乱和酮症酸中毒。

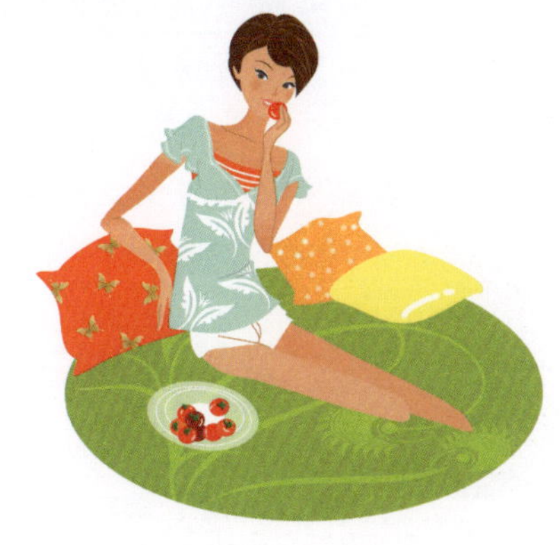

孕妇应注意摄入蛋白质

蛋白质是女性怀孕时需求量最大、最重要的营养素，也是构造人体的内脏、肌肉及脑部的基本营养素，与胎儿发育有极大关系，因此，孕妇一定不能缺少蛋白质。蛋白质除作为能量的供应之外，还能提供人体不能合成的必需氨基酸。

妊娠早期蛋白质摄入量应不低于未孕女性的摄入量，每天需要优质蛋白质（含人体必需氨基酸的蛋白质）60～65克，就可满足孕妇的需要。优质蛋白质主要来源于动物性蛋白质，如蛋、肉、鱼、奶类及植物蛋白质如大豆类。植物蛋白质在人体内的吸收利用率不如动物蛋白质高。所以，在补充蛋白质时，要将多种食物进行搭配，有效地补充蛋白质。

蛋白质与其他许多营养素一样，有一个最佳的补充量，最近研究证实，孕期高蛋白质饮食，可影响孕妇的食欲，增加胃肠道的负担，并影响其他营养物质摄入，使饮食营养失去平衡。

过多地摄入蛋白质，人体内可产生大量的硫化氢等有害物质，容易引起腹胀、食欲减退、头晕、疲倦等现象。同时，蛋白质摄入过量，不仅可造成血中的氮质增高，而且也易导致胆固醇增高，加重肾脏肾小球滤过压力。因此，对于蛋白质的摄入应持适量、适度的原则，切不可盲目多补、滥补。

孕妇应注意摄入足够的热量

孕妇在妊娠过程中由于大量贮存脂肪和胎儿新组织生成，热量消耗高于未妊娠时期。因此，妊娠后热量的需要增加，且随妊娠延续而增加。保证孕妇热量供应极为重要，如果孕期热量供应不足，母体内贮存的糖原和脂肪被动用，孕妇表现为消瘦，精神不振，皮肤干燥，骨骼肌退化，脉搏缓慢，体温降低，抵抗力减弱等。

据研究，孕妇膳食中热量摄入量直接影响胎儿的生长发育，摄入量少可使出生胎儿低体重，孕妇应摄入足够热量，以保持血糖处于正常水平。因葡萄糖为胎儿代谢所必需，多用于胎儿呼吸，当胎儿耗用母体葡萄糖较多，母体就不得不以氧化脂肪及蛋白质来供能。当孕妇碳水化合物摄入不足，脂肪动员过快，氧化不全时极易出现酮体，对胎儿的脑部和神经系统发育将产生不良作用。

妈咪小助手

蛋白质主要来源于肉类、鱼类、蛋、奶酪、牛奶、豆类、豆制品等。其中，蛋类和奶类的蛋白质最易被人体吸收。植物蛋白质的摄取也很重要，豆类制品不但味道鲜美，且对胎宝宝的大脑发育有着特殊的功能。

人体的热量主要来源于脂肪和碳水化合物。

脂肪主要来源于动物油和植物油。植物油中如芝麻油、花生油、豆油、玉米油等既能提供热量，又能满足母体和胎儿对脂肪酸的需要，是食物烹调的理想用油。碳水化合物主要来源于蔗糖、面粉、大米、玉米、小米、红薯、土豆、山药等。碳水化合物比脂肪容易消化，在胃内停留时间较短，能缓解早期妊娠反应。除了各种粮谷食品，蔬菜和水果中也含有一定量的碳水化合物、膳食纤维、矿物质和水溶性维生素。但是蔬菜中碳水化合物的含量只有2%左右，而水果一般含碳水化合物均高于蔬菜，一般水果的碳水化合物都在10%左右，其中香蕉、芭蕉的含量在20%～26%，枣类的碳水化合物含量达近30%。

孕妇热量的需要量应随着妊娠中基础代谢的增加、胎儿和胎盘的生长发育、母体有关组织的增大以及体重的增加而增加。妊娠早期基础代谢增加不明显，胚胎发育缓慢，母体体重、乳房发育变化很小，所以热量的摄入量只要比未孕时略有增加就可以满足需要。

妊娠期女性每天碳水化合物的需要量为200～350克，最好根据体重的增加情况调整每日热量的供给，妊娠全程体重应增加12.5千克左右，孕中晚期每周增重应为0.3～0.5千克。

孕妇要摄入益智健脑食品

孕妇的饮食与胎儿的健脑关系极大。现代营养学家们指出，孕妇在怀孕期间的饮食非常重要，它直接影响胎儿的生长发育，特别是脑的发育。大脑的发育在胎儿期共有两次高峰，第一次在妊娠三四个月内，第二次在妊娠7个月到足月。

大脑质量的50%～60%是脂肪，而且绝大部分是不饱和脂肪。不饱和脂肪主要来源于植物类食物。富含植物脂肪的食物有：芝麻、花生仁、核桃仁、各种瓜子、大豆及其制品等。其中核桃所含脂肪的主要成分是亚油酸，这种物质正是胎儿大脑和视觉功能发育所必需的营养成分，其中的微量元素锌和锰是脑垂体的重要成分。亚麻酸的正常摄入应在怀孕前3个月开始，如果孕妇没有足够的供给，胎儿就无法形成健康大脑，而且神经系统一旦形成，就再也无法修补，将导致孩子成人以后注意力缺陷、多动性障碍、冲动、焦虑、发脾气、睡眠不好、记忆力差等症和精神失调概率的6倍增高。

小心妊娠反应造成营养不良

准妈妈怀孕3个月前后，是胎宝宝智力发展的关键时期，而且心、脑、口、牙、耳、腭等器官的分化，均在3个月内形成，因此，妊娠3个月是胎儿的营养关键期。然而，有半数以上的准妈妈在妊娠6～12周时，会出现程度不等的妊娠反应，如食欲不振、挑食、恶心、呕吐等。在妊娠反应的影响下，一些孕妇常出现机体营养失衡，面黄肌瘦，体重急剧下降等营养不良症状，以至影响到胎儿的营养状况。

妊娠反应是正常的妊娠生理现象，一般孕妇往往不需治疗而自愈。但从优生角度说，妊娠反应会对优生存在潜在危害。因此，要尽量减免妊娠反应对优生造成的不良影响。

具体来说，准妈妈要放松心情，不要过多考虑妊娠反应问题。白天多做户外活动，分散自己的注意力，有助于减轻妊娠反应的严重程度；日常饮食可采用少吃多餐的办法，吃了吐、吐了还要吃。注意多吃一些对胎儿发育特别是大脑发育有益的食物，如蛋、鱼、肉、牛奶、动物肝脏、豆制品、核桃、开心果、海带、牡蛎以及蔬菜水果等，以确保胎儿对蛋白质、维生素、无机盐等各种营养素的充分摄入；如妊娠反应严重可考虑就医。

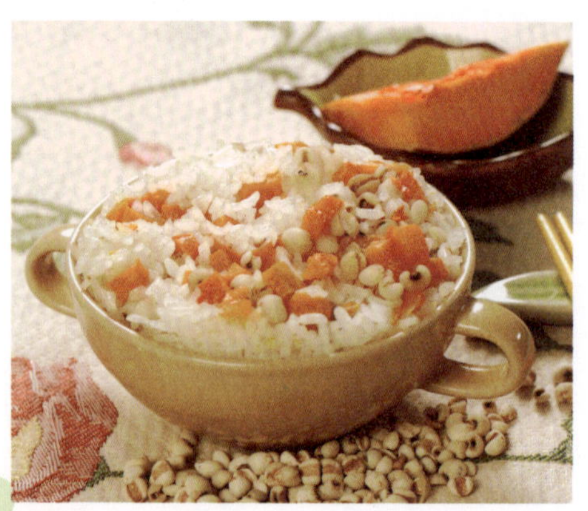

认清6种“流产”食物

螃蟹

味道鲜美，但其性寒凉，有活血祛淤之功，故对孕妇不利，尤其是蟹爪，有明显的堕胎作用。

甲鱼

虽然具有滋阴益肾的功效，但是甲鱼性味咸寒，有较强的通血络、散淤块作用，因而有一定堕胎之弊，尤其是鳖甲的堕胎之力比鳖肉还强。

薏米

薏米对子宫平滑肌有兴奋作用，可促使子宫收缩，有诱发流产的可能。

马齿苋

马齿苋汁对于子宫有明显的兴奋作用，能使子宫收缩次数增多、强度增大，易造成流产。

芦荟

怀孕中的妇女若饮用芦荟汁，会导致骨盆出血，甚至造成流产。

山楂

孕妇应少吃山楂，因其具有活血化淤、促进子宫收缩的作用，吃太多会增加流产的概率。

孕妇吃点野菜好

野菜营养丰富。与栽培蔬菜比较，蛋白质高20%，矿物质达数十种之多且含量高。以蕨菜为例，铁质为大白菜的13倍，胡萝卜素为其2倍，维生素C为其8倍。至于叶酸，每100克红苋菜含量高达200微克，超过叶酸之冠——菠菜。故孕期餐桌上添一碟野菜，无疑为母胎双方增添了一条营养供给渠道。此外，野菜污染少，味道也佳，可刺激食欲，帮助孕妇克服孕早期的厌食症。因此，孕妇可适当吃些野菜。

孕妇吃姜有讲究

孕妇在整个妊娠期间不宜过多吃刺激性食品，对姜、蒜等调味品的吃法也有一定的讲究。

有句老话说得好："冬吃萝卜夏吃姜，不劳医生开处方。"生姜有益于防暑度夏，祛除体寒。鲜生姜中的姜辣素能够刺激胃肠黏膜，令人开胃，使消化液分泌增多，有利于食物的消化和吸收。姜辣素对心脏和血管都有刺激作用，能使心跳及血液循环加快，汗毛孔张开，有利于体内的废物随汗液排泄，带走体内余热。孕妇吃生姜应该注意以下几点：适度食用。炎夏容易口干烦渴，生姜则辛温，属于热性药物。根据中医"热者寒之"的原则，孕妇要少吃生姜。孕妇如生痱子、疖疮、痔疮、肾炎、咽炎或者上呼吸道感染时，最好暂时禁食生姜，以防病情加重。生姜红糖水只适用于风寒感冒或淋雨后的畏寒发热，不能用于暑热感冒或风热感冒。只用于风寒引起的呕吐，其他类型的呕吐包括妊娠呕吐者，不宜食用。腐烂的生姜会产生一种毒性很强的有机物——黄樟素，能损害肝细胞。所以以往有"烂姜不烂味"的说法是错误的，千万不能食用烂姜。

孕妇宜多喝水

对孕妇来说，补充水分是怀孕时必不可少的。这是因为孕妇自身的水分多少与羊水量有重要的关系。怀孕之后，提供胎儿生存环境的羊水就成了孕妇体液循环系统的一部分，每3～4个小时羊水就会完全循环一次，所以多喝水，促进体液循环，对羊水的循环很有好处。特别是有的孕妇可能在孕期遭遇羊水偏少，那么就更需要补充充足的水分。

对于孕妇本身来说，因为身体内部的变化，阴道、尿道炎症就会找上门来，而且久治不愈。这个时候大量喝水、大量排尿，能帮助阴道、尿道炎症的缓解。原理很简单，尿液从体内排出的冲刷作用，可以帮助病菌的清理。特别是对于一些刚刚出现白带发黄、尿道不适这种轻微症状的孕妇，每天多喝水就能在很大程度上控制病情。

孕妇喝水“四不要”

孕妇不要等到口渴才饮水

口渴犹如田地龟裂后才浇水一样，是缺水的结果而不是开始，是大脑中枢发出要求补水的救援信号。口渴说明体内水分已经失衡，细胞缺水已经到了一定的程度。

孕妇不要喝久沸或反复煮沸的开水

因为水在反复沸腾后，水中的亚硝酸银、亚硝酸根离子以及砷等有害物质的浓度相对增加。喝了久沸的开水以后，会导致血液中的低铁血红蛋白结合成不能携带氧的高铁血红蛋白，从而引起血液中毒。

孕妇不要喝没有烧开的自来水

因为自来水中的氯与水中残留的有机物相互作用，会产生一种叫“三羟基”的致癌物质。孕妇也不能喝在热水瓶中贮存超过24小时的开水，因为随着瓶内水温的逐渐下降，水中含氯的有机物会不断地被分解成为有害的亚硝酸盐，对孕妇身体的内环境极为不利。

孕妇不要喝保温杯沏的茶水

因为茶水中含有大量的鞣酸、茶碱、芳香油和多种维生素等，如果将茶叶浸泡在保温杯的水中，多种维生素被大量破坏而营养降低，茶水苦涩，有害物质增多，饮用后会引起消化系统及神经系统的紊乱。

对准妈妈来说，正确的饮水方法应该是每隔两小时喝一次水，一天保证8次。在怀孕早期每天摄入的水量以1000～1500毫升为宜，孕晚期则最好控制在1000毫升左右。

孕妇不宜多吃桂圆等热补品

桂圆有补心安神、养血益脾之效，为滋补佳品。但桂圆甘温大热，一切阴虚内热体质及患热性疾病者均不宜食用。

女性怀孕后大多阴血偏虚，阴虚则滋生内热，因此孕妇往往有大便干燥、口干苔热、肝经郁热的症状。

中医通常有“胎前宜凉”的主张。桂圆甘温大热，孕妇食之不仅不能保胎，反而容易出现漏红、腹痛等先兆流产症状，甚至流产或早产，故孕妇不宜食用桂圆。不仅桂圆不宜多食用，人参、鹿茸、鹿胎胶、鹿角胶、荔枝等也不宜多食用。

孕妇饮食五大误区

营养的东西摄入越多越好

过多摄入营养会使脂肪过多囤积，导致肥胖和冠心病的发生。体重过重还限制了体育锻炼，从而导致抗病能力下降，可能造成分娩困难。过多的维生素A和维生素D，还能引起中毒，导致胎儿出现畸形。

所以，孕期控制体重增加和合理饮食都是有讲究的，孕妇要根据健康饮食的要求安排好一日三餐。

吃动物肝脏多多益善

动物肝脏中除含有丰富的铁外，还含有丰富的维生素A，孕妇适当食用对身体健康和胎儿发育有好处，但是，并不是多多益善。

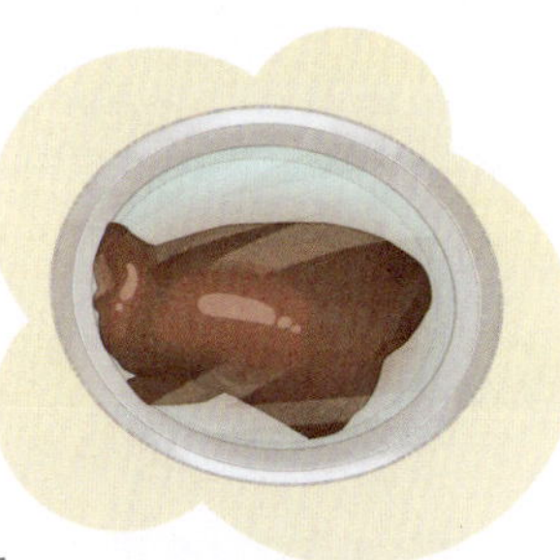

孕妇如果过量食用动物肝脏，必然会导致维生素A摄入过多，从而引起胎儿发育异常。另外，动物肝脏还是动物体内最大的解毒器官和毒物周转站，如果长期过多食用，某些有毒物质会对孕妇和胎儿产生不良影响。

多吃酸性食物

研究指出，酸性食物和药物是导致畸胎的两大元凶。孕妇在孕期第二个月常会出现恶心、呕吐等妊娠反应。

中国民间历来常用酸性食物来缓解孕期呕吐，甚至有用酸性药物止吐的方法。这种方法并不可取，长时间的酸性体质不仅容易使母亲患某些疾病，更重要的是影响胎儿正常、健康的生长发育，甚至可能导致胎儿畸形。

食用鱼肝油多多益善

鱼肝油的主要成分是维生素A和维生素D，孕期适量补充鱼肝油，有利于母体健康和胎儿发育，同时也有益于孕妇对钙的吸收。但如果片面地认为服用鱼肝油越多越好，则会对孕妇和胎儿造成危害。

维生素A服用量过大，将会引起胎儿骨骼畸形、腭裂以及眼、脑畸形等的发生；而维生素D服用量过大，将会引起孕妇皮肤瘙痒、脱发以及胎儿主动脉发育不全、肺和肾动脉狭窄等缺陷。因此，孕期不宜长期大量服用鱼肝油。

晚餐吃得越多越好

晚饭是对下午劳动消耗的补充，同时也是对晚上休息时热量和营养物质需求的供应。但是，晚饭后人的活动较少，晚间人体对热量的需求量并不大，特别是睡眠时，只需要少量的热量和营养物质，维持身体基础代谢的需要就行了。所以，晚上孕妇不必吃得太丰盛。如果吃得太饱，营养摄入过量，会加重肠胃的负担，不利于消化食物。

Chapter 03 孕3月的饮食与营养方案

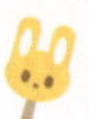

给孕3月准妈妈的温馨提示

从外观上看，孕妇下腹部还未明显隆起，但体内的子宫却在3个月孕末时，已增长如握拳大小。此时，增大的子宫开始压迫位于前方及后方的膀胱和直肠，由此孕妇出现排尿间隔缩短、排尿次数增加、排尿不净的感觉，并且因子宫压迫直肠，加之孕妇精神忧虑不稳定，还容易出现毫无原因的便秘或腹泻。

怀孕第8周和第9周是妊娠反应比较重的阶段，过了这一阶段，孕妇的妊娠反应随着孕周的增加反而开始减轻，不久将自然消失。准妈妈食欲开始增加，下降的体重逐渐回升。

从这段时期开始，孕妇饮食最好以低盐为主。因为孕妇在孕期肾脏负担加重，排钠量相对减少，易产生水肿，而盐中含有大量钠，过量食盐会加重水肿且使血压升高，甚至引起心力衰竭等疾病。孕妇每日摄盐量以不超过6克为宜。

孕3月的营养需求

胎儿发育早期，各器官的形成发育需要各种营养素，孕妇的饮食应满足胎儿对各种营养素的需要。孕妇在食物的种类和数量方面可加以适当搭配，组成平衡膳食。以下食品可轮流选用同一类的不同食物。

粮谷类食物

这些食物可提供热量，供给蛋白质、矿物质、B族维生素、膳食纤维。每日最低摄入量应在200克以上。

蔬菜、水果类食物

它们主要供给孕妇维生素和矿物质，如胡萝卜素、维生素C、维生素B_2、钙和铁。

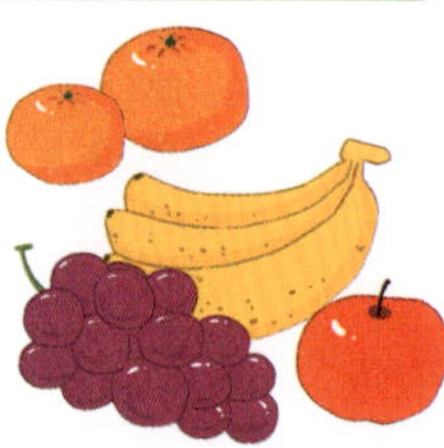

动物性食品

包括猪、牛、羊、鸡、鸭、鹅肉及肝、肾、心、肚、水产类、蛋类。这些食物蛋白质含量高，容易消化吸收，是最重要的优质蛋白质的来源，还可提供一定的脂肪、脂溶性维生素和矿物质。

乳类和乳制品

它们是营养最完全的一类食品，富含蛋白质和容易吸收的钙。孕妇每日应尽可能保证摄入乳类和乳制品200克。

碳水化合物

孕早期，为孕期提供热量的碳水化合物、脂肪供给不足，孕妇会一直处于“饥饿”状态，可导致胎儿大脑发育异常，出生后智商下降。碳水化合物主要来源于蔗糖、面粉、大米、红薯、土豆、山药等，孕妇每天应摄入150克以上的碳水化合物。

脂肪

脂肪主要来源于动物油和植物油，植物油中的芝麻油、豆油等是热量的主要提供者，能满足母体和胎儿对脂肪酸的需要，植物油也是烹调的理想用油。

孕3月的饮食原则

孕妇的饮食应遵循下列原则：

1.增加热量，特别是妊娠中期以后，热量应比平时高10%，但是不宜食用过多的脂肪。

2.营养素要相应增加，孕妇每千克体重需要蛋白质1～2克，而且必须增加维生素A、B族维生素、维生素C、维生素D、维生素K的摄入量。少吃多餐，多吃水果蔬菜。

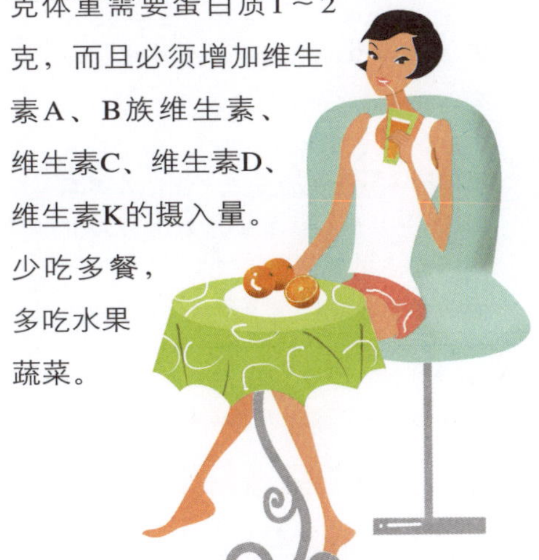

3.适当吃酸、甜食物，少吃刺激性食物。

4.可以喝奶粉，饮食以清淡可口为宜，忌油腻辛辣、生冷刺激，多吃维生素、矿物质含量丰富的食物。

孕妇一定要吃早餐

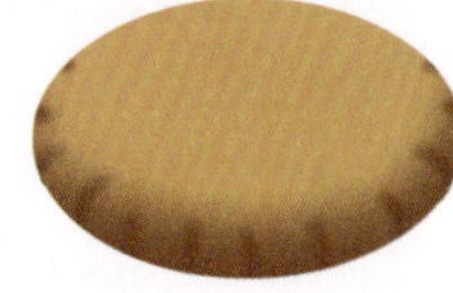

孕妇如果不吃早餐很容易引起低血糖，后果较严重。如果怀孕初期，孕妇还有可能造成流产，所以为了自己和宝宝的健康成长，不愿吃早餐的孕妇也要坚持吃一些。

晨起身体对于营养的吸收是有限的，建议早餐以流体食物为主，固体食物为辅。水分的补充很重要，应该饮用牛奶。牛奶中含有大量人体需要的钙、蛋白质和维生素，能够满足人体对营养的需要。早起喝杯早餐牛奶，搭配含有谷物纤维的固体食物，简单又营养。孕妇还可以直接饮用加了谷物的早餐奶，例如苦荞早餐奶，以满足人体所需的膳食纤维和微量元素。

营养学家指出，孕妇应多吃些含铁丰富的食物，不能挑食或偏食，以防发生缺铁性贫血，从而危及自己和胎儿的健康。如果孕妇有晨吐现象，可在早上吃几块苏打饼干，过一会儿再吃早餐。孕妇的早餐应包括面包、鸡蛋或肉类、果汁和牛奶，并且要注意适当吃些新鲜的水果，以保证维生素和其他营养的需要。

孕妇应多吃粗粮

人体中含有氢、碳、氮、氧、磷、钙等11种常量元素，还有铁、锰、钴、铜、锌、碘、钒、氟等14种微量元素（只占体重的0.01%）。这些元素虽然在体内的比重极小，却是人体中必不可少的。人体必需的微量元素，对孕妇、乳母和胎儿来说更重要，如果一旦缺乏会引起更严重的后果。

人们在日常生活中要注意不偏食，尤其是孕妇，应尽可能以“完整食品”（指未经细加工过的食品，或经部分精制的食品）作为热量的主要来源。例如，少吃精制大米和精制面等。因为“完整食品”中含有人体所必需的各种微量元素（铬、锌等）及维生素B_1、维生素B_6、维生素E等，它们在精制加工过程中常常被损失掉，如果孕妇偏食精米、精面，则易患营养缺乏症。

孕妇的膳食宜粗细搭配、荤素搭配，但是不要吃得过精，以免造成某些营养元素吸收不够。粗粮主要包括谷类中的玉米、紫米、高粱、燕麦、荞麦、麦麸以及豆类中的黄豆、青豆、赤豆、绿豆等。

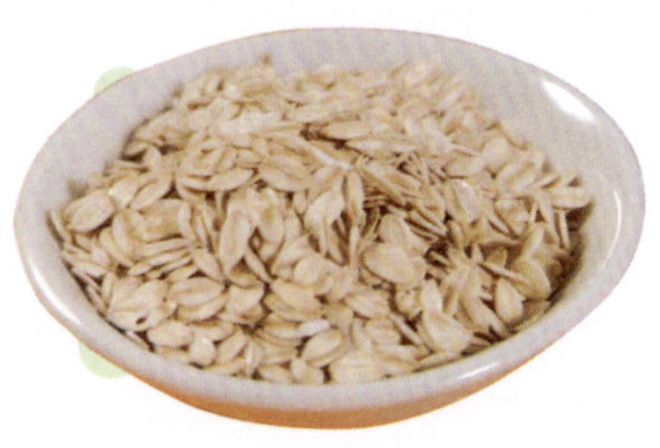

孕妇要适当控制体重

老人们说一个人吃两个人补，多吃、吃好才能生个健康宝宝。为了下一代的健康，准妈妈将自身体重问题抛之脑后，尽可能地多吃。但是，体重的过度增加，不仅增添了新妈妈的烦恼，还给宝宝的健康带来了危害。

专家提出，孕妇体重过重会引发许多病症，如妊娠期高血压、妊娠期糖尿病及并发症等，也会增加孕育巨大儿的概率，难以顺产，使剖宫产相对增多。那么，到底孕期体重增加多少合适呢？

美国医学会推荐：根据准妈妈孕前体重指数［BMI=体重（kg）÷身高的平方（m^2）］来计算孕期体重增加量。

妈咪小助手

BMI<19.8的准妈妈，孕期总增重量应为12.5～18.0千克；孕前BMI正常的妈妈们（18.5～23.9），孕期体重增长可以为11.5～16千克；孕前BMI为24～26.9的准妈妈，孕期体重增长应在7～11.5千克。如果孕前BMI≥27，那孕期体重增长在6千克以上就行了。在孕期的10个月里，体重的增加并非按照时间顺序均等平摊。只有讲究科学，遵循孕期体重“增长曲线”的规律，才能保证妈妈和宝宝的健康。

8个小窍门帮准妈妈控制体重

1.在家里准备一个体重测量计，随时掌握体重变化情况。

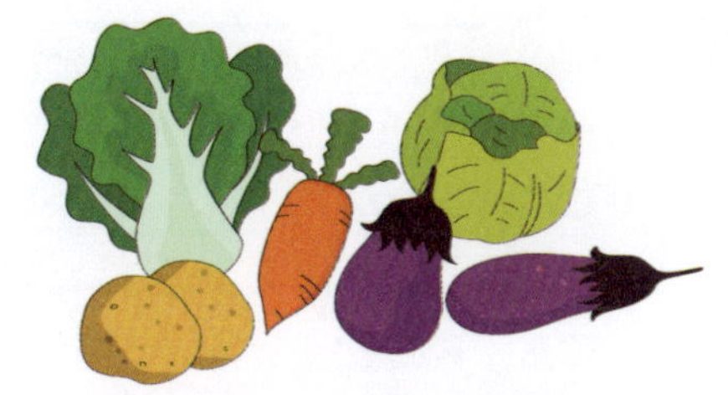

2.一日三餐一定要有规律。

3.多吃一些绿色蔬菜。蔬菜本身不但含有丰富的维生素，而且还有助于体内钙、铁、纤维素的吸收，以防止便秘。

4.避免用大盘子盛装食物，面对一大盘子美味的诱惑可能会失去控制力。可以用小盘子盛装或者实行分餐制。

5.少吃油腻食物，多吃富含蛋白质、维生素的食物。

6.准妈妈吃饭时要细嚼慢咽，切忌狼吞虎咽。

7.尽量少吃零食和夜宵，特别是就寝前2小时左右别吃东西。

8.别为了怕浪费而吃过多食物。怀孕期间尤其不要这样，以免食物没浪费却增加了体重。

孕妇可以适量摄入“脑黄金”

“脑黄金”是不饱和脂肪酸二十二碳六烯酸，它的英文缩写是DHA，属于人体大脑中枢神经和视网膜发育不可缺少的营养物质。

DHA属于长链多不饱和脂肪酸中的一种，同蛋白质一样，是人类健康不可缺少的营养要素之一。它对视觉、大脑活动、脂肪代谢、胎儿生长及免疫功能和避免老年性痴呆都有极大影响，DHA缺乏时可引发一系列症状，包括生长发育迟缓、皮肤异常、不育、智力障碍等。

胎儿期是人体积聚DHA等大脑营养最迅速的时期，也是大脑和视力发育最快的时期。孕妇摄入DHA等营养可以通过脐带供胎儿吸收，满足胎儿发育需要。

母乳是婴幼儿的最佳食物。哺乳期妈妈摄入足量的DHA可以维持其乳汁中DHA处于较高水平。若胎儿及婴幼儿从母体和母乳中获得的DHA等营养不足，大脑发育过程有可能被延缓或受阻，智力发育将停留在较低的水平，而且有可能造成婴幼儿视力发育不良。因此，孕妇及时摄入足量的“脑黄金”是十分必要的。

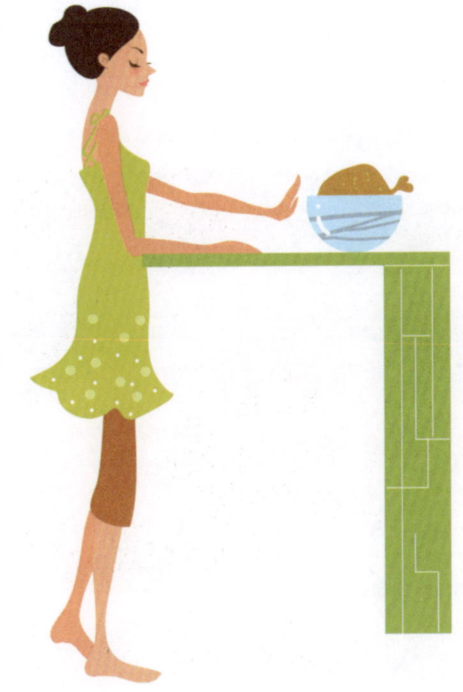

孕妇不宜吃畸形或死因不明的动物性食物

孕妇吃东西要讲究营养，但是食物的安全性更加重要。如果食物不安全，轻者可引起食物中毒，严重时会引起流产，甚至导致胎儿畸形或死胎。

畸形的动物性食物不能吃

我们去菜市场买菜时，常会发现有些鱼长得奇怪，如头特别大，身体显得特别小，且不对称，这类鱼是畸形的，千万不能吃。鱼类出现畸形，常常与它生活的水域受到严重的污染有关系。这种鱼体内所含的污染物，比它生活的水域中污染物的含量要高出许多倍，因此，对人体的危害性更大，特别是对胎儿，可能导致畸形。除了鱼之外，其他的各种动物性食物如发现有畸形，都不能食用。有些鸡、鸭等，外表的畸形不明显，宰杀后却发现其胸腔或腹腔内长着许多小瘤，这样的鸡鸭都不能吃。

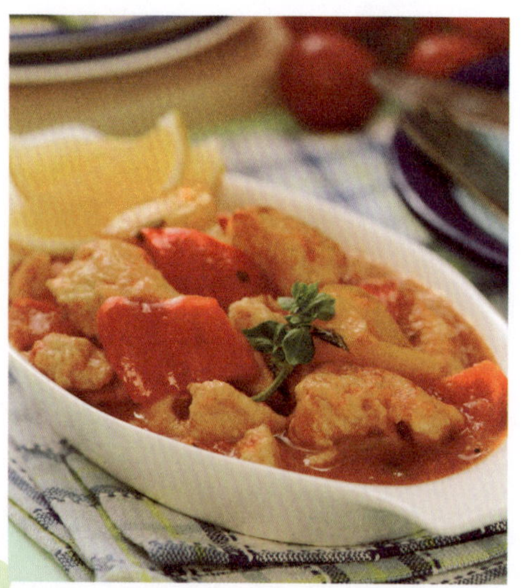

死因不明的动物性食物不能吃

大多数动物的死亡是由于疾病或中毒。引起动物死亡的疾病，不但会导致动物死亡，人食用后也会引起感染，甚至可能致命，因此这些动物不能食用，如患有口蹄疫、结核等疾病的畜肉。因中毒引起死亡的动物，其毒素在动物肉体内含量很高，对人体的危害就更大。

孕妇不宜常食用精制米面

长期食用精制米面会造成营养成分单调，影响人体营养平衡。研究表明，长期食用精制米面易引起孕妇维生素C、维生素B_1和各种微量元素的缺乏，并由此影响胎儿。此外，还导致孕妇纤维素摄入减少，引起便秘，而经常性的便秘会诱发痔疮。由此可见，孕期应注意安排食用一些粗制谷物，以利于营养均衡。

孕妇不宜过多吃肉

肉类能补充一部分人体需要的营养素，但吃肉过多，会影响其他营养素的吸收，引起营养不良。吃肉过多，还会使孕妇和胎儿体重过大，造成难产。此外，人体呈微碱性状态是最适宜的，如果偏食肉类，则使体内趋向酸性，容易致使大脑迟钝、不灵活，影响宝宝智力发展。

孕妇不宜食用过敏性食物

孕妇食用过敏食物不仅会造成流产、早产、胎儿畸形，还可致婴儿多种疾病。

研究发现，约有50%的食物对人体有致敏作用，有过敏体质的孕妇可能对某些食物过敏，这些过敏食物经消化吸收后，可从胎盘进入胎儿血液循环中，妨碍胎儿的生长发育，或直接损害某些器官，如肺、支气管等，从而导致胎儿畸形或罹患疾病。

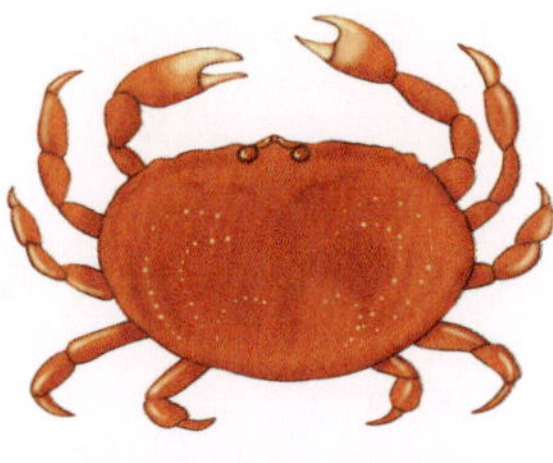

因此，如果孕妇以往吃某些食物发生过过敏现象，在怀孕期间应禁止食用；不吃易过敏的食物，如海产鱼、虾、蟹、贝壳类食物及辛辣刺激性食物；食用异性蛋白质食物，如动物肉、肝、肾、蛋类、奶类、鱼类应烧熟煮透；不吃过去从未吃过的食物或霉变食物；在食用某些食物后如发生全身发痒、荨麻疹或心慌、气喘，或腹痛、腹泻等现象，应考虑到食物过敏，立即停止食用这些食物。

孕妇不宜吃方便面

人体的正常生命活动需要六大营养素，即蛋白质、脂肪、碳水化合物、矿物质、维生素和水。只要缺乏其中一种营养素，时间长了，人就会患病。而方便面的主要成分是碳水化合物，汤料只含有味精、盐分等调味品，即使是各种名目的鸡汁、牛肉汁、虾汁等方便面，其中肉汁成分的含量也非常少，远远满足不了人体每天所需要的营养量。

吃方便面易造成孕妇营养不良，进而引起胎儿体重不足，甚至导致新生儿死亡，所以孕妇应尽可能避免食用。

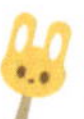

孕妇不宜吃久放的土豆

土豆放久了会发芽，发芽的土豆可引起食物中毒，这一点早已为人们所知。但虽未发芽，却贮存时间很长的土豆对人的影响却很少有人知晓和重视。土豆中含有生物碱，存放越久的土豆生物碱含量越高，食用这种土豆可影响胎儿正常发育，导致胎儿畸形。当然，人的个体差异很大，并非每个人食用长期贮存的土豆后都会出现异常，但孕妇还是不吃为好。

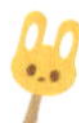

孕妇不宜吃油条

一般来说，油条制作时都加入一定量的明矾，而明矾是一种含铝的化合物。一般每500克炸油条用的面粉中含有15克明矾，如果孕妇每天吃两根油条，就等于吃了3克明矾，蓄积起来其摄入的量就相当惊人了。明矾可通过胎盘进入胎儿的大脑，影响大脑发育，从而增加痴呆儿的发生率。

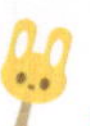

孕妇不宜过多吃味精

味精的主要成分是谷氨酸钠，血液中的锌与其结合后便从尿中排出。味精摄入过多会消耗大量的锌，导致体内缺锌。锌是胎儿生长发育之必需品，故孕妇要少吃味精。

怎样定期进行产前检查

准妈妈从怀孕开始，直到生产为止，会经历各种大大小小的检查项目。准妈妈只有按时做产检，日后才能将胎儿顺利产出。不可因人为疏忽或刻意不来，而影响自身及胎儿的安危。

第1次产检——12周

准妈妈在孕期第12周时正式开始进行第1次产检。一般医院会给妈妈们办理“孕妇健康手册”。日后医师为每位准妈妈做各项产检时，也会依据手册内记载的检查项目分别进行并做记录。检查项目主要包括：

测量体重和血压 医师通常会问准妈妈未怀孕前的体重数，以作为日后准妈妈孕期体重增加的参考依据。整个孕期中理想的体重增加值为10～12.5千克。

听宝宝心跳 医师运用多普勒胎心仪来听宝宝的心跳。

验尿 主要是验准妈妈的尿糖及尿蛋白两项数值，以判断准妈妈本身是否可能血糖有问题、肾功能健全与否、是否有发生子痫的危险等。

身体各部位检查 医师会针对准妈妈的甲状腺、乳房、骨盆腔来做检查。

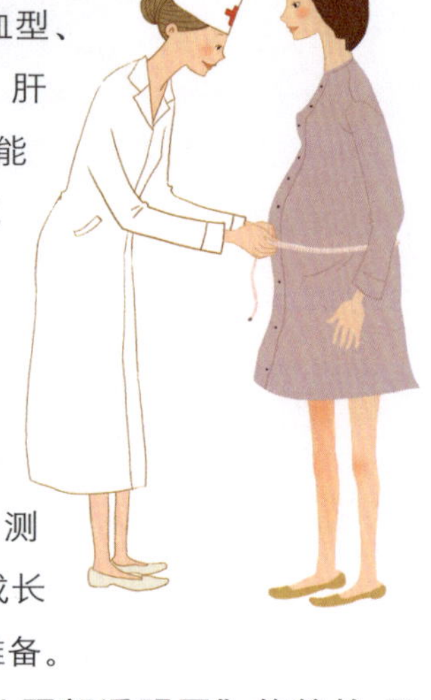

抽血 主要是验准妈妈的血型、血红蛋白、肝功能、肾功能及梅毒、乙肝、艾滋病等，好为未来做防范。

检查子宫大小 对检测以后胎儿的成长是否正常作准备。

做“胎儿颈部透明区”的筛检 即可早期得知胎儿是否为罹患唐氏综合征的高危险群。这项检查主要是以超声波来看胎儿颈部透明区的厚度，如果厚度大于2.5（或3）以上，胎儿罹患唐氏综合征的概率就会较高，这时医师会建议准妈妈再做一次羊膜穿刺，来看染色体异常与否。

第2次产检——13～16周

准妈妈要做第2次产检。除基本的例行检查外，准妈妈在16周以上，可抽血做唐氏综合征筛检，并看第1次产检的抽血报告。16～20周开始进行羊膜穿刺，主要是看胎儿的染色体异常与否。

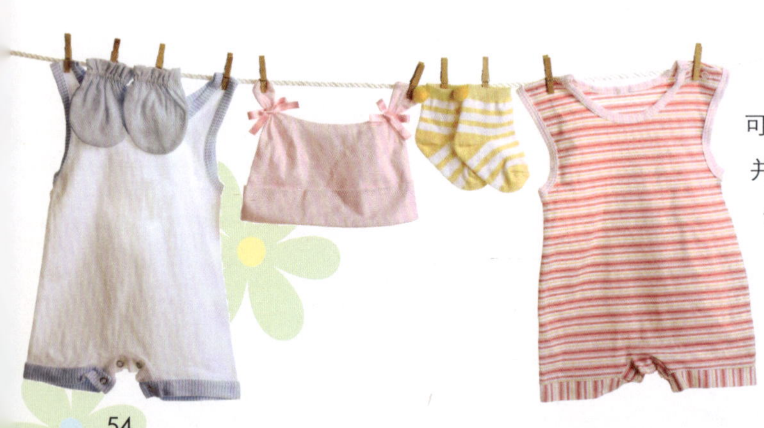

第3次产检——17～20周

准妈妈要做第3次产检。在孕期20周做超声波检查，主要是看胎儿外观发育上是否有较大问题，医师会仔细量胎儿的头围、腹围、看大腿骨长度及检视脊柱是否有先天性异常。

第4次产检——21～24周

准妈妈要做第4次产检。大部分妊娠糖尿病的筛检，是在孕期第24周做。如准妈妈有妊娠糖尿病，在治疗上，要采取饮食调整，如果调整饮食后还不能将餐后血糖控制在理想范围，则需通过注射胰岛素来控制，孕期不能使用口服的降血糖药物来治疗，以免造成胎儿畸形。

第5次产检——25～28周

准妈妈要做第5次产检。此阶段最重要的是为准妈妈抽血检查乙型肝炎，目的是要检视准妈妈本身是否携带乙型肝炎病毒，如果准妈妈的乙型肝炎两项检验皆呈阳性反应，一定要在准妈妈生下胎儿24小时内，为新生儿注射疫苗，以免让新生儿遭受感染。此外，要再次确认准妈妈前次所做的梅毒反应，是呈阳性还是阴性反应。曾注射过德国麻疹疫苗的女性，由于是将活菌注射于体内，所以，最好在注射后3～6个月内不要怀孕，因为可能会对胎儿造成一些不良影响。

第6次产检——29～32周

准妈妈要做第6次产检。医师要陆续为准妈妈检查是否有水肿现象。由于大部分的子痫前症，会在孕期28周以后发生，如果测量结果发现准妈妈的血压偏高，又出现蛋白尿、全身水肿等情况时，准妈妈须多加留意，以免有子痫前症的危险。另外，准妈妈在37周前，要特别预防早产的发生，如果阵痛超过30分钟以上且持续增加，又合并有阴道出血或出水现象时，一定要立即送医院检查。

第7次产检——33～35周

准妈妈要做第7次产检。到了孕期34周时，准妈妈要做一次详细的超声波检查，以评估胎儿当时的体重及发育状况，并预估胎儿至足月生产时的重量。一旦发现胎儿体重不足，准妈妈就应多补充一些营养素；若发现胎儿过重，准妈妈在饮食上就要稍加控制，以免日后需要剖宫生产，或在生产过程中出现胎儿难产情形。

第8次产检——36周

从36周开始，准妈妈愈来愈接近生产日期，此时所做的产检，以每周检查1次为原则，并持续监视胎儿的状态。

第9次产检——37周

37周进行第9次产检。由于胎动愈来愈频繁，准妈妈宜随时注意胎儿及自身的情况，以免胎儿提前出生。

第10次产检——38～40周

从38周开始，胎位开始固定，胎头已经下来，并卡在骨盆腔内，此时准妈妈应有随时准备生产的心理。有的准妈妈到了42周以后，仍没有生产迹象，就应考虑让医师使用催产素。

Chapter 04 孕早期食谱

怀孕初期孕妇常伴有恶心、呕吐、食欲不振等妊娠反应，俗称“害喜”。呕吐严重的孕妇还会脱水。所以食物应含水分多，并含有丰富的维生素和钙、钾等。为了增加食欲，孕妇可以适当吃少许酸、辣味道的食物。此外，烹调方式以清淡为宜，避免食用过分油腻和刺激性强的食物。

炒脆藕

原 料：莲藕500克，泡红辣椒、子姜各10克；白糖、水、植物油、味精、盐、香油。

做法

1 莲藕切片，放糖水中浸泡约10分钟，捞出；子姜和泡红辣椒切细丝。

2 锅内放油烧热，放藕片快炒，加子姜丝和红辣椒丝略炒，放味精、盐，淋香油即可。

八宝菜

原 料：香菇20克，白菜、西蓝花、菜花、竹笋各50克，虾仁、猪瘦肉、火腿各30克；植物油、盐、水淀粉、料酒、白糖。

做法

1 将猪瘦肉、火腿、白菜、竹笋切片，香菇泡软，菜花切块，虾仁去除沙线，洗净备用；锅内倒水烧沸后，加入白菜、西蓝花、菜花焯2分钟捞起。

2 另起锅倒入油烧热，先把虾仁、肉片分别炒熟，放入盐、料酒、白糖及香菇、火腿、白菜、西蓝花、菜花和笋片，炒约2分钟，用水淀粉勾芡即可。

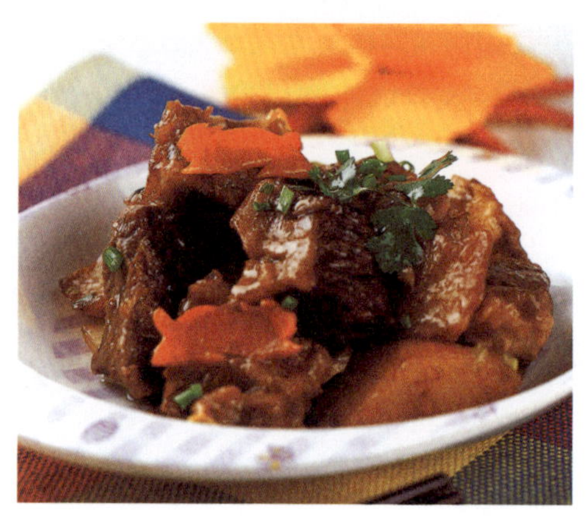

土豆烧牛肉

原 料：牛肉500克、土豆1个；植物油、酱油、白糖、盐、葱段、姜片、茴香、花椒。

做法

1 土豆去皮，洗净，切滚刀块；牛肉洗净，切成块。

2 将切好的牛肉块放入锅中焯透捞出，沥干水分备用。

3 锅内倒油烧至八成热，放入切好的土豆块，炸成金黄色后捞出，沥干油。

4 锅内留适量底油，下牛肉块、花椒、茴香、葱段、姜片煸炒出香味，加酱油、白糖、盐和适量水，汤沸时撇净浮沫，转用小火炖约1小时，最后下土豆块炖，待汁浓菜烂，即可食用。

青椒牛肉丝

原　料：牛肉 80 克、青椒 2 个；植物油、酱油、淀粉、葱末、姜末、蒜末、料酒、盐、白糖、胡椒、香油、味精。

做法

1 牛肉洗净，横纹切丝，放适量料酒、酱油、淀粉、水拌匀，下锅前加适量植物油；青椒洗净，切细丝，入沸水焯约1分钟捞起备用。

2 锅内倒油烧热，加入牛肉丝，翻炒至牛肉丝九成熟捞起。

3 锅内倒油烧热，将葱末、姜末、蒜末拌炒后，加入牛肉丝、青椒丝及淀粉、盐、白糖、胡椒，大火迅速炒拌均匀，加入味精，淋上香油拌匀即可盛盘。

三元蒸鸡

原　料：鸡 1/2 只，红枣、枸杞子各 20 克；盐。

做法

1 鸡洗净，在关节处剁下翅膀，鸡身剁成小块。

2 鸡块放入沸水内焯30秒捞出，放入器皿中加红枣、枸杞子、盐后盖盖，再放入蒸锅内，水沸后大火蒸约40分钟，即可取出进食。

功效解析

鸡肉的营养丰富，成分主要是蛋白质，其次才是脂肪、矿物质等，且胆固醇含量低；红枣本身就具有补血的作用，搭配枸杞子同吃，效果更佳。此菜品营养丰富，能养血生津、滋阴润燥。

菠萝鸡

原　料：去骨鸡腿 1 只，新鲜菠萝 50 克，蒜末、青椒、葱末、红甜椒各 15 克；酱油、白糖。

做法

1 鸡腿洗净，切成丁，拌入酱油、白糖腌10分钟。

2 菠萝洗净，取肉，切块；青椒、红甜椒分别洗净，去蒂、子，切丁备用。

3 热锅入油，爆香葱末、蒜末，将腌好的鸡腿肉与菠萝、青椒、红甜椒一起放入锅中拌炒，加少许的水、酱油，煮至鸡肉熟透即可。

功效解析

菠萝富含维生素C，能开胃顺气、解油腻、帮助消化；鸡肉含有蛋白质、脂肪及磷质，营养丰富。需要注意的是高血压患者，并非完全不可食用盐、酱油等调料，应以少量为原则。

鸡丝烩菠菜

原　料：鸡脯肉 100 克、菠菜 200 克、水发粉丝 50 克、海米 15 克、蒜蓉 10 克、枸杞子 3 克；植物油、盐、清汤、芝麻酱。

做法

1 将鸡脯肉洗净，切成丝；菠菜洗净，切成段。

2 海米用温水泡透；枸杞子泡透。

3 锅内放油烧热，下入蒜蓉、鸡丝炒香，注入适量清汤，加入海米、枸杞子烧沸；再加入菠菜段、粉丝，调入盐、芝麻酱，用中火煮透入味即可。

烩生鸡丝

原 料：鸡脯肉100克、冬笋50克、鸡蛋1个（取蛋清）；鸡油、植物油、高汤、淀粉、料酒、姜汁、盐、味精。

做法

1 将鸡脯肉切成薄片，再切成肉丝，将蛋清倒入，用手搅匀后，再加较浓的淀粉汁搅拌均匀。

2 冬笋切成细丝；将植物油放入锅中，待油刚一起泡即放入鸡丝，用筷子拨散；待鸡丝发白时，立即取出，然后滤去油。

3 在锅中放入高汤及冬笋丝、盐、姜汁、料酒、味精等，待汤煮沸后，撇去浮沫，待汤汁已稠时加入炸过的鸡丝，再倒入汤里，浇上鸡油即可。

什锦鸡丁

原 料：鸡肉150克、榄仁75克、青豆70克、胡萝卜1/2个；蒜蓉、植物油、盐、淀粉、姜汁、料酒、酱油、白糖、淀粉、香油、胡椒粉。

做法

1 榄仁过水沥干，炸至微黄色盛起；青豆洗净，焯水；胡萝卜去皮，切粒。

2 鸡肉洗净切粗粒，加入调味料拌匀，腌20分钟待用。

3 烧热锅，下植物油爆香蒜蓉，加入青豆、胡萝卜略炒，鸡肉回锅，加料酒，下芡汁料及榄仁炒匀上碟即成。

功效解析

豆类含有丰富的维生素B_1，能减轻怀孕初期的呕吐，并可减少肌肉痉挛等症状。

菠萝鸡胗

原 料：鸡胗300克、新鲜菠萝150克（或罐装菠萝2片）、青椒1个、红甜椒1/2个；植物油、白糖、盐、水淀粉、醋、番茄汁、料酒、蒜片。

做法

1 青椒、红甜椒洗净，去子，切块。

2 鸡胗用盐擦洗干净，斜切成十字花刀，放入沸水中煮3分钟，盛起沥干。

3 锅内倒油烧热，爆香蒜片、鸡胗、青椒、红甜椒及菠萝，加料酒焖5分钟。

4 加入水淀粉、白糖、醋、番茄汁所调制好的芡汁勾芡，翻炒几下即可。

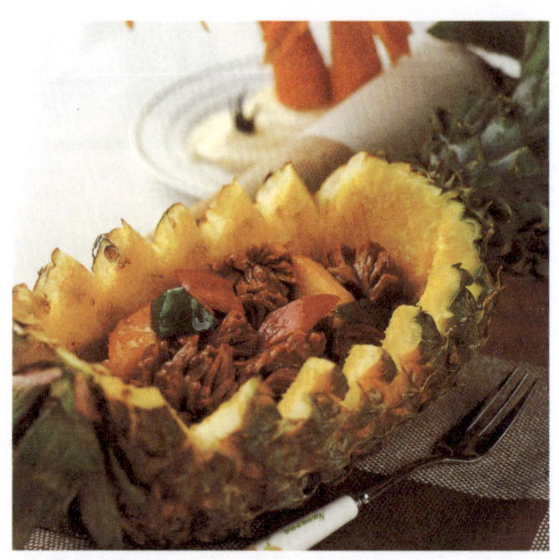

当归鲈鱼

原 料：鲈鱼1条、当归；盐、料酒、姜片、味精。

做法

1 鲈鱼去内脏，洗净。

2 将鲈鱼放入碗内加当归及盐、料酒、姜片，蒸熟，加味精调味即可。

砂仁鲫鱼

原　料： 鲫鱼1条、砂仁20克；植物油、水淀粉、料酒、酱油、姜丝、葱丝、盐。

做法

1 砂仁洗净，剁碎。
2 鲫鱼去鳞及内脏，洗净、抹干水分，在鱼身上斜划两刀。
3 将剁碎的砂仁、料酒、盐等均匀涂抹在鱼身上，隔水蒸12分钟。
4 锅内倒油烧热，爆香葱丝、姜丝后，加水淀粉勾芡，淋在蒸好的鱼上，再淋上少许酱油即可。

功效解析

砂仁可以缓解孕期女性产生的食欲不振、呕吐等症状，并能促进食欲，更有安胎的功效，特别适合怀孕初期妊娠反应严重的孕妇。

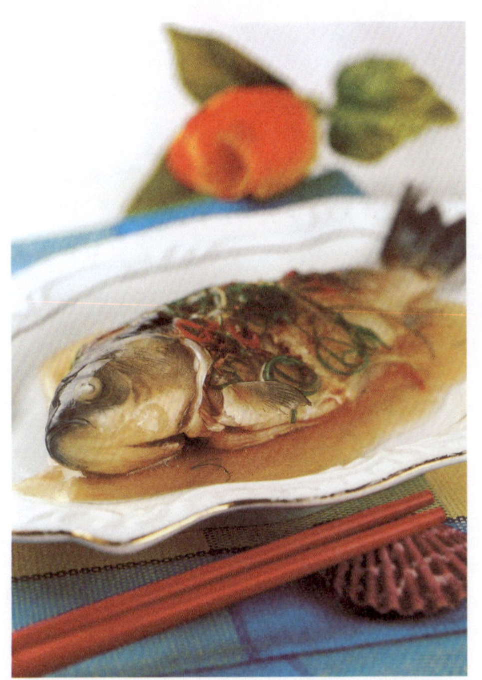

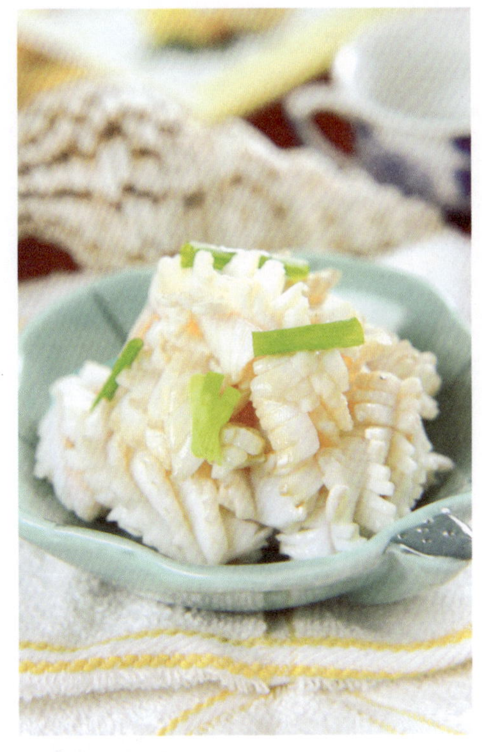

清炒鱿鱼卷

原　料： 水发鱿鱼250克、植物油75克；葱、姜、料酒、盐、味精、胡椒粉、水淀粉。

做法

1 将鱿鱼洗净从中间切开，一面切成深度的十字花刀，再切成2厘米长的段。
2 葱、姜洗净，切片，将料酒、盐、味精、胡椒粉和水淀粉兑成汁。
3 锅加水烧开，将鱿鱼段入锅稍煮。待其成卷时捞出，控出水分。
4 锅放植物油烧热，把鱿鱼、葱、姜一同入锅稍炒，烹入兑好的调料，炒熟即成。

功效解析

本菜鲜美爽口，鱿鱼脆嫩。

豆芽生鱼片

原　料：生鱼肉150克，豆芽100克，葱段、姜丝各适量，胡萝卜花数片；姜汁、盐、植物油、胡椒粉、酱油、淀粉、香油、料酒。

做法

1 豆芽洗净沥干，下少许油爆香姜丝，放入豆芽炒至八成熟盛起。

2 鱼肉洗净，抹干，切片，加入胡椒粉、盐拌匀。

3 烧热锅，下油两汤匙，加料酒，加入淀粉、姜汁、酱油、香油勾芡煮滚，放入鱼片煮至熟，加入豆芽、胡萝卜花猛火炒匀即可。

功效解析

生鱼片的营养价值很高，它含有丰富的蛋白质，而且质地柔软，易咀嚼消化；豆芽含有丰富的维生素C，可防止皮肤衰老变皱，保持皮肤弹性。

葱花蛋汤

原　料：鸡蛋3个、葱3根；植物油、酱油、盐、胡椒粉、味精。

做法

1 把鸡蛋打在碗内，搅散；葱洗净，切成细末。

2 锅内放油烧至六成热，加水，加盐，待汤沸时，将搅散的鸡蛋倒入，用平勺抄底轻轻地推动，加酱油烧沸出勺，撒上胡椒粉、味精即成。

功效解析

健脾养胃，补肾强筋，适合于脾虚、浑身无力、泄泻、腰酸腰痛、腿脚无力者食用。

清汤燕窝

原　料：干燕窝15克、鸡清汤1000毫升；食用碱、盐。

做法

1 将燕窝放入温水中泡软后，轻轻捞出，用镊子择清燕窝上的黑毛和根，再用水洗去灰尘。

2 用水把少许食用碱泡开，放入洗过的燕窝，用筷子慢慢挑动一下，泡5分钟后捞出，接着再用沸水泡5分钟，燕窝即泡发完毕。

3 把泡过两次的燕窝放入沸水中再泡4分钟，晾到八成热，以去净碱分，捞出挤净水。

4 把锅放在大火上，放入鸡清汤，加适量盐，烧沸后撇去浮沫，倒在大汤碗里，把燕窝放入即成。

功效解析

燕窝是昂贵的滋补品，味甘，性平，功能滋阴润燥，补气和中。久病体虚、虚损、肺虚咳喘、身体虚损的孕妇宜喝此汤。

猪肝菠菜汤

原　料：鲜猪肝100克、菠菜150克；酱油、盐、味精、花椒水、肉汤、植物油。

做法

1 把鲜猪肝洗净，切成小薄片；菠菜洗净，拧成小段。

2 锅内放入肉汤，汤烧沸后把猪肝、菠菜倒入锅内，加上少许酱油、盐、花椒水，待汤烧沸时，把猪肝片、菠菜捞在碗内，撇净汤内浮沫，加少许植物油，把汤浇在碗内，加味精即成。

奶汤瓜片

原 料：黄瓜 200 克，火腿、豌豆各 15 克；盐、花椒水、味精、鲜牛奶、高汤、植物油。

做法

1 把黄瓜去子，切成片；火腿切成小片。

2 锅内放高汤，加盐、花椒水、黄瓜片、牛奶、火腿、豌豆烧沸，撇净浮沫出勺盛在碗内，加味精即可。

功效解析

怀孕前3个月，孕妇妊娠反应较严重，但身体又急需营养，故应吃些易消化的食物。本汤营养丰富，当孕妇食欲不振、身体虚弱时，应多喝一些。

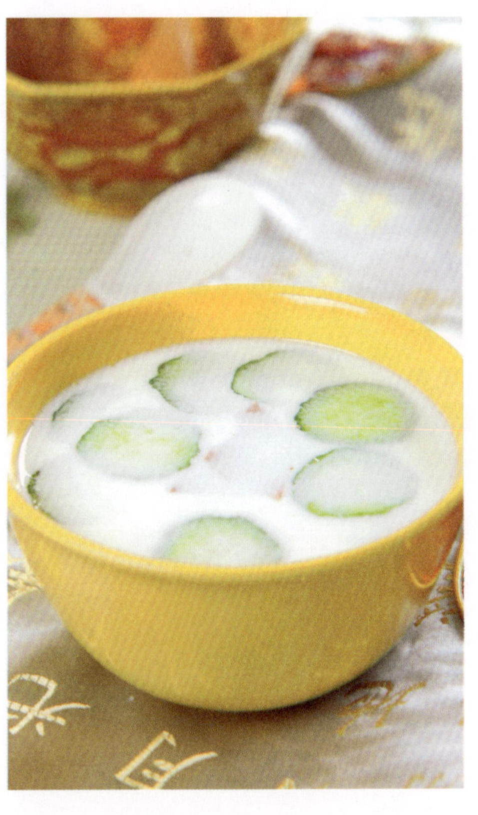

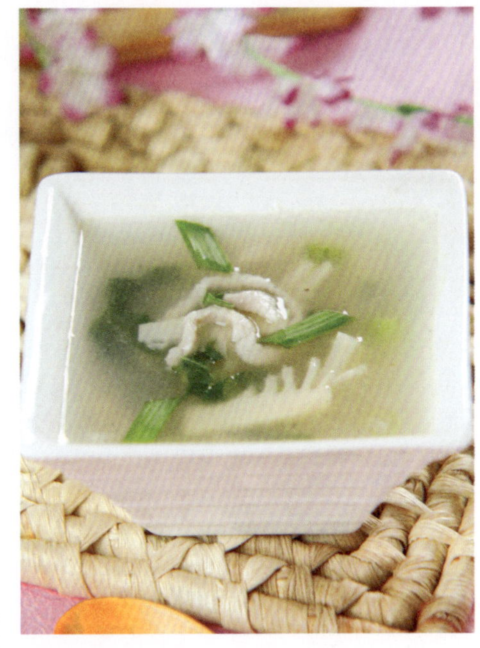

雪菜笋片汤

原 料：雪菜（腌雪里红）50克、冬笋片 60 克、猪瘦肉 25 克；香油、料酒、盐、青蒜叶、植物油。

做法

1 将雪菜、青蒜叶洗净，切成细末；冬笋洗净切成薄片；猪瘦肉洗净，切成细丝，备用。

2 锅内倒入油烧热，倒入雪菜末和笋片煸炒几下，加入适量清水，盖盖烧沸后将肉丝倒入，迅速拨散，加入料酒和盐，烧沸后，盛入汤碗内，加入青蒜叶末和香油即可。

功效解析

雪菜含维生素C、钙、蛋白质、粗纤维等。冬笋是一种高纤维、低淀粉食品，含有维生素C、维生素B_1、维生素B_2及多种氨基酸成分。

金针菇油菜猪心汤

原 料：干金针菇20克、猪心1个、小油菜50克；盐。

做法

1 猪心洗净，对剖；小油菜洗净；泡发金针菇。

2 将猪心放入沸水中焯烫，去血水，捞出洗净。

3 将猪心放入水中，大火煮沸后转小火煮约25分钟，取出切成薄片。

4 锅中加水，放入猪心片、金针菇、小油菜煮沸，加盐调味即可。

功效解析

猪心味甘咸，具有安神定惊、养心补血、益志宁心等功效，可缓解孕妇孕期心虚失眠、头冷自汗等症状。

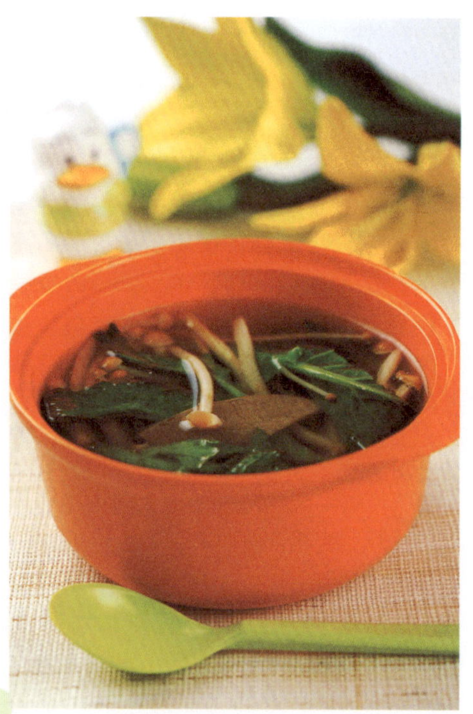

汆脊髓脑汤

原 料：猪脊髓2条，猪脑2个，黄瓜、水发玉兰片、鱼骨各30克；酱油、料酒、姜汁、盐、味精、白糖、高汤。

做法

1 将黄瓜洗净，去皮，切成长片。

2 将玉兰片、鱼骨均切成长片，分别放入沸水内焯透，捞出。

3 将猪脑上的血线摘除，与猪脊髓一起洗净，放入沸水锅内，倒入料酒和姜汁；水开后，用微火炖熟，捞出过凉，然后将猪脑劈成四半，脊髓切成段。

4 锅内加入高汤，将脊髓、猪脑、鱼骨、玉兰片和黄瓜下水，放入姜汁、味精、盐和酱油；烧沸后，撇去浮沫，盛入大碗内即成。

功效解析

猪脊髓补阴益髓，猪脑补骨髓、益虚劳，故本汤有益于胎儿脑的发育。

牛肉蔬菜汤

原 料：牛肉75克，洋葱50克，土豆45克，芹菜、番茄、牛骨各少许；盐、料酒、葱段、姜片。

做法

1 牛肉切大丁，入水焯烫后捞出；洋葱去外膜切除尾部；土豆去皮；芹菜切长段；番茄去蒂，洗净，切瓣备用。

2 锅中加水放入牛骨、葱段、姜片，大火煮沸后，将剩余材料及料酒一起放入锅中，待煮沸后，改以小火将牛肉煮至熟烂，加盐调味即可。

乌鸡糯米葱白粥

原 料：乌鸡腿1只、圆糯米45克、葱白1根；盐。

做法

1 乌鸡腿洗净，切成小块，焯烫洗净，沥干。

2 将乌鸡腿块加4碗水熬汤，大火煮沸后转小火，约煮15分钟，再倒入圆糯米煮，再次煮沸后转小火煮。

3 葱白去头须，切细丝，待糯米煮熟后，再加入盐调味，最后入葱丝焖一下即可。

功效解析

乌鸡肉质鲜美，皮薄肉嫩，含有丰富的营养成分。其蛋白质含量高，氨基酸种类齐全，还富含维生素与微量元素，是孕妇、久病体虚者最佳营养补品。此道菜品有补气养血、安胎止痛的功效，也可改善气血虚弱引起的胎动。

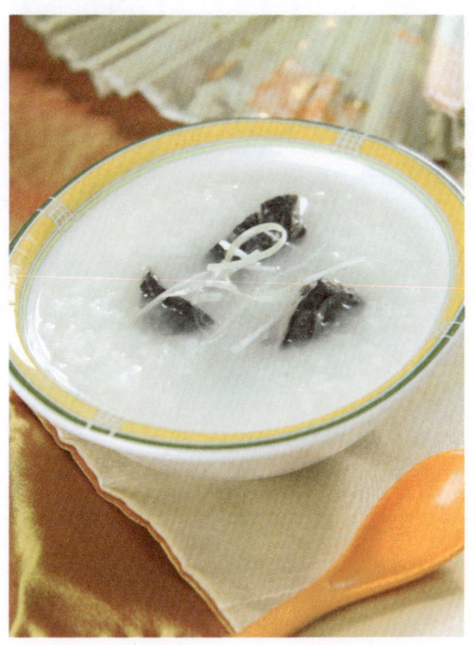

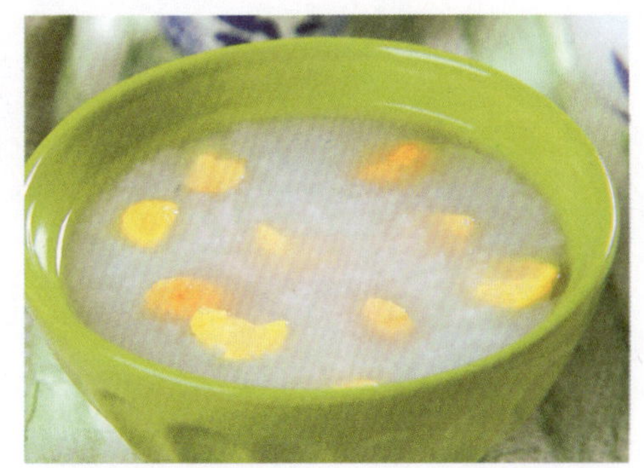

栗子粥

原 料：栗子10～15个、大米或糯米60克。

做法

取栗子、大米或糯米煮粥；或将栗子风干后磨粉，每次以栗粉30克同大米60克煮粥。

芝麻粥

原 料：黑芝麻50克、大米100克。

做法

将黑芝麻淘洗干净，晒干后炒熟研碎，同大米煮粥。

莲子糯米粥

原 料：莲子50克、糯米100克；白糖。

做法

1 将莲子用温水浸泡，去芯后，清水洗净。

2 把糯米淘洗干净，用清水浸泡1～2小时。

3 将莲子、糯米放入锅中，加清水适量，置于火上，煮成粥，加入白糖调味即可。

孕4月的饮食与营养方案

给孕4月准妈妈的温馨提示

本月胎盘已形成，流产的可能性明显减少，加之早孕反应自然消失，准妈妈身体和心情舒爽多了。但白带增多、腹部沉重感及尿频现象依然持续存在。腹中胎儿的身体各个器官和组织液开始进入迅速发展期，即每天几乎以1克的速度增长，对营养物质的需求非常大。

科学研究证明，大脑细胞的数量和结构与未来宝宝的智力高低水平密切相关，如果在此时期营养不良，则可使胎儿脑细胞增殖减慢，甚至停止分化，所以，准妈妈须对各种营养充分且均衡地摄取，尤其是有过严重早孕反应的准妈妈更应注意保证足量营养。

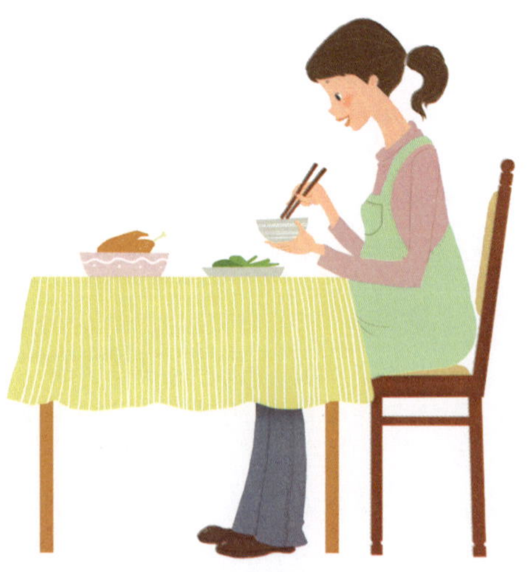

孕4月的饮食原则

进入第4个月，孕妇的情况已经大有改善，但是对于饮食营养的关注则丝毫不能放松。

此时应该增加各种营养素摄入量，尽量满足胎儿迅速生长及母体营养素储存的需要，避免营养不良或营养缺乏对胎儿生长发育和母体健康产生的不良影响。

可选用标准米、面，搭配摄食些杂粮，如小米、玉米、燕麦片等。一般来说，每日主食摄入应为400～500克，这对保证热量供给、节省蛋白质有着重要意义。动物性食品所提供的优质蛋白质是胎儿生长和孕妇组织增长的物质基础。此外，豆类以及豆制品所提供的蛋白质质量与动物性食品相仿，可适当选食豆类及其制品以满足机体需要。但动物性食品提供的蛋白质应占总蛋白质质量的1/3以上。

由于孕妇要负担两个人的营养需要，因此需要比平时更多的营养，同时尽量避免过分刺激的食物，如辣椒、大蒜等。孕妇每天早晨最好喝一杯开水，此外，要避免过多脂肪和过分精细的饮食，一定要保证钙、铁和维生素的摄取。

孕4月的营养胎教

如果母体不能及时从饮食中补充蛋白质、维生素、矿物质，母体的肌肉、骨骼等组织的营养就会被动用以保证胎儿的需要。这样，母亲就可能发生妊娠期贫血、甲状腺肿大、骨质疏松等疾病，以及体重锐减等现象；而胎儿则有早产、死胎等危险，其智力发育也会受到影响。胎儿4个月时，发育增快，需要有足够的热量、蛋白质和维生素供给。应注意摄食：

1.为促进肌肉及血液发育应充分摄取含有优质蛋白质的鱼、肉、蛋及大豆制品。

2.预防贫血可食用含有维生素或铁质等矿物质的食物，如绿黄色蔬菜、肝脏、贝类等。

3.孕妇所需的钙质为平常的1.5倍左右，所以应多摄取钙质。

4.维生素C可从新鲜蔬菜、水果等食品中获取。

5.人体的热量来源主要是米饭、面包、油脂类等。一般来说，怀孕中期的每日食谱可这样安排：粗、细粮各约150克；鸡蛋1～2个或豆制品100克；瘦肉或鱼100～150克；植物油20～25毫升；蔬菜500克；虾皮或海米5～10克；水果适量。

孕妇要注意适量补钙

女性在怀孕期间，身体会流失大量的钙，因为胎儿发育所需要的钙全部来源于母体。也就是说，孕妇体内现有的钙有相当一部分要进入宝宝体内。

如果孕妇钙摄入不足，会对胎儿及孕妇自身产生较大的影响。轻度缺钙时，机体会调动母体骨骼中的钙来保持血钙的正常；严重缺钙时，孕妇会出现腿抽筋的现象，甚至引起骨软化症。母体钙缺乏还会对胎儿的生长发育产生不良影响，孩子出生后容易出现颅骨软化、骨缝宽、囟门闭合延迟等异常现象。

一个成熟胎儿体内约含钙30克。《中国居民膳食营养素参考摄入量》对孕中期女性钙的推荐值为每日1000毫克，孕晚期为每日1200毫克。

合理补钙通常从两方面着手

食补

从均衡饮食结构入手，不仅是最安全最合理的补钙方式，也更易为人们所接受。

孕妇可多吃些含钙丰富的食物，如奶和奶制品、动物肝脏、蛋类、豆类、坚果类、虾皮、芝麻酱、紫菜、海产品、山楂及一些绿色蔬菜，但要注意饮食搭配，防止钙与某些食品中的植酸、草酸结合，形成不溶性钙盐，以致钙不能被充分吸收利用。含植酸和草酸丰富的食物有菠菜、竹笋等，所以，不要将这些菜与含钙丰富的食物一起烹调。

具体可每天早、晚喝牛奶各250毫升，就可补钙约600毫克。再加上多吃含钙丰富的食物，如骨头汤、鱼、虾等就能满足孕妇的需要。

药补

如果通过食品还不能满足身体所需，可在医生指导下服用补钙产品。

每次服用钙的剂量不要过大，孕妇可以把600～800毫克的钙剂分成2～3次服用。一次服用尽量不要超过500毫克。

一般来说，钙制剂标明含钙量有两种方式：一种是含钙化合物的量；另一种是含钙元素的量。在购买钙产品时，应注意产品包装上标明的以钙元素计算的钙含量。但单以钙含量作为选择钙制品的标准是片面的，还要兼顾其溶解度、吸收利用度以及价格、口味等。如维生素D是钙磷代谢最重要的调节因子之一，因此在钙片中应适量添加维生素D，以增加钙吸收。但如果不注意，服用了过多的维生素D，也会造成人体中毒。

孕妇服用钙片后不宜立即饮茶或用茶水服用。此外，孕妇补钙要适量，摄入钙过多会影响铁等其他营养素的吸收，可致孕妇便秘和高钙血症，甚至导致结石。

孕妇要注意补铁

铁是人体中制造血红蛋白的重要原料。怀孕后，由于体内原先储备不足，而机体对铁的需求量日趋增大，加上吸收率低，女性妊娠期对铁的需要量明显增加。如果铁摄入量不足，就会造成缺铁性贫血，减弱孕妇机体的抵抗力，严重影响胎儿生长发育。

一是女性怀孕后，母体内血容量比未孕时约增加45%，故孕期对铁的需要量也会相应的增加，整个孕期需增加600毫克左右；二是胎儿自身造血及身体的生长发育都需要大量的铁，整个孕期胎儿需铁近400毫克；三是分娩时的出血及婴儿出生后的乳汁分泌也需在孕期储备一定量的铁，整个孕期约需200毫克。所以女性孕期容易贫血。

食物中铁的营养价值与吸收率有关，而动物性食物中的铁比植物性食物中的铁容易被人吸收。如动物肉及肝中铁的吸收率为22%，鱼为11%，而鸡蛋黄中的铁与磷、蛋白质吸收率仅为3%，大豆为7%，大米则只有1%。

因此，经常食用肝脏、肉类、虾、蟹、豆类等食物是防治缺铁性贫血的好方法。如果含铁丰富的食物与含蛋白质及维生素C的食物一起食用，铁的吸收会更好。

补铁应吃什么

孕妇应该注意膳食的调配，有意识地食用一些含铁质丰富的食品，如动物内脏、蔬菜、肉类、鸡蛋等。其中以猪肝的含铁量最高。瘦肉、紫菜、海带等也含有一定量的铁质。

需要注意的是：在补充含铁食物时，应避免与牛奶、茶叶同服，最好与含维生素C丰富的水果等同服，因为维生素C能够提高铁的吸收率。

必要时，孕妇可在医生指导下服用铁剂。一般服用铁剂10天左右，贫血症状就会开始逐渐减轻，连续服用2～3个月，贫血可得到纠正。最好在服用铁剂的同时加服维生素C100毫克，有利于铁的吸收。服药要坚持，不可间断，而且在贫血被纠正后还应继续服药1～2个月，但此时每天服1次药即可。

孕妇要注意补锌

锌是人体必不可少的微量元素，锌是酶的活化剂，参与体内80多种酶的活动和代谢，它与核酸、蛋白质的合成，与碳水化合物、维生素的代谢，与胰腺、性腺、脑垂体的活动等关系十分密切，发挥着非常多、也非常重要的生理功能。锌能刺激细胞的分裂，是促进组织生长，帮助创伤组织修复及智力发育的重要物质。所以，缺锌万不能忽视。

怀孕的女性担负着自身和胎儿两个人的营养需要，缺锌的情况更普遍一些，应该经常做检查，在医生的指导下适量补锌，这对孕期保健和胎儿正常发育很有意义。人体内的锌主要贮存于骨骼内。锌不像钙那样，胎儿没有能力将母体骨骼内的锌随时动员出来加以吸收，妊娠期间一旦锌摄入量不足，母体骨骼中锌含量并不下降，而胎儿血浆中锌浓度会迅速下降。

对胎儿来说，缺锌主要会影响其在宫内的生长，会波及胎儿的脑、心脏、胰腺、甲状腺等重要器官，使之发育不良，也给婴儿出生后上述器官功能不全或者患病带来隐忧。

临床研究证明，有的胎儿中枢神经系统先天性畸形、宫内生长迟缓，以及婴儿出生后脑功能不全，都与孕妇缺锌有关。对孕妇自身来说，一方面缺锌会降低自身免疫能力，容易生病，而孕妇生病自然殃及胎儿；另一方面，缺锌会造成孕妇味觉、嗅觉异常，食欲减退，消化和吸收功能不良，这样又势必影响胎儿发育所需的营养供给。

补锌应吃什么

补锌主要是通过饮食补充。含锌量多的食物有牡蛎、麦芽，其次是瘦肉、鱼类、牛奶、核桃、花生、芝麻、紫菜、动物肝脏等。动物性食物含锌较丰富的有瘦猪肉、瘦牛肉、瘦羊肉、鱼肉及蚝肉等，植物性食物则以硬壳果类，如核桃仁等含锌元素最丰富。

苹果素有“益智果”与“记忆果”之美称。它不仅富含锌等微量元素，还含有碳水化合物、多种维生素等营养成分，尤其是可溶性膳食纤维含量高，孕妇每天吃1～2个苹果即可以满足锌的需要量。

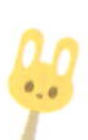

孕妇要注意补碘

孕妇缺碘不仅给自身造成了危害，还影响胎儿，可使胎儿生长缓慢，甚至生长停滞，特别是甲状腺功能低的孕妇。甲状腺对胚胎脑和神经细胞的发育起着重要作用，碘也会直接影响胎儿的神经组织的发育，特别是对胎儿大脑皮质中主管语言、听觉部分的分化和发育有直接影响。在胚胎3～5个月的时候，神经组织分化旺盛，若此时缺碘，就会影响胎儿脑皮质发育，使脑重量减轻，从而出现智力低下、聋哑或痴呆儿。此外，还可能生现身材矮小、小头、低耳位等异常儿。

准妈妈服药注意事项

从优生优育的角度来看，误服药物对胎儿是否造成影响显得尤为重要。至今为止，药物对胎儿的实际致畸作用及潜在的毒副作用是难以估计和预测的。目前来看，预测时不仅要从药物的药理作用及作用机制出发，而且还要从服药时间及有关症状来加以考虑。

从药理来看

应完全避免使用的药物 雄激素、雌激素、乙烯雌酚、口服避孕药、孕酮，因为这些药物可使女胎儿男性化，男胎儿发育不良或死胎、早产和腭裂等；秋水仙碱、环磷酰胺等可使染色体断裂；四环素类药物会导致骨及牙釉质发育不全；烟碱有致畸作用。以上药物避免使用。

对胎儿可能产生损害的药物 制酸药、阿司匹林、苯氧苯丙酸、速尿、庆大霉素、消炎痛、铁、锂、烟酰胺、口服降血糖药、磺胺甲唑、弱安定类药、甲氧苄氨嘧啶、大剂量维生素C和大剂量维生素D等。这些药物应尽可能避免或减少使用。

从服药时间来看

安全期 服药时间发生在孕3周以内，称为安全期。由于此时囊胚细胞数量较少，一旦受有害物的影响，细胞损伤则难以修复，不可避免地会造成自然流产。此时服药不必为生畸形儿担忧。若无任何流产征象，一般表示药物未对胚胎造成影响，可以继续妊娠。

高敏期 孕3～8周内称高敏期。此时胚胎对于药物的影响最为敏感，致畸药物可产生致畸作用，但不一定引起自然流产。此时应根据药物毒副作用的大小及有关症状加以判断，若出现与此有关的阴道出血，不宜盲目保胎，应考虑中止妊娠。

中敏期 孕8周～孕5个月称为中敏期。此时是胎儿各器官进一步发育成熟的时期，对于药物的毒副作用较为敏感，但多数不引起自然流产，致畸程度也难以预测。此时是否中止妊娠应根据药物的毒副作用大小等因素全面考虑，权衡利弊后再作决定。继续妊娠者应在妊娠中、晚期做羊水、B超等检查，若是发现胎儿异常应予引产；若是染色体异常或先天性代谢异常，应视病情轻重及预后，或及早终止妊娠，或予以宫内治疗。

低敏期 孕5个月以上称低敏期。此时胎儿各脏器基本已经发育，对药物的敏感性较低，用药后不常出现明显畸形，但可出现程度不一的发育异常或局限性损害。因此，服药必须十分慎重。

如果准妈妈有其他内科疾病，如甲状腺亢进、气喘、癫痫、糖尿病、红斑狼疮等，应该等疾病在稳定状况下，经医师同意后再计划怀孕。因为任何内科的疾病，在产前控制得越好，怀孕中就越不容易恶化，也较不会影响胎儿的健康。至于有需要在怀孕期间持续服药控制病情者，也要向医师请教此药物是否会影响胎儿的正常发育，切勿因害怕药物导致畸胎而自行断药，这样不但会使母亲病情加重，更会间接危及胎儿的健康。

另外，若准妈妈有病必须用药时，可选用通常认为无致畸作用的老药，由于对新药致畸性尚未充分了解，一般应避免使用。

孕期吃酸有讲究

在孕期的准妈妈普遍都会对酸味的食物特别感兴趣，这不足为奇，但酸味的食物种类繁多，到底哪些才是准妈妈可以大量食用的呢？

女性在怀孕后，体内会分泌毛膜促性腺激素，毛膜促性腺激素会使胃酸的分泌量降低，引起准妈妈出现食欲欠佳、恶心、干呕等症状。而酸味的食物恰恰可以改变准妈妈出现的这种不良情况。酸味的食物能够刺激胃液分泌，加快肠胃蠕动的速度，提高准妈妈食欲，改善孕期内分泌变化带来的消化功能不良的情况。而且酸味食物还可以促使食物中钙质溶解，帮助准妈妈吸收钙质，有利于胎儿骨骼的发育。所以吃酸味的食物对准妈妈是有一定好处的。

但是在选择酸味食物时，要谨慎挑选，因为有些酸味食物中含有不利胎儿的成分，会给还未出世宝宝的健康埋下隐患。新鲜的番茄、柠檬、葡萄、橘子、海棠、柚子中含有大量的维生素C，对准妈妈的身体大有益处，可以放心食用。但是人工腌制的酸菜、醋制品、话梅等酸味食物中含有亚硝酸盐，对胎儿的生长发育很不利，因此要尽量避免食用。

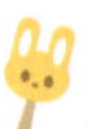

孕期可适量吃点辣椒

女性在怀孕期间要尽量避免食用辛辣的食物，但万事无绝对，准妈妈不要因为辣，就把辣椒等辛辣的食物拒之门外。适量地食用辣椒对准妈妈也有一定的好处。

辣椒的营养成分十分丰富，蛋白质、脂肪、碳水化合物、维生素、矿物质它通通都包括。食用辣椒可以给准妈妈提供全面的营养元素，而且适量食用辣椒还可以增强准妈妈的食欲。因为辣椒可以刺激口腔及肠胃，增加消化液分泌量，使准妈妈看见食物后可以食欲大增，不再愁眉苦脸。此外，食用辣椒还可以治疗咳嗽、感冒，缓解呼吸不畅症状。还能促进血液循环，改善准妈妈怕冷、怕风等症状。辣椒是把双刃剑，有利也会有弊，尤其是对于准妈妈来说，一定要控制好辣椒的食用量。

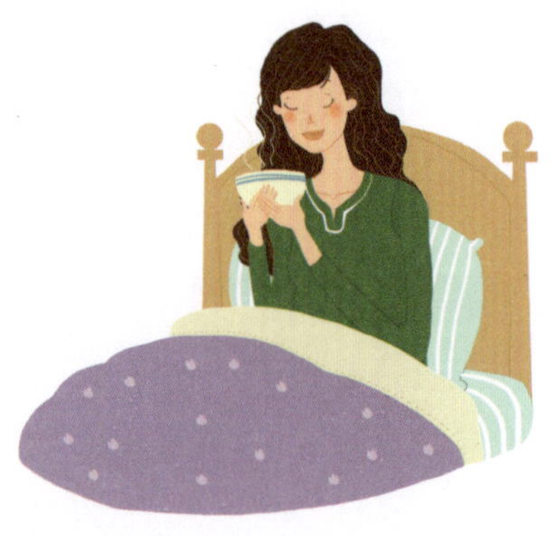

孕期宜适量吃点大蒜

大蒜虽然属于辛辣食物的一种，但孕期的女性可以适量食用，不必对其“严加防控”。大蒜对人身体也是有很多益处的，常吃可以保证准妈妈身体的健康。

大蒜性温味辛，食用起来辛辣可口。大蒜有较强的杀菌作用，准妈妈常吃可以预防感冒的发生。感冒是孕期女性防控的重要疾病之一，因为感冒时，致病菌有可能随血液侵入胎盘，给宝宝的健康带去危害，而患病严重时，准妈妈服用的药物也会进入到胎儿体内，影响宝宝的发育。如果是孕早期患上感冒，还有可能导致胎儿发育畸形，如果是孕中期或孕晚期患上感冒，则有可能导致流产、早产现象的发生。这些严重的后果，是任何爸爸妈妈都不愿看到的，所以在饮食中适量添加一些大蒜，能有助于准妈妈抵抗外来细菌的侵袭。

综上所述，准妈妈不要拒绝吃蒜，每天半头蒜，捣成蒜碎，在三餐时佐餐食用，这对准妈妈是很有益的。但是要记住，大蒜虽好，别多吃，多吃了会刺激到肠胃，反而对身体没有好处。

孕期保健宜吃点藕

莲藕全身都是宝，常食用莲藕可以养阴润燥、益血滋阴，对准妈妈的身体有很好的调理作用，可起到无病健体，有病治病的功效。

另外，莲藕中还含有大量的食物纤维，可以促进肠胃的蠕动，防治孕期便秘。并且，莲藕可以做成很多美味的佳肴，对于食欲欠佳的准妈妈来说是增强食欲的最佳菜肴。

虽然在怀孕的时候要忌吃凉性的食物，但唯独莲藕例外，这是为什么呢？因为食用莲藕时，只要用热水煮一下，它就会由凉性变为温性，转而成为健脾补胃的良好食材了，非常适宜准妈妈补益身体。

藕身中的段节也是一味良药，可以健脾开胃，有养血、止血的作用，准妈妈食用后还能改善气色，养血的同时还可以帮助滋养胎儿。所以，烹饪藕肴时不要将其丢掉，可以同藕段一起做出美味的佳肴。

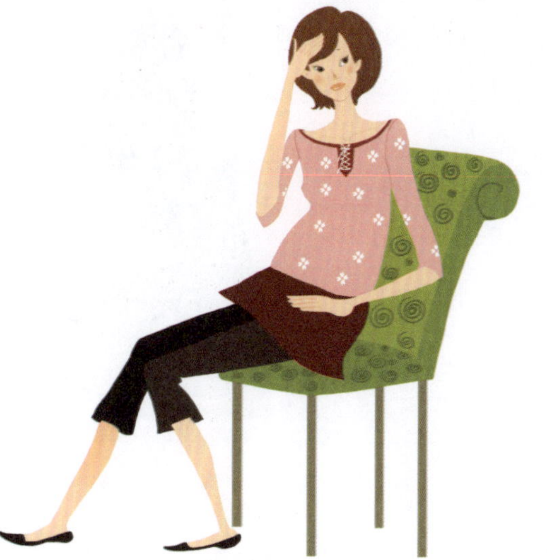

综上所述，女性孕期补益身体可以适量选择莲藕。秋季是吃藕的最佳时期，如果有条件，可以用莲藕来烹饪各种美食，或煮、或炒、或凉拌，都是非常不错的美味。

孕妇不宜盲目大量补充维生素类药物

有些孕妇唯恐胎儿缺乏维生素，每天服用许多维生素类药物。在胎儿的发育过程中，维生素是不可缺少的，但是盲目补充维生素只会对胎儿造成损害。

医学家对孕妇提出忠告，过量服用维生素A会影响胎儿大脑和心脏的发育，诱发先天性心脏病和脑积水。孕妇如果维生素D摄入过多，则会导致特发性婴儿高钙血症，表现为囟门过早闭合、鼻梁前倾、主动脉窄缩等畸形，严重的还伴有智商减退。如果孕妇长期服用大量维生素C，婴儿会患维生素C缺乏性坏血症。如果孕妇怀孕期间大量服用维生素K，可加重新生儿生理性黄疸。

妈咪小助手

补充维生素C时，要注意以下几个方面：一是要选择新鲜的水果、蔬菜；二是要尽量生食水果，蔬菜烹调也要简单；三是鲜果汁不能供给人体维生素C；四是最好不要依赖维生素C片剂。

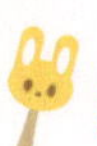

孕妇不宜过量补钙

女性在怀孕中期时常会感到小腿抽筋，很多人认为这是体内缺钙造成的。故此，有的孕妇就会盲目地进行高钙饮食，大量服钙片、维生素D等，但是钙摄入量过高也不利于其他元素如铁、锌、镁、磷的吸收利用，尤其是铁，容易引起贫血。因此，孕妇补钙要适当，尤其要注意元素之间的平衡，否则容易顾此失彼。

一般说来，孕妇在妊娠前期每日需钙量为800毫克，后期可增加到1200毫克，如果能从日常的鱼、肉、蛋等食物中合理摄取最好。如果摄入不够，可适量补充钙片最好。

孕妇不宜喝长时间煮的骨头汤

不少孕妇有爱喝骨头汤的习惯，并觉得熬汤时间越长，味道越鲜美，营养就越丰富。事实上，这种观点是错误的。无论多高的温度，也不能将骨骼内的钙质溶化，因为动物骨骼中所含钙质不易分解，久煮反而会破坏骨头中的蛋白质，因此，熬骨头汤不宜时间过长。

营养专家推荐的方法是：炖汤之前，先将洗净的骨头砸开，然后放入冷水，冷水一次性加足，并慢慢加温，在水烧开后可适量加醋，因为醋能使骨头里的磷、钙溶解到汤内；同时，不要过早放盐，因为盐能使肉里含的水分很快跑出来，会加快蛋白质的凝固，影响汤的鲜美。最好用压力锅，因为用压力锅熬汤的时间不会太长，而汤中的维生素等营养成分损失不大，骨髓中所含的微量元素也易被人吸收。

孕妇不宜多吃冷饮

孕妇在怀孕期，胃肠功能减弱，对冷的刺激非常敏感。多吃冷饮会使胃肠血管突然收缩，胃液分泌减少，消化功能降低，从而引起食欲不振、消化不良、腹泻，甚至引起胃部痉挛，出现剧烈腹痛现象。孕妇的鼻、咽、气管等呼吸道黏膜往往充血并伴有水肿，如果大量贪食冷饮，充血的血管突然收缩，血液减少，可致局部抵抗力降低，使潜伏在咽喉、气管、鼻腔、口腔里的细菌与病毒乘虚而入，引起嗓子痛哑、咳嗽、头痛等，严重时能引起上呼吸道感染或诱发扁桃体炎。胎儿对冷的刺激十分敏感，当孕妇吃过多的冷饮后，胎儿会躁动不安。因此，孕妇吃冷饮一定要有所节制。

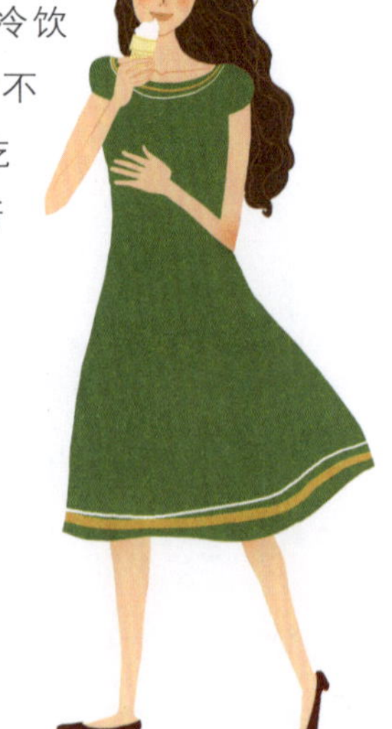

Chapter 06 孕5月的饮食与营养方案

给孕5月准妈妈的温馨提示

孕5月，准妈妈食欲较好，胎儿生长发育较快，因此，孕妇要充分吸取营养以保证母婴的需要，但对碳水化合物食物不要摄入过多，要充分保证钙、磷、铁、蛋白质、维生素的摄入量，并适当增加粗粮及含钙食品。为了适应孕妇的各种生理变化，充分满足额外增加的各种营养素和能量的需要，必须合理调配孕妇的膳食。原则是以选择食物的种类和数量为基础，合理搭配，以达到平衡膳食的目的。

在这一阶段，有些孕妇常会有胃内积食的不消化感，这是由于增大的子宫挤压内脏的缘故。此时可服用酵母片，以增强消化功能。也可每天分4～5次进食，既补充相关营养，也可改善因吃得太多引起的胃胀感。如果担心发胖或胎儿过大而限制饮食，则有可能造成营养不足，严重的甚至患贫血或影响胎儿的生长发育。一般来讲，如果孕妇每周体重的增加在350克左右，则属正常范围。

孕5月的营养需求

孕妇每天主食摄入量应达到或高于250克，并且精细粮与粗杂粮要搭配食用，热量增加的量可视准妈妈体重的增长情况、劳动强度进行调整。

准妈妈每天比妊娠早期要多摄入蛋白质。动物蛋白质的吸收量占全部蛋白质的一半以上。

准妈妈应适当增加植物油的量，也可适当选食花生仁、核桃、芝麻等含必需脂肪酸较高的食物。

主食要以米、面为主并搭配杂粮，以保证准妈妈摄入足够的维生素。部分准妈妈缺乏维生素D，应注意多吃海鱼、动物肝脏及蛋黄等富含维生素D的食物。

孕中期的准妈妈应多吃含钙丰富的食物，比如奶类及奶制品、豆制品、鱼、虾等食物。每日应摄入钙不少于1000毫克；摄入足量的锌和铁也是同样重要的，建议准妈妈每日锌摄入量为16.5毫克，铁摄入量为25毫克。

孕5月的饮食原则

1.每天所进食的食物应包括五大类，即谷类（米、面等）和薯类、动物性食物、豆类及其制品、蔬菜和水果及纯热量食物（植物油、淀粉、糖等）。在一日膳食中应包括以上5类食物，同时在数量上也应适当搭配。

2.蔬菜、水果主要为孕妇提供维生素，如维生素C、胡萝卜素，还可提供矿物质，如钙、铁等。每天应吃到500～750克的蔬菜，因深绿色叶菜类中含有较多的维生素和矿物质，故这类菜应占一大半。同时蔬菜中还有较多的膳食纤维，具有防止便秘的作用，因此，孕妇不能只食水果，而忽略蔬菜，更不能用水果来代替蔬菜。

3.每天应吃奶类、豆类或豆制品食物，以提供大量的优质蛋白质。这些食物中的蛋白质的吸收率和利用率均较高，在人体内可完全利用，且有利于准妈妈的健康和保证胎儿正常地生长发育。另外，这类食物中也含有丰富的钙，且较容易吸收利用。

4.经常吃适量的鱼、禽、瘦肉、蛋等动物性食物。这类食物含有较多的蛋白质，如每100克猪瘦肉中有17.7克蛋白质，100克鸡肉中有16.6克蛋白质，100克鸡蛋中也有约12克蛋白质。同时这类食物提供的蛋白质含有胎儿生长发育所必需的各种氨基酸，且容易消化吸收，并能够完全利用。这类食物品种繁多，可每天交替食用，根据孕妇的食欲来决定食用量和种类，切不可过多，更不能认为营养好而代替主食。

5.从怀孕第17～20周起，孕妇应加服鱼肝油，但不能因补钙心切而大量服鱼肝油，因为过多服用鱼肝油，会使胎儿骨骼发育异常，造成许多不良后果。对于长期在室内工作、缺乏晒太阳机会的女性，还要在医生指导下适量补充维生素D，以促进钙的吸收。

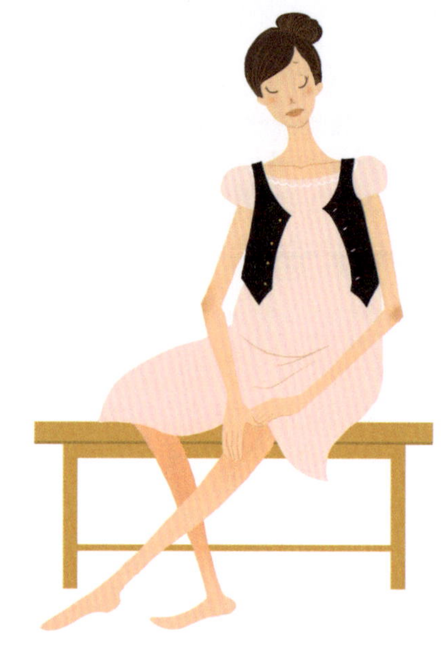

本月孕妇需适当补充的元素

孕妇在孕期缺少以下元素对胎儿的健康发育极为不利。

碘

碘是合成甲状腺素的重要原料，碘缺乏必然导致甲状腺激素减少，造成胎儿发育期大脑皮质中的主管语言、听觉和智力的部分不能得到完全分化和发育。女性在怀孕以后，应多吃一些含碘较多的食物，并坚持食用加碘食盐，这样有助于胎儿发育。

锌

锌能参与人体核酸和蛋白质的代谢过程。缺锌将导致DNA（脱氧核糖核酸）和含有金属的酶的合成发生障碍。如果女性在孕期缺锌，胚胎发育必然受到影响，可能形成先天畸形，孕妇缺锌对整个妊娠过程都可带来不良影响，如母体感染、分娩出血过多、胎儿窘迫、死胎、流产、妊娠高血压综合征等并发症。

为防止缺锌，女性在怀孕期间不应偏食。含锌较多的食物有：芝麻、荞麦、玉米、麦片、豆制品、紫菜、花生仁、核桃仁、牛肉、猪肉、羊肉、大头鱼等。孕期还应戒酒，因为酒精会增加体内锌的消耗。

锰

缺锰可以造成显著的智力低下，特别是女性在妊娠期缺锰对胎儿的健康发育影响更大，尤其是对骨骼的影响最大，常出现关节严重变形，而且死亡率较高。一般说来，以谷类和蔬菜为主食的人不会发生锰缺乏，但由于食品加工得过于精细，或以乳品、肉类为主食时，则往往会造成锰摄入不足。

因此，孕妇适当多吃些水果、蔬菜和粗粮。

铁

女性在孕中期时，血红蛋白可降至最低，造成妊娠生理性贫血，在此基础上如果再缺铁，则可危及胎儿。

在孕期，要特别注意做到科学饮食，应多食一些含铁丰富的食物，如蔬菜中的芹菜、韭菜；谷类中的大麦、糯米、小米；豆类中的黄豆、红小豆、蚕豆、绿豆；特别是动物肝脏、血豆腐中含铁量更为丰富，吸收率也好。

钙

母体代谢与胎儿生长发育需要大量的钙，胎儿所需的钙是从母体获得的，母体缺钙得不到补充，严重的可引起腰痛、腿痛、骨头痛、手足抽搐及牙齿脱落等，甚至骨质软化、骨盆变形，造成难产；胎儿缺钙可致骨骼发育不良，引起先天性佝偻病。孕妇应多吃含钙质丰富的食物，如小鱼、海藻、牛奶等。中国营养学会建议自孕16周起应每日补钙，但钙剂的补充一定要在医生的指导下进行。

综上所述，以上元素是孕妇和胎儿健康发育不可缺少的，一旦缺乏，将给孕妇、胎儿带来严重的影响，必须及时补充。

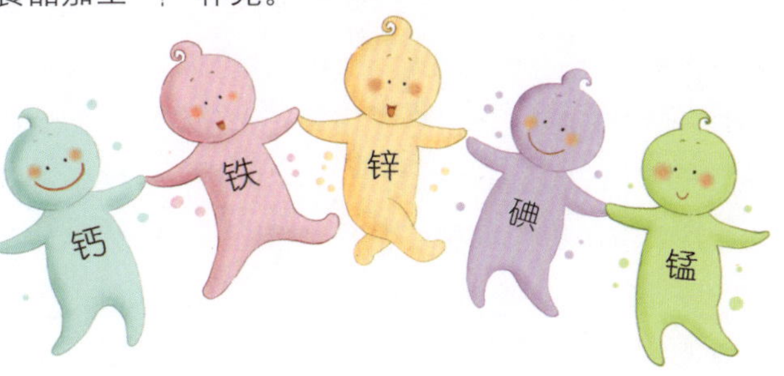

孕妇的最佳零食

孕妇在正餐之外，可适当吃一点零食用来补充不同的养分，对此，专家建议嗑一点瓜子，诸如葵花子、南瓜子等。

与许多果仁食品相比，葵仁的蛋白质含量较高，热量又较低，而且不含胆固醇，是人们非常喜欢的健康营养食品。每100克葵花子可食部分含蛋白质23.9克，脂肪49.9克，碳水化合物13克，钾562毫克，磷238毫克，烟酸4.8毫克，铁5.7毫克，维生素E 34.53毫克，锌6.03毫克，维生素A 5微克，硒1.21微克，胡萝卜素4.7微克。葵花子仁的亚油酸含量很高，这是一种对人体非常重要的脂肪酸，有助于降低人体的血液胆固醇水平。人体不能自行产生亚油酸，一般只能从食物中摄取。葵花子就是这种营养成分的很好来源。而亚油酸可促进胎儿大脑发育。葵花子还富含维生素E及精氨酸，对维护性功能和精子的质量有益，可提高人体免疫功能。此外，丰富的铁、锌、钾、镁等元素使葵花子具有防止发生贫血等疾病的作用。葵花子还是维生素B_1的良好来源。

南瓜子性平味甘，营养全面，不只是吃起来香，而且还含有蛋白质、脂肪、碳水化合物、钙、铁、磷、胡萝卜素、维生素B_1、维生素B_2、烟酸等，养分比例平衡，有利于人体吸收利用。

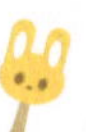

孕妇不应忽视的营养素——水、空气和阳光

孕期的准妈妈往往注意了多种营养的摄入，却忽视了就在身边的营养素——水、新鲜的空气和阳光。

水

水占人体体重的70%，是人体体液的主要成分，水不但维持人体正常的物质代谢，同时关系到体液的电解质的平衡和养分的运送，调节体内各组织的功能。所以，孕妇要养成多喝水的习惯。

清新的空气

新鲜的空气是人体新陈代谢必需的，孕妇如能多呼吸清新空气，会感到心神舒畅，对自己和胎儿都有好处。但是，有些孕妇因为怕感冒，屋中常年不开窗，影响了新鲜空气的流通，长此以往，会对孕妇的健康带来损失。因此，一定要注意室内空气的清新。

阳光

阳光中的紫外线具有杀菌消毒的作用，更重要的是通过阳光对人体皮肤的照射，能够促进人体合成维生素D，进而促进钙质的吸收和防止胎儿患先天性佝偻病。因此在怀孕期间要多进行一些室外活动，既可以提高孕妇的抗病能力，又有益于胎儿的发育。

喝孕妇奶粉，方便补充营养

孕妇奶粉因为包含有促进孩子成长的营养成分，成为准妈妈孕期的重要营养来源之一。即使你的膳食结构比较合理、平衡，但有些营养素只从膳食中摄取，还是不能满足身体的需要，如钙、铁、锌、维生素D、叶酸等。而孕妇奶粉中几乎含有孕妇需要的所有营养素。如果孕期吃足够的孕妇奶粉，基本上能够满足孕妇对各种营养素的需求。

市面上孕妇奶粉品牌众多，准妈妈在挑选的时候，应该看清楚每种品牌所含有的成分，了解清楚奶粉的特点，根据自身的需要来选择合适的奶粉，比如孕妇缺钙就选择含钙的奶粉。这样才能够补充自己所缺的营养素，也不至于补得过量。

一般来说，孕妇奶粉的产品说明上都会建议准妈妈每天喝1～2杯。准妈妈不要擅自增加饮用量，否则容易造成某些营养元素摄入量超标，反而对健康有害。如果想通过喝孕妇奶粉多补充些水分，不妨每次将奶粉少放一些，多加些水，冲得淡一点、稀一点，这样每天就可以多喝几杯了。

虽然孕妇奶粉中所含的各种维生素和矿物质基本上可以满足孕妇的营养需要，但由于每个人的饮食习惯不同，膳食结构也不同，所以对于营养素的摄入量也不完全相同。最好在营养专家或医生的指导下做一些恰当地增减，以免某些营养素过量，甚至引起中毒。孕妇奶粉的配方只是针对大多数准妈妈的，如果是贫血、缺钙严重的孕妇，还应该针对自身的身体状况，按照医生的诊断，补充铁剂和钙等。需要注意的是，应严格按照孕妇奶粉的说明饮用，基本上可以满足准妈妈对大多数营养元素的需求，如果再同时服用多种维生素，会造成一些营养成分摄入过量。而某些营养元素如果长期摄入过量，会对胎儿和准妈妈的健康产生不良的影响。例如，如果维生素A过量，严重的会导致胎儿畸形。

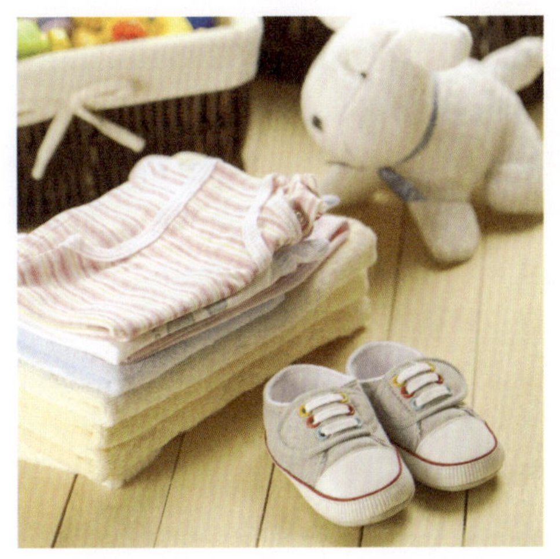

妈咪小助手

樱桃营养价值非常高，含有丰富的铁元素，有利生血，并含有磷、镁、钾，其维生素A的含量比苹果高出4～5倍，是孕妇、哺乳中妇女的理想水果。买樱桃时应选择连有果蒂、色泽光艳、表皮饱满的，适合保存在摄氏零下1℃的冷藏条件。樱桃属浆果类，容易损坏，所以一定要轻拿轻放。

孕妇上班时如何吃

现在，很多准妈妈还在工作，马上就要度过孕中期了，在紧张繁忙的工作中，吃着每日千篇一律的工作餐，上班族准妈妈如何才能吃得更健康?

慎吃油炸食物

工作餐中的油炸类食物，在制作过程中使用的食用油通常是已经用过若干次的回锅油。这种反复沸腾过的油中有很多有害物质，准妈妈最好不要食用工作餐里的油炸食物。

拒绝味重食物

工作餐里的菜往往不是咸了就是淡了。准妈妈应少吃太咸的食物，以防止体内水钠潴留，引起血压上升或双足水肿。其他辛辣、调味重的食物也应该明智地拒绝。

饭前吃个水果

为了弥补吃新鲜蔬菜不足，准妈妈可以在午饭前30分钟吃个水果，以补充维生素。

慎重挑选饮料

准妈妈别忘了慎重选择饮料。健康饮料包括矿泉水和纯果汁，而含咖啡因或酒精的饮料则对孕期不利。

自己带食品包

自带食品包不仅可以为经常发生的饥饿做好准备，避免出现尴尬，还能适当补充工作餐中缺乏的营养。如下食物可选择装入食品包中：

袋装牛奶 吃工作餐的职场准妈妈需要额外补充一些含钙食物。把牛奶带到办公室饮用是个不错的选择。如果办公室没有微波炉加热，别忘了挑选的牛奶应该是经过巴氏杀菌消毒的。

水果 新鲜水果对准妈妈好处多多。如果办公室清洗不方便，早上出门前清洗后，用保鲜膜包好。

饱腹食物 可选择全麦面包、消化饼等粗纤维的面食。核桃仁、杏仁等坚果也不错，不仅体积小、好携带，而且含有准妈妈需要的多种营养元素。

孕中期不可暴饮暴食

孕期加强营养，并不是说吃得越多越好。过多的饮食反而会导致孕妇体重大增，营养过剩，结果对孕妇和胎儿都没有好处。

吃得过多将会使孕妇体内脂肪蓄积过多，导致组织弹性减弱，分娩时易造成滞产或大出血，并且过于肥胖的孕妇有发生妊娠高血压综合征、妊娠合并糖尿病、妊娠合并肾炎等疾病的可能。

吃得过多使胎儿也身受其害。一是容易发生难产，胎儿体重越重，难产率越高。二是容易出现巨大胎儿，分娩时使产程延长，易影响胎儿心跳而发生窒息。胎儿出生后，由于胎儿期脂肪细胞的大量增加，可能会引起终生肥胖。三是围产期胎儿死亡率高。因此，孕妇要合理安排饮食，每餐最好只吃七八分饱，并可由三餐改为五餐，实行少吃多餐。

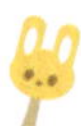

孕妇晚餐三不宜

不宜过迟 如果晚餐后不久就上床睡觉，不但会加重胃肠道的负担，还会导致难以入睡。

不宜进食过多 晚餐暴食，会使胃机械性扩大，导致消化不良及胃疼等现象。

不宜厚味 晚餐进食大量蛋、肉、鱼等。在饭后活动量减少及血液循环放慢的情况下，胰岛素能将血脂转化为脂肪，积存在皮下、腹膜和血管壁上，会使人逐渐胖起来，容易导致心血管系统疾病。

因此，孕妇不应过晚就餐，晚餐也以清淡、稀软为好。

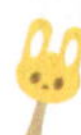

孕妇不宜营养过剩

孕妇适当地改善饮食，增加营养，可以增强孕妇体质，促进胎儿发育。但若营养过剩，危害不浅。单纯地追求营养，使营养过剩，结果孕妇出现血压偏高，胎儿过大（超过4000克，即成为巨大儿）。中国孕产妇死亡率为0.488‰，其主要原因是妊娠高血压引起的；另一原因是巨大儿造成的难产，使分娩期延长，引起产后大出血。因此，孕妇不宜营养过剩。

孕妇不宜吃火锅

弓形虫进入孕妇体内的渠道很多，贪食火锅是容易忽略的感染渠道之一。人们吃火锅时，习惯把鲜嫩的肉片放到煮沸的水中稍稍一烫即拿出来吃，短暂的加热并不能杀死寄生在肉片细胞内的弓形虫幼虫（寄生虫卵），食用后可能使人受到传染，也给母体造成危害。临床资料表明：感染弓形虫的孕妇，除可出现流产、早产、围产儿死亡外，其妊娠中毒症、产后出血、胎膜早破、产后子宫复位不全及子宫内膜炎的发生率均可见升高。弓形虫可通过胎盘屏障或羊水进入胎儿胃肠道而感染胎儿，使胎儿发生先天性弓形虫病，发育受到不同程度的损害，造成各种畸形或缺陷。孕妇感染弓形虫若不进行治疗，约有60%的可能会感染其胎儿。胎儿的感染率往往随着胎龄的增加而增加，但对胎儿的损害以前3个月感染者最为严重，胎儿发生感染越早，发生流产的危险性也越大。

因此，为了使胎儿健康发育，孕妇应重视做好弓形虫病的预防工作。除搞好环境及个人卫生，尽量避免与猫、狗宠物接触外，不宜吃火锅，偶尔食用时，一定要将肉片烧熟煮透。

Chapter 07 孕6月饮食与营养方案

给孕6月准妈妈的温馨提示

怀孕第21～24周时，孕妇的体形会显得更加臃肿，开始出现行动不便等表现。由于血液中水分增多，孕妇可能发生贫血，有些孕妇因钙质被胎儿大量摄取，出现牙齿疼痛或口腔炎，很多孕妇这个时期还会出现牙龈出血的现象，这是因为孕激素使孕妇的牙龈变得肿胀，尽管如此，还是要坚持刷牙，避免发生更严重的蛀牙。

还有一些孕妇此时会出现便秘现象，由于子宫增大，压迫周围血管，会导致痔疮的发生，平时要注意饮食调节，多吃一些润肠通便的食品，如各种粗粮、蔬菜、黑芝麻、香蕉、蜂蜜等。也应该注意适当运动，促进肠蠕动，利于消化。

此时胎儿和母体的生长发育都需要更多的营养，要增加铁质的摄入量，因为胎儿要靠吸收铁质来制造血液中的红细胞，孕妇应该多吃富含铁质的食物，如瘦肉、鸡蛋、动物肝、鱼、含铁较多的蔬菜及强化铁质的谷类食品，如有必要也可在医生的指导下补充铁剂。

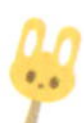

孕6月的营养需求

怀孕第21～24周，由于胎儿的快速发育使孕妇的消耗增加，应该注意适当增加营养，以保证身体的需要。

孕妇体内能量及蛋白质代谢加快，对B族维生素的需要量增加，因此，孕妇在此时期应该摄入富含此类物质的瘦肉、肝脏、鱼、奶、蛋及绿叶蔬菜、新鲜水果等。

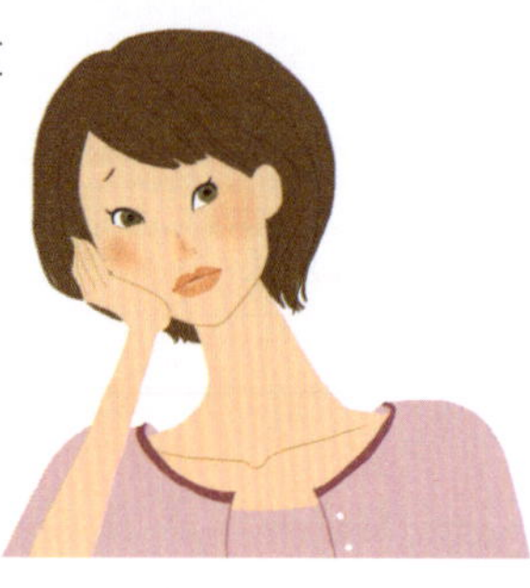

孕妇还应对食物有所选择，限制一些不利于健康的食物，如辣椒、胡椒等辛辣食物和咖啡、浓茶、酒等，因其有兴奋神经的作用，不利于孕妇休息，酒对胎儿还有毒性作用。

此时胎盘和胎儿的发育都需增加血液量，铁的需要量甚至达到孕前的2倍。孕妇本身胃酸减低也会影响食物中的铁吸收，因此容易发生贫血。贫血会使孕妇发生妊娠高血压综合征的比率明显增高，还使胎儿的生长发育受到影响，如宫内生长迟缓、出生低体重、出生后易发生呼吸道及消化道感染等。分娩时，贫血的孕妇常使胎儿不能耐受子宫阵阵收缩造成的缺氧状态，在子宫内窒息；孕妇本身还会发生宫缩乏力、产程延长、产后出血多等情况；严重贫血会导致未成熟儿及早产儿的发生率明显增高。

因此，孕妇要多吃富含铁的食物，如瘦肉、家禽、动物肝、动物血及蛋类等。同时要多吃水果和蔬菜，水果和蔬菜不仅能补铁，所含的维生素C还能促进铁的吸收和利用；在主食上最好多吃面食，因为面食较大米含铁多，吸收率也比大米高。

孕6月的饮食原则

此期孕妇食欲较好，胎儿的生长速度加快，对各种营养素的需要量显著增加。可根据个人的经济条件，各地区物质供应状况予以足量摄入。

主食方面不要单调，以米面和杂粮搭配食用。副食要做到全面多样，荤素搭配，要多吃些富含多种营养素的食物，如猪肝、瘦肉、蛋类、海产品、鱼虾、乳制品、豆制品等，并且要多吃些新鲜的黄绿色蔬菜和水果，以保证胎儿的正常生长发育。

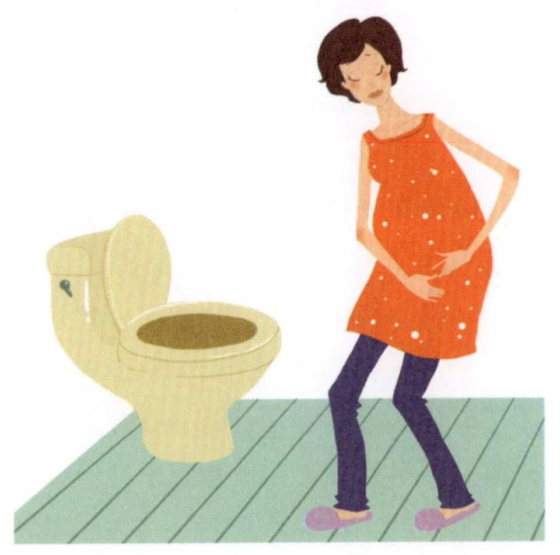

此期孕妇易出现便秘和烧心，应多吃些富含膳食纤维的食品，如芹菜、白菜、粗粮等。烧心多是由于食入糖分过多，可适当吃些萝卜，因其含有消化糖的酶类，能减轻不适。

在增加营养的同时，尤其要注意铁元素的摄入，多吃含铁丰富的蔬菜、蛋和动物肝脏等，以防止发生缺铁性贫血。

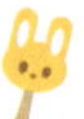

孕妇可多吃鳝鱼

据《本草纲目》记载，黄鳝有补血、补气、消炎、消毒、除风湿等功效。黄鳝肉味甘、性温，有补中益血，治虚损之功效，鳝鱼中含有特有的物质——鳝鱼素，能降低血糖和调节血糖，故孕妇多吃鳝鱼，可防止妊娠高血压和糖尿病。

但要注意，食用黄鳝时不宜爆炒。因为在一些黄鳝体内，有一种叫颌口虫的囊蚴寄生虫。如果爆炒鳝鱼丝或鳝鱼片未烧熟煮透，这种寄生虫就会进入体内，发生颌口虫感染，不仅会使人的体温突然升高，出现厌食，而且会在人的颈颌部、腋下及腹部皮下出现肿粒，严重的还会引发其他疾病。所以，食用黄鳝一定要煮熟烧透再吃，以防发生颌口虫的感染。

孕妇吃鳝鱼的时候，最好能同食些藕。因为藕含有维生素B_{12}、维生素C和酪氨酸等，还含有大量食物纤维，两者合吃，保持酸碱平衡，对滋养身体有较高的功效。

妊娠糖尿病的饮食原则

原本并没有糖尿病的女性，在怀孕期间发生糖尿病时，就称为“妊娠糖尿病”，这种病症可能引起胎儿先天性畸形、新生儿血糖过低及呼吸窘迫症、死胎、羊水过多、早产、孕妇泌尿道感染、头痛等，不但影响胎儿发育，也危害母亲健康，因此，孕妇在怀孕期间检查是否有糖尿病是很重要的。

孕妇年龄超过30岁，家族中曾经有人患过糖尿病，孕妇本身较为肥胖，曾孕育过有巨婴、羊水过多症的婴儿时，应高度警惕患此病的可能。

通常孕妇于妊娠24～28周时，经过口服50克的葡萄糖筛检及100克口服葡萄糖耐受试验，测出空腹、餐后1小时、2小时及3小时之血糖浓度，若发现其中至少有两项数值高于标准值时〔空腹，5.6mmol/dl；餐后1小时，10mmol/dl；餐后2小时，8.6mmol/dl；餐后3小时，7.8mmol/dl〕，则可能被诊断为妊娠期糖尿病。

妊娠糖尿病患者营养需求与正常孕妇相同，只不过必须更注意热量的摄取、营养素的分配比例及餐次的分配。此外，应避免甜食及高油食物的摄取，并增加膳食纤维。目的是为了提供母体与胎儿足够的热量及营养素，使母体及胎儿能适当地增加体重，符合理想的血糖控制、预防妊娠毒血症及减少早产、流产与难产的发生。

妈咪小助手

上班族准妈妈有很多时间都是在工作中，但即使如此，也不应该忘记胎教。首先，准妈妈在工作中要注意抽出时间休息和放松。其次，准妈妈要经常以愉快的心情抚摸腹部，与胎宝宝说说话。最后，在工作中要保持良好的心态，注意不要和同事闹别扭，以免影响自己的心情。

饮食上一般应遵循六大原则

注意热量需求 妊娠初期不需要特别增加热量，中、后期必须依照孕前所需的热量，每天再增加200千卡。还要注意孕期中不宜减重。

注意餐次分配 为维持血糖值平稳及避免酮血症的发生，餐次的分配非常重要。因为一次进食大量食物会造成血糖快速上升，如母体空腹太久时，容易产生酮体，所以建议少量多餐，将每天应摄取的食物分成5～6餐。睡前要补充点心，避免晚餐与隔天早餐的时间相距过长。

摄取正确碳水化合物 碳水化合物的摄取是为了提供热量、维持代谢正常，并避免酮体产生。孕妇不应完全不吃饭，而是应尽量避免含有蔗糖、砂糖、果糖、葡萄糖、冰糖、蜂蜜、麦芽糖等的饮料及甜食，如有需要可加少许糖，但应选用对胎儿无害的成分。尽量选择纤维含量较高的未精制主食。妊娠糖尿病孕妇早晨的血糖值较高，因此早餐淀粉类食物的含量必须较少。

注重蛋白质摄取 如果在孕前已摄取足够营养，则妊娠初期不需增加蛋白质摄取量，妊娠中期、后期每天需增加蛋白质的量各为5克、15克，其中一半是来自蛋、牛奶、深红色肉类、鱼类、豆浆及豆腐等高生理价蛋白质。每天至少喝2杯牛奶，以获得足够钙质，但不能将牛奶当水喝，以免血糖过高。

油脂类要注意 烹调用油以植物油为主，但是不宜摄取过多。

多摄取膳食纤维 多摄取高纤维食物，如：以糙米或五谷米饭取代白米饭、增加蔬菜的摄取量、吃新鲜水果而勿喝果汁等，如此可延缓血糖的升高，帮助血糖的控制，也比较有饱足感。但不可无限量地吃水果。

孕妇不宜过量食用海带

海带含有丰富的蛋白质、碳水化合物、矿物质和纤维素，特别是含碘量很高，对人体健康大有益处，但孕妇过量食用会事与愿违，对胎儿产生危害。

海带中含有较多的碘，吸收进入血液后，可以通过胎盘进入胎儿体内，孕妇每日摄入海带量太多，可能会对胎儿产生不良影响。过多的碘可引起胎儿甲状腺发育障碍，婴儿出生后可能出现甲状腺低能症。

其次，由于现代工业高速发展，造成环境包括海水的污染，而海带不只对碘“情有独钟”，它对砷、铅、汞也“一视同仁”，所以海带中吸附着这些毒性极强的金属元素，长期大量食用，会引起蓄积中毒。并通过胎盘对胎儿产生影响，造成畸形、死胎等。

因此，怀孕的准妈妈不宜过量食用海带。

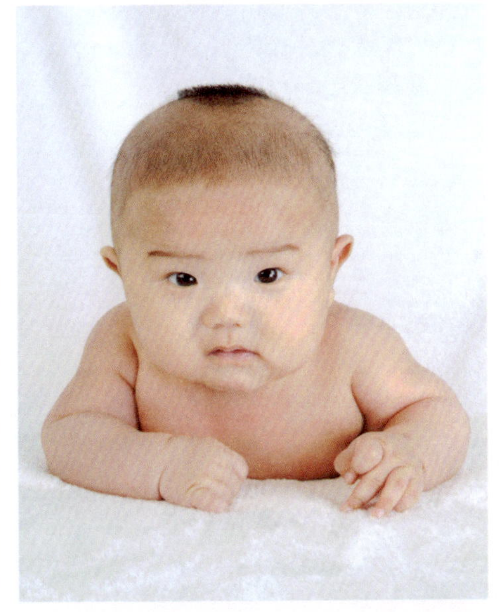

妈咪小助手

妊娠四到六个月时为受孕中期，胎儿成长迅速，中医要求准妈妈要调养身心以助胎气。此时孕妇应注意动作轻柔，心平气和，因为过于劳累会导致“气衰”，过于闲适少动则会引起“气滞”。还要多晒太阳少受寒。饮食方面要做到美味及多样化，但不能太饱，并注意多吃蔬果。

孕妇不宜长期食用高脂肪食物

孕妇要重视加强营养，适量吃些营养丰富的食物，以保证自身健康及优生。但不宜长期食用高脂肪食物。

长期摄入高脂肪膳食不仅会堵塞动脉血管，还会损害大脑的功能，更容易造成听觉损害而发生听力减退。孕妇在妊娠期能量消耗较多，而糖的贮备减少，这对分解脂肪不利，因而常因氧化不足而产生酮体，容易引发酮血症，孕妇可出现尿酮、严重脱水、唇红、头昏、恶心、呕吐等症状。医学家指出，脂肪本身虽不会致癌，但长期多吃高脂肪食物，会使大肠内的胆酸和中性胆固醇浓度增加，这些物质的蓄积能诱发结肠癌。同时，高脂肪食物能增加催乳激素的合成，促使发生乳腺癌，不利于母婴健康。

如果想适当控制体重，可以利用一些具有降脂作用的食物，“吃”掉体内脂肪。如葡萄、苹果、大蒜、韭菜、洋葱、冬瓜、胡萝卜、玉米、燕麦、牡蛎、牛奶、香菇及新鲜绿色蔬菜、水果和海藻、芹菜、甘蓝、青椒、山楂、鲜枣、柑橘、紫菜、螺旋藻等，均具有良好的降脂作用。

孕妇不宜长期摄入高蛋白质饮食

医学研究认为，蛋白质供应不足，易使孕妇体力衰弱，胎儿生长缓慢，产后恢复健康迟缓，乳汁分泌稀少。故孕妇每日蛋白质的需要量应达70～90克。但是，孕期过量的高蛋白质饮食会影响孕妇的食欲，增加胃肠道的负担，并影响其他营养物质摄入，使饮食营养失去平衡。研究证实，过多地摄入蛋白质，人体内可产生大量的硫化氢、组胺等有害物质，容易引起腹胀、食欲减退、头

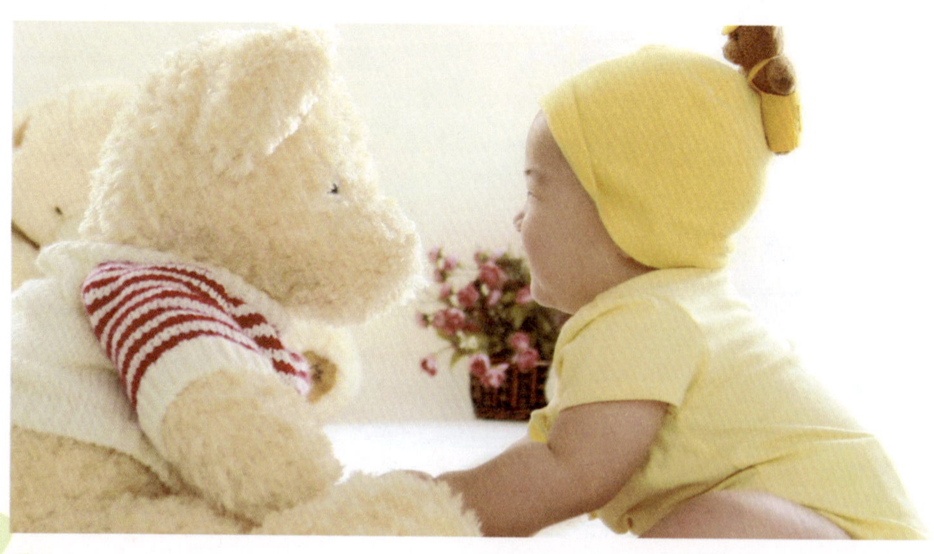

晕、疲倦等现象。同时，蛋白质摄入过量，不仅可造成血中的氮质增高，而且也易导致胆固醇增高，加重肾脏肾小球滤过的压力。有人认为，蛋白质过多地积存于人体结缔组织内，可引起组织和器官的变性，较易使人罹患癌症。因此，孕妇不宜长期食用高蛋白质饮食。

孕妇不宜节食

有的年轻孕妇怕吃得太胖影响形体，或怕胎儿太胖，生育困难，为此常常节制饮食，尽量少吃。其实这种做法是十分有害的。

女性怀孕以后，新陈代谢变得旺盛起来，与妊娠有关的组织和器官也会发生增重变化，女性在孕期要比孕前增重11千克左右。所以孕妇体重增加、身体发胖一些都是必要的、合理的，大可不必担心和控制。

孕妇过度节制饮食容易引起营养不良，对自己和胎儿都有极大危害。

孕妇缺乏蛋白质，就不能适应子宫、胎盘、乳腺组织的变化，尤其是在怀孕后期，会因血浆蛋白降低而引起水肿，还可以使抗体合成减小，对疾病的抵抗力降低而导致多病；孕妇缺钙会使骨骼软化、腰酸腿痛；孕妇缺铁，会出现贫血、头昏脑涨；孕妇缺乏维生素A，容易出现早产、死胎，而且身体抵抗力降低，容易发生产后感染；孕妇缺乏维生素B_1，会影响食欲和乳汁分泌，而下肢水肿也会加剧，易得脚气病；孕妇缺乏维生素C，可加剧便秘、贫血等孕期症状，并容易出现早产、流产。

对胎儿来说，先天营养是决定胎儿生命力的重要环节，营养供给不足，就会带来严重后果，如缺乏蛋白质，就会影响神经细胞的增殖，形成智力低下；缺乏钙、磷等元素，就会影响骨骼、牙齿的生长发育，会得软骨病；缺乏维生素，免疫力要下降，影响健康生长发育，甚至可导致发育不全；缺乏脂肪，胎儿出生后容易发生低血糖和呼吸窘迫症，且新生儿抵抗力普遍较低，对孩子今后的智力发育也有一定影响。

由此可见，孕妇不可任意节食，饮食安排要合理，讲究荤素搭配、营养均衡，否则就容易形成某种营养素的缺乏或失衡。怀孕6个月后，每日需热量约为2000～2300千卡，这些热量可从饮食总量中获得。要保证充分的蛋白质，适量的脂肪、糖、钙、铁、维生素的供给，要多吃鸡、蛋、鱼、瘦肉、猪肝及乳类、杂粮、豆类、新鲜蔬菜、水果和海产品等。要合理搭配饮食，不挑食、不偏食，这样才能满足妊娠期营养的需求。

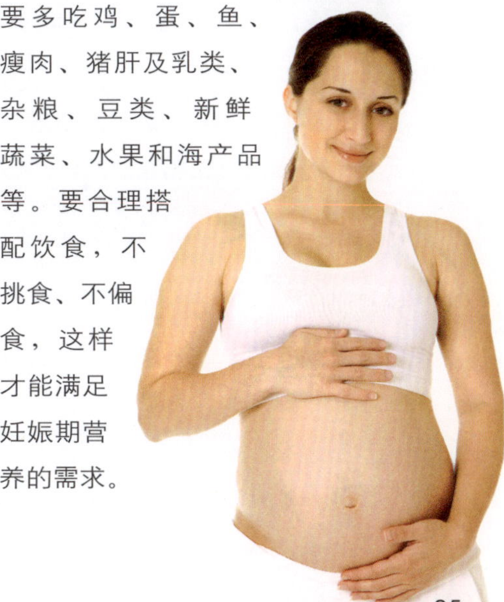

五种蔬菜对症吃

姜

性温热，含挥发油脂、维生素A、维生素C、淀粉及大量纤维。有温暖、兴奋、发汗、止呕、解毒等作用，且可治伤风和感冒等。孕妇在怀孕早期出现孕吐时，可适量食姜。

菜心

性温，含维生素A、B族维生素、维生素C、矿物质，叶绿素及蛋白质。对油性皮肤，色素不平衡，暗疮及粗糙皮肤有益。是孕期妈妈保持美丽的秘密武器。

茄子

性寒，含维生素B_1、维生素B_2、胡萝卜素、蛋白质、脂肪及铁、磷、钠、钙等矿物质。可散血止痛、利尿解毒，预防血管硬化及高血压，患有妊高症的孕妇可适量食用，帮助平稳度过孕期。

丝瓜

性温凉，含B族维生素、氨基酸、碳水化合物、蛋白质和脂肪。对筋骨酸痛很有疗效，可祛风化痰、凉血解毒及利尿作用，对孕妇手脚水肿、腰腿疼痛都有一定功效。

菠菜

性热，含维生素A、维生素C、大量叶绿素及丰富的铁质。能平衡内分泌功能、消除疲劳。适合贫血、产前产后的妇女。但菠菜中的草酸会伤胃，食用时必须用热水焯过或鲜奶泡过，而且不可过量，应适量摄取。

孕中期保胎须知

孕期不宜脱脚毛

女性怀孕期间，体内雌激素和孕激素水平要比未怀孕时多，内分泌也会有细微变化，有些人怀孕后毛发可能会比往常明显。这时，绝对不能使用脱毛剂脱毛，也不宜用电针脱毛，可以用专用脱毛刀刮除。因为脱毛剂是化学制品，会影响胎儿健康；而电针脱毛产生的电流刺激会使胎儿受到伤害。

孕期不宜祛斑

孕妇在孕期脸上会出现色斑加深的现象，这是内分泌变化的结果，也是正常的生理现象而非病理现象。生产后色斑一般都会慢慢自然淡化。孕期祛斑不但效果不会好，还由于很多祛斑霜都含有铅、汞等化合物以及某些激素，长期使用会影响胎儿发育，有发生畸胎的可能。

孕妇不要蒸桑拿

因为超过50℃的高温会使怀孕3个月的孕妇流产的可能性增加，怀孕7个月后则有早产的可能。

孕妇不能涂指甲油

因为指甲油里含有一种叫“酞酸酯”的物质，这种物质若被人体吸收，不仅对人的健康有害，而且容易引起孕妇流产或生出畸形儿。

孕妇绝对不能染发

染发剂中的化学成分较多，渗入皮肤后可能对胎儿的成长不利。

孕中期乳房护理

孕中期乳房护理是很重要的，此时如护理不当，可影响产后哺乳。

乳房增大引起的不适

怀孕期乳房在体内激素的刺激下，乳腺管增生、乳腺泡发育，乳房组织发育增大。孕妇常有触痛、胀痛和下坠等不适感。此时，穿戴合适的乳罩可支托乳房，避免乳头与内衣的接触，可减轻不适。合适的乳罩应该具备可以随意松紧的特点；随着胸围的增大，乳罩大小需要相应调整；乳罩支持乳头所在的正确位置应是乳头连线在肘与肩之间的水平位，防止乳房的重量将乳罩往背部方向牵拉。

正确清洁乳头

清洁乳房不仅可以保持乳腺管的通畅，又有助于增加乳头的韧性，减少哺乳期乳头皲裂等并发症的发生。怀孕4个月时可从乳头内挤出一种淡黄色的黏液，称初乳。初乳易在乳头处形成结痂，应该先以软膏加以软化，然后用温水拭除。如果使用肥皂或酒精清洗乳头，除去了乳头周围皮脂腺所分泌可保护皮肤的油脂，乳头过于干燥，很容易发生皲裂而受损害。所以计划母乳喂养的孕妇，不主张使用肥皂和酒精来清洁乳头。

纠正乳头内陷

正常的乳头为圆柱形，突出于乳房平面，呈一结状。如果乳头内陷，可致产后哺乳发生困难，甚至无法哺乳，乳汁淤积，继发感染而发生乳腺炎。故对乳头内陷者，应该于怀孕5～6个月时开始设法纠正。具体做法是以双手大拇指置于靠近凹陷乳头的部位，用力下压乳房组织，然后逐渐向乳晕的位置向外推。每日清晨或入睡前做4～5次，待乳头稍稍突起后，用手指轻微提起使它更突出。每次清洗乳房，软毛巾擦干后，以手指捏住乳头根部轻轻向外牵拉，并揉捏乳头数分钟，长期坚持，可克服乳头内陷。

Chapter 08 孕中期食谱

这个时期是胎儿迅速生长发育期，孕妇体内负担加重，并开始储备多种营养物质，以满足胎儿生长的需要。所以，这时必须精心安排好孕妇的营养食谱。孕妇的饮食应富有蛋白质、矿物质和维生素，而蔬菜中的菠菜、白菜、番茄等都含有铁、钙和维生素。铁是胎儿造血的重要原料，孕妇可以多吃含铁丰富的食物，如肝、蛋等。

翡翠豆腐

原 料：豆腐 5 块、菠菜梗 200 克；花椒油、盐、味精。

做法

1 将豆腐上屉蒸一下，去掉水分，切成细丝，然后用凉水过凉，沥净水。

2 将菠菜梗洗净，切成八分长的段，放入沸水中焯一下，捞出，放入凉水中过凉，沥净水。

3 将豆腐丝和菠菜段装入盘内，浇上热花椒油，撒上盐和味精，拌匀即成。

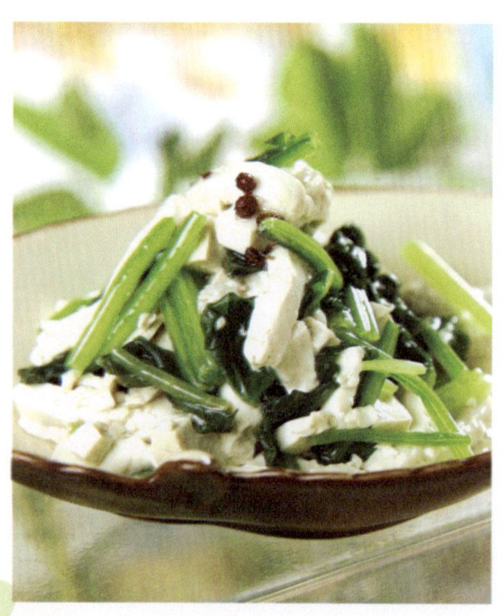

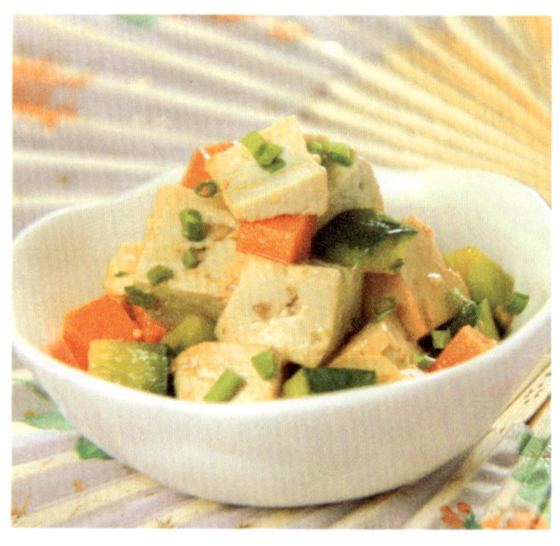

烩豆腐

原 料：豆腐 4 块，黄瓜、胡萝卜各 30 克，水淀粉 15 克；香油、植物油、盐、酱油、鲜汤、味精、葱末、姜末。

做法

1 将豆腐切成丁，投入沸水中焯一下，捞出沥干水。

2 将黄瓜、胡萝卜分别洗净，均切成四厘米见方的丁。

3 锅放置大火上，加底油，油热后放葱末、姜末炒一下，随即添入鲜汤，加入酱油、盐，烧沸后投入豆腐丁、黄瓜丁和胡萝卜丁，再烧沸；用水淀粉勾芡，加入味精，淋入香油，出锅即成。

清汤绣球

原 料：猪里脊肉100克，肥膘肉50克，鸡蛋1个（取蛋清），嫩白菜头、香菜段、水发海米各适量；盐、味精、花椒水、胡椒粉、清汤、醋、葱、姜丝、香油。

做法

1 把猪里脊肉剁成泥，加鸡蛋清和少量水，再加盐、葱、姜末搅匀；肥膘肉和白菜头均切成小块，海米切成末一起放入肉泥中拌匀。

2 锅内放清水烧沸，将肉泥挤成核桃大的丸子，放进锅内焯熟，捞在碗内。

3 锅内放清汤烧沸，加盐、花椒水、醋、胡椒粉、味精、葱、姜丝、香菜末、香油，浇在碗内即成。

功效解析

本汤色、香、味俱佳，且含有丰富的营养，孕妇多食，有利于母婴健康。

麻酱拌水萝卜

原 料：水萝卜500克、胡萝卜100克；麻酱、盐、醋、香油。

做法

1 把水萝卜和胡萝卜洗净，切成细丝，码放在盘内。

2 在麻酱里放入盐，用凉沸水拌匀，浇在萝卜上，淋上香油和醋，拌匀即可食用。

功效解析

本菜脆嫩香鲜。其中水萝卜顺气消食，胡萝卜营养丰富，孕妇食用有益健康。

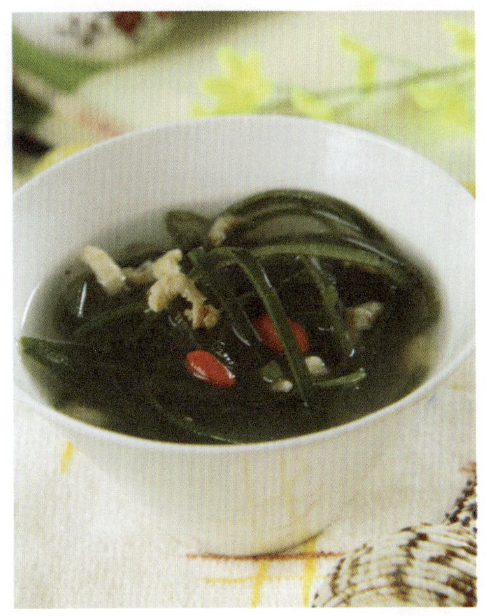

海米海带丝

原 料：海带丝100克、海米50克；植物油、红甜椒、姜片、料酒、酱油、香油。

做法

1 海米入蒸锅中，隔水蒸至柔软后取出；姜片切细丝，备用。

2 锅内倒油烧热，将红甜椒以微火略煎一下，盛起，待冷，斜切小块备用。

3 锅中加清水烧沸，将海带丝倒入，加入1汤匙料酒，翻动一下，捞起并滤去水分后装盘，待凉后将姜丝、海米及红甜椒撒于海带丝上，并加入酱油、香油拌匀即可食用。

功效解析

海米含有丰富的蛋白质、脂肪、维生素、钙、磷等营养物质。海带内含有丰富的碘及膳食纤维，这些物质都有健脑的功能，孕妇食之，对胎儿大脑发育有一定的辅助作用。

拌蹄冻

原 料：猪蹄4只；桂皮、八角、花椒、料酒、姜、葱、盐、蒜泥、香油、味精、酱油。

做法

1 将猪蹄洗净，去毛，烧沸水焯一会儿取出，桂皮、八角、花椒、姜、葱用纱布包好后，和焯过的猪蹄一起下锅，加水，再加料酒、盐，大火烧沸，小火煮烂。

2 将煮烂的猪蹄剔除骨头，撒上葱，冷却后即成蹄冻。

3 吃时将蹄冻切块，将大蒜泥、香油、味精、酱油调成汁倒进蹄冻拌匀即可。

凉拌猪皮冻

原 料：猪皮1000克；花椒、八角、桂皮、姜末、香油、葱末、料酒、盐、酱油。

做法

1 猪皮洗净，切碎入锅，将花椒、八角、桂皮用纱布包好下锅，倒进盐、料酒、葱末、姜末加水大火烧开，小火煮烂。

2 捞出纱布包，让煮烂的肉皮冷却；吃时切好加酱油、香油拌匀即可。

功效解析

此菜常吃可健肤美容，对胎儿的皮肤生长极为有利，因为妊娠5个月时胎儿的毛发皆已开始生长。

蒜苗炒肉

原 料：蒜苗200克、猪瘦肉75克；植物油、盐、酱油、味精、香油。

做法

1 将猪瘦肉洗净，切丝；蒜苗洗净，切段。

2 锅内放适量油，烧热后把猪瘦肉丝放入锅内翻炒几下；接着加入盐大火上煸炒，炒熟后加入酱油，翻炒均匀，加入味精，淋入香油即可。

雪菜炒肉

原 料：猪瘦肉100克、雪菜200克；盐、植物油、酱油、味精、葱花、姜末、香油。

做法

1 将猪瘦肉切末，雪菜洗净切末；锅内放适量油，用葱花、姜末炸锅，放入肉末煸炒片刻。

2 锅里再放入雪菜煸炒半分钟，放入酱油、盐翻炒几下，加入味精，淋香油出锅即可。

香菇扣肉

原 料：猪肉、香菇各100克，鸡蛋2个；植物油、酱油、料酒。

做法

1 将猪肉刮洗干净后，切片，略炒。

2 鸡蛋放到沸水中煮熟，剥去壳，用酱油、料酒浸泡几分钟，下油锅中炸一下后取出，切成数瓣。

3 肉与鸡蛋间隔排放碗内，上锅蒸烂。

4 香菇炒一下垫底，将蒸好的肉扣在香菇上即可。

肉末蒸蛋

原 料：鸡蛋3个、猪肉50克；植物油、葱末、水淀粉、盐、味精、酱油。

做法

1 将鸡蛋打入碗内搅散，放入盐、味精、清水搅匀，上笼蒸熟。

2 猪肉洗净，剁成末。

3 锅内倒入植物油烧热，放入肉末，炒至松散出油时，加入葱末、酱油、味精及适量水，用水淀粉勾芡后，浇在蒸好的鸡蛋上即成。

功效解析

此菜蛋白质含量高，在人体中吸收利用率较高。而且还能提供一定量的脂肪，以补充热量的需要。

番茄焖牛肉

原 料：牛肉500克、番茄250克、水淀粉35克；酱油、白糖、料酒、味精、葱花、姜片、高汤。

做法

1 牛肉洗净，放入清水锅中，加入葱花、姜片，放在小火上炖烂。

2 捞出牛肉，晾凉，切成小方块备用；把番茄用沸水焯一下，去皮和子，切成小方块，放在另一个锅里，加白糖煮透，倒出备用。

3 锅内放油，下入牛肉块略炒，捞出。锅内放油，再放入酱油、白糖、料酒、味精、葱花、姜片、高汤拌匀；然后放入牛肉块，用小火煮五六分钟，把番茄下入，再煮3分钟，用水淀粉勾芡即可。

⊙肉末蒸蛋

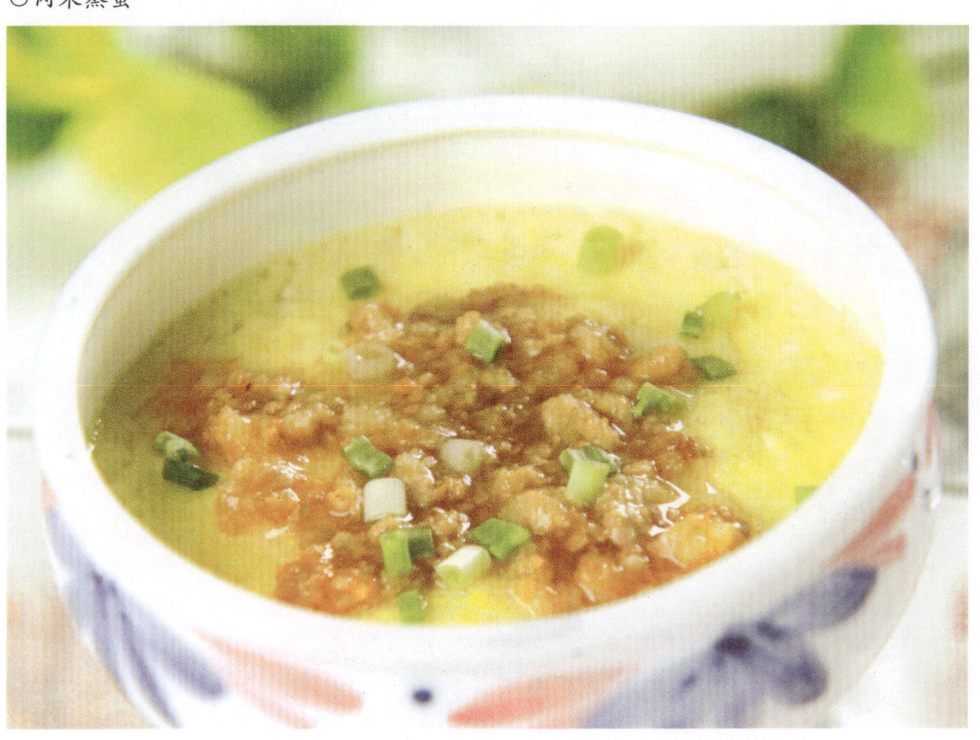

酱醋羊肝

原　料：鲜羊肝 500 克；料酒、姜、水淀粉、植物油、酱油、醋、白糖、葱。

做法

1 鲜羊肝洗净，切片，用水淀粉拌匀。

2 油锅烧热爆炒羊肝，烹上酱油等调料，嫩熟即可。

功效解析

此菜品清香可口，孕妇在妊娠5个月时食用，对明目大有益处。

糖醋带鱼

原　料：带鱼 500 克；植物油、醋、白糖、酱油、料酒、葱花。

做法

1 将带鱼冲洗干净后切成长块，用适量料酒和酱油浸泡约半小时。

2 锅内倒油烧热，边炸边翻，待两面都呈黄色时捞出，滤去余油。

3 锅内留适量底油，煸香葱花后倒入炸好的鱼块，再倒入适量料酒，盖上盖焖几分钟。

4 加入白糖、醋再煨几分钟，使鱼肉入味即可。

⊙糖醋带鱼

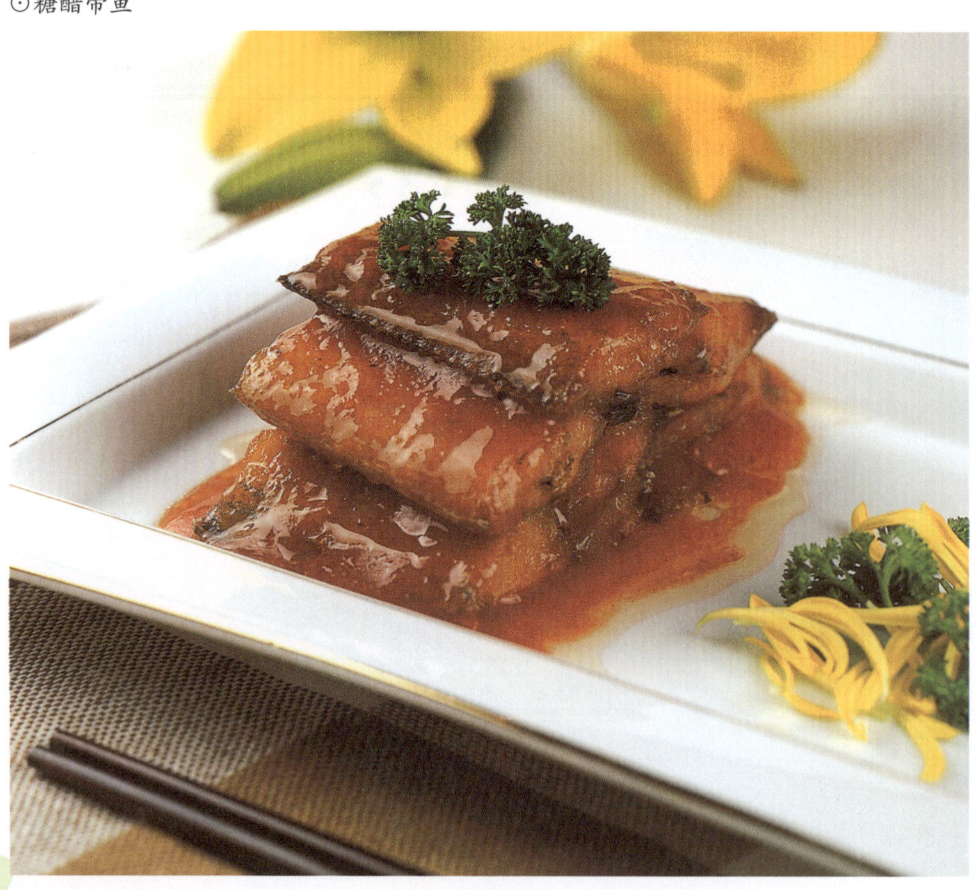

红烧鳜鱼

原 料：鳜鱼 1 条（约 500 克）；植物油、酱油、蒜泥、料酒、淀粉、味精、盐、姜、白糖、葱。

做法

1 鳜鱼去鳞、去内脏，洗净，鱼身直划三刀，抹上盐、料酒、淀粉腌渍10分钟。

2 油锅倒油烧至七成热，放进鱼炸至两面呈黄色，出锅待用。

3 锅留底油，下入酱油、姜、蒜泥、盐、葱、白糖，加点水烧沸，把鱼放进，翻身用淀粉勾芡，加味精即可。

芦笋炒虾仁

原 料：熟虾仁 400 克、芦笋 100 克；植物油、酱油、醋、芝麻、姜末、圣女果。

做法

1 把酱油、少许醋、姜末拌匀制成酱汁备用。

2 锅内倒油烧热，放入芝麻翻炒几分钟，待芝麻颜色转为金黄色捞出，备用。

3 锅内再倒入适量油烧热，加入芦笋翻炒至熟软，加入圣女果、熟虾仁翻炒几下，调入拌好的酱汁，撒上芝麻即可。

功效解析

此菜可防止孕妇出现便秘症状。孕妇出现便秘，排便时用劲要增大，有可能导致流产、早产和痔疮。孕妇禁用泻药，因此孕期要及早预防便秘出现。虾仁含丰富蛋白质，芦笋含丰富纤维素，能促进新陈代谢，帮助消化。

琵琶豆腐

原 料：豆腐 2 块、虾 400 克、小油菜 500 克、鸡蛋 1 个（取蛋清）；植物油、蒜汁、香油、酱油、蚝油、淀粉、白糖、料酒、盐、姜片、胡椒粉。

做法

1 豆腐洗净抹干水分；虾去壳及沙线，加少许盐略腌渍一下，除去水分后拍烂，顺一个方向搅匀，再加入豆腐拌匀；小油菜洗净，入水焯烫，捞出待用。

2 取适量植物油放入上述拌匀的材料，蒸5分钟，成型后用小刀取出。

3 每块琵琶豆腐撒上少许淀粉，蘸上鸡蛋清，放入热油中炸至微黄色盛起，沥去油装盘。

4 热油锅爆香姜片弃去，加料酒、淀粉、酱油、蒜汁、胡椒粉、香油、蚝油、白糖、盐勾芡，煮沸后淋在琵琶豆腐上，伴以小油菜即成。

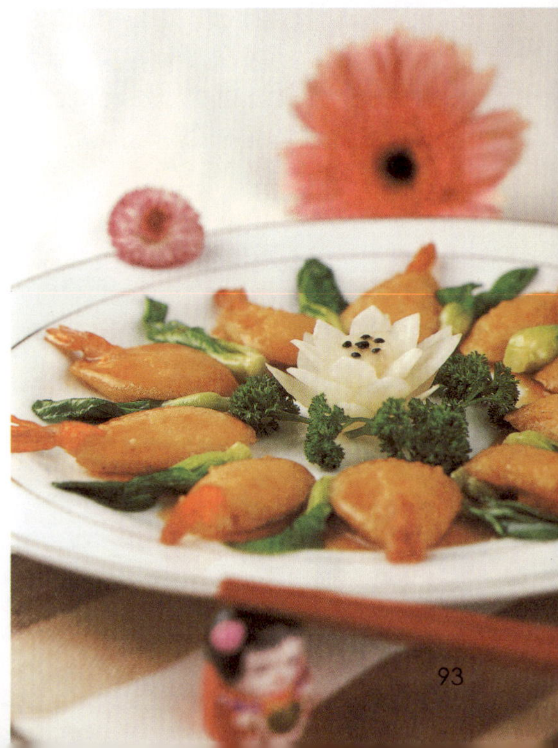

虾仁海参

原 料：干海参 150 克、干虾仁 15 克；葱、姜、料酒、盐、味精、淀粉、植物油、酱油、肉汤。

做法

1 将海参放入锅内，加入清水，加盖用小火烧沸后，将锅端离火，待其发涨至软时捞出，剖肚挖去内肠，刮净肚内和表面杂质，洗净。

2 将干净的海参再放入锅内，加清水，用小火烧开后，再将锅端离火，待其发涨（按此方法多次反复进行），海参即可发透，但在发涨过程中，切忌沾上油和盐，因油对海参起溶化作用，盐对海参起收缩作用，会影响海参的涨发质量。然后将发透的海参肚内先划十字花刀，入沸水锅内焯一下，捞出，沥干水分备用。

3 虾仁洗净盛入碗内，加入适量的水和料酒，上笼蒸约10分钟取出。

4 锅烧热，放入植物油，投入姜、葱，煸炒后捞出，烹入料酒，加入肉汤、盐、酱油，放入海参、虾仁，煨透成浓汤汁，用淀粉勾芡，加味精，起锅，整齐地装入盆内即成。

虾仁油菜

原 料：油菜 200 克、虾仁 25 克；植物油、酱油、盐、味精。

做法

1 先将油菜洗净，切成段；虾仁用温水略浸一下，倒出浮起的杂质。

2 油锅熬热，先煸油菜至半熟，然后把虾仁倒进去同烧至入味，加盐和酱油，略炒后加味精即可。

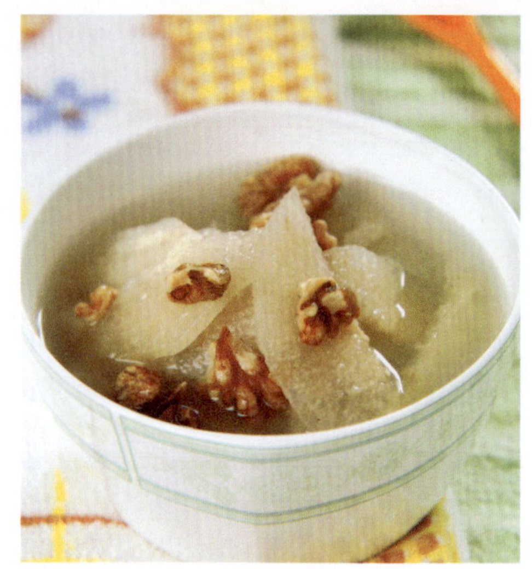

鸭梨桃仁汤

原 料：鸭梨 800 克、核桃仁 50 克；冰糖、水淀粉。

做法

1 先将鸭梨洗净，切成薄片。

2 锅里放清水，锅开后放入洗净的核桃仁及冰糖，煮2～3分钟后放入梨片，再煮3分钟后加入水淀粉勾芡即成。

鸡蛋黄花汤

原 料：鸡蛋 1 个，黄花菜、白菜心各 10 克，海带、木耳各 5 克；高汤、淀粉、盐、味精。

做法

1 白菜心洗净；海带泡好洗净后，切丝；黄花菜拣择洗净后，切段；木耳泡发、洗净；鸡蛋打入碗中，搅拌均匀。

2 锅内加高汤烧沸，放入盐及海带丝、黄花段、木耳、白菜心，烧沸后再冲入鸡蛋液，再烧片刻后用淀粉勾芡，加入味精、盐即成。

木耳肉片汤

原 料：干木耳25克、猪瘦肉150克；水淀粉、韭菜、盐、味精、清汤。

做法

1 将干木耳用温水浸泡发好。
2 猪瘦肉洗净，切片放入碗内，加盐适量、水淀粉少许抓匀。韭菜择洗干净，切成3.3厘米长的节。
3 锅置大火上，放入清汤、木耳烧沸，再下肉片煮一会儿，待肉片熟时，放入盐、味精、韭菜，起锅盛入汤碗即可。

豆浆粥

原 料：鲜豆浆500毫升、大米50克；白糖。

做法

1 将洗净的大米用鲜豆浆煮成粥。
2 加白糖调味，早晚食用。

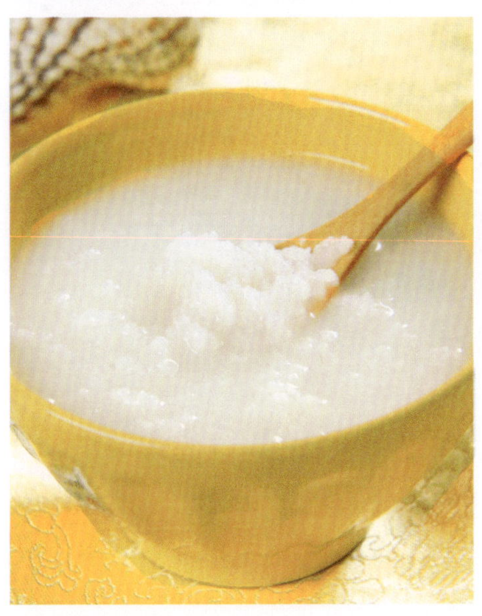

桑葚粥

原 料：桑葚20～30克、糯米100克；冰糖。

做法

1 将桑葚浸泡片刻，洗净后与糯米同入沙锅。
2 粥熟加冰糖稍煮即可。

杏仁粥

原 料：甜杏仁（去皮尖）50克、大米240克。

做法

1 将甜杏仁研成泥，备用。
2 将大米淘洗干净，放入锅中，添入适量水，加杏仁泥煮沸，再用慢火煮烂即可食用。

红烧牛肉饭

原 料：牛肉75克，白萝卜、胡萝卜各15克，米饭1碗；酱油、料酒、葱丝、姜丝、白糖。

做法

1 白萝卜、胡萝卜切块，牛肉切块并放入沸水中焯烫后捞起，备用。
2 将焯好的牛肉块放入锅内，加入所有调料，炖煮约半小时。
3 将萝卜块放入红烧牛肉内，烧煮约5分钟熄火。
4 将红烧牛肉浇在米饭上即可。

功效解析

牛肉营养价值高，而且具有补脾胃、益气血、除湿气、消水肿、强筋骨等作用。

孕7月的饮食与营养方案

给孕7月准妈妈的温馨提示

马上就要进入孕晚期了，这时由于胎儿日渐增大使准妈妈的心脏负担逐渐加重，孕妇会很容易感到疲劳。孕妇血压开始升高，心脏跳动次数由原来每分钟65～70次增加至每分钟80次以上，因此血液流量增加。然而，增加的部分主要是血浆，这样红细胞在血液中就显得相对减少，所以孕妇会出现相对性贫血。由于身体新陈代谢时消耗氧气的量加大，孕妇的呼吸变得急促起来，在活动时容易气喘吁吁，长大的子宫还容易压迫下半身，静脉曲张、痔疮及便秘这些麻烦可能会不断地烦扰孕妇。针对这些情况，要注意从饮食上进行调养。

孕7月的营养需求

怀孕第25～28周时，胎儿生长发育增快，特别是脑的发育，不仅重量增加，而且脑细胞的数量开始迅速增加，此时更需要增加有利于大脑发育的营养物质，如磷脂和胆固醇等脂类。胎儿内脏系统开始分化，开始形成循环功能和肝、肾功能。胎儿各系统功能的加强，使母体负担加重，需求和消耗增加。可以多选择鱼类及水产品，这些是优质蛋白质来源，鸡鸭鱼肉、蛋、豆类也都可以多吃。此外还要注意水果、蔬菜、粗细粮的合理搭配。从体重来看，孕中期孕妇体重以每周增加0.5千克为宜，热量摄入应满足2350～2500千卡/日。

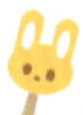

孕7月的饮食原则

有的孕妇因血压升高或贫血加重会引发头痛和头晕，心理负担和精神因素也会造成头痛，所以要注意保持心情愉快。从现在开始到分娩，每天应该增加谷物和豆类的摄入量，因为胎儿需要更多的营养。

孕期体内分泌的肾上腺皮质激素等能对抗胰岛素，胎盘也会分泌一些抗胰岛素的物质，使胰岛功能失调，这时要预防孕期糖尿病，已经发生妊娠期糖尿病的孕妇应在医生的指导下，适当控制饮食或者用药，并加强对胎儿的监护。

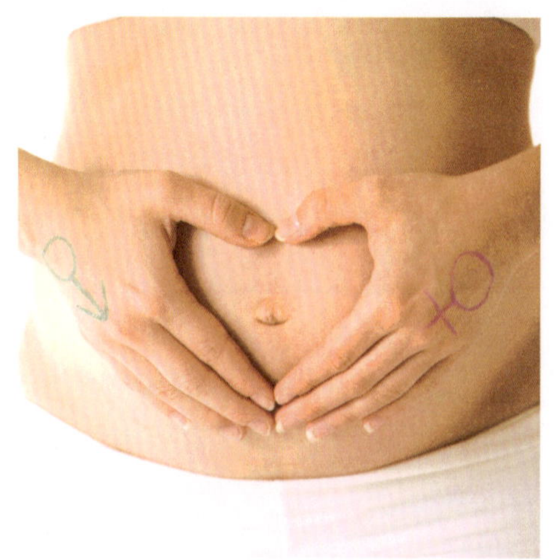

一些孕妇的贫血现象会在此时加重，应该根据医生建议进行防治。在饮食上除了多吃一些含铁丰富的食物外，还应注意多吃一些含维生素C较多的食品，以帮助身体吸收更多的铁质。

由于肠蠕动减慢，直肠周围血管受压，不少孕妇出现便秘现象。应每天早上喝些牛奶和水，并多吃新鲜水果和富含膳食纤维的蔬菜。这些食物对胎儿大脑的生长发育有重要作用，而且可以预防便秘，如全麦面包及其他全麦食品、豆类食品、粗粮等都可以多吃一些。

孕妇自制15种健康零食

怀孕后期，宝宝不断长大，压迫准妈妈的消化系统。准妈妈常常吃了几口饭就觉得饱了，但实际上营养却不够，此时一些既可以解馋，而且营养丰富的健康零食必不可少。

焖杏仁 在平底锅里稍微焖一下，香脆且富含胡萝卜素、蛋白质，能为宝宝带来健康的肌肤、眼睛和骨骼。

香脆果粒酸奶+麦片 富含丰富的钙质、蛋白质以及纤维素。

麦片制成的麻花卷 甜味可增加纤维素、碳水化合物，还可补充热量。

半个香蕉卷进全麦面包 钾加蛋白质等于一个营养的超级零食。

全熟的白煮蛋配面包片 随时可以取得的蛋白质。

猕猴桃做成的果味饮品 完美的维生素C来源。

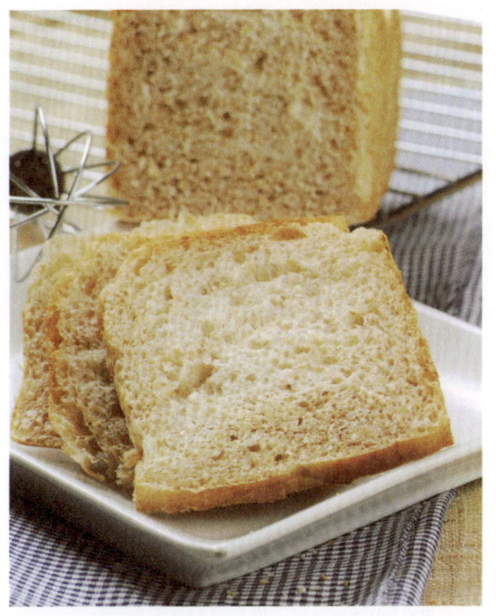

葡萄及番茄沙拉 含丰富维生素C的营养小补品。

新鲜的樱桃配酸奶 甜甜的滋味，含有丰富的维生素C。

蓝莓或者蓝莓干 美味的维生素C，让你备感惊喜。

芒果果酱 丰富的胡萝卜素，有助于胎儿的细胞成长。

青色甜豌豆 煮熟冷却后撒盐食用，含蛋白质、胡萝卜素、铁及钙。

蔬菜面包片 在获得美味的同时包含了各种蔬果。

低脂肪南瓜糕点 可口的食物含有维生素及矿物质。

粗粮制成的可口蛋卷 在可口蛋卷上加上一条条黑色的糖浆就成为可以补充铁的小甜点。

苹果片配奶酪片 不仅是吃水果，而且是取得膳食纤维和钙的很好途径。

孕晚期补锌很重要

锌是人体必需的微量元素，虽然在人体中的含量很少，但其功用非常重要。它参与蛋白质合成、核酸代谢、基因表达和免疫功能。锌是体内200多种酶类的辅因子，是核酸和蛋白质合成的必需物质，如RNA和DNA聚合酶；还是蛋白质、激素和核酸的结构成分，所以锌对生长发育的重要性不言而喻。

产妇分娩方式与其妊娠后期饮食中锌含量有关。锌可增强子宫有关酶的活性，促进子宫肌收缩，把胎儿推出子宫腔。当缺锌时，子宫肌收缩力弱，无法自行推出胎儿，需要借助产钳、吸引器等外力，才能娩出胎儿。产妇严重缺锌则需剖宫产。因此，孕妇缺锌会增加分娩的痛苦。此外，子宫肌收缩力弱，还有导致产后出血过多及并发其他妇科疾病的可能，严重影响产妇健康。

补锌的最佳方法是合理调配膳食，多吃些含锌较多的食物，如猪肝、猪腰、瘦肉、鱼、紫菜、牡蛎、蛤蜊、黄豆、绿豆、蚕豆、花生、核桃、栗子等，均可选择食用。如果锌严重缺乏，可吃一些强化锌的食品。中国营养学会推荐，中晚期孕妇每日锌供给量为16.5毫克，所以，孕妇每日补锌10毫克左右较为合适。

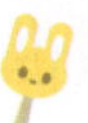

孕妇不宜多吃人参

人参属大补元气之品，很多人认为孕妇多吃人参既补身体，胎儿出生后还会很聪明而且抵抗能力特强。这种观点是错误的，多数孕妇怀孕后阴血偏虚，食用参类的补品会引起气盛阴耗，很容易上火，加重妊娠反应，还会出现呕吐、水肿及高血压等症状，可引起见红、流产及早产等危险情况。因此，孕妇不宜多吃人参。此外，鹿茸、鹿胎等补品，准妈妈们也不宜服用。

孕妇不宜多吃动物肝脏

近年来研究发现，孕妇过多食用动物肝脏易导致体内维生素A达到危及胎儿的水平，并可能有致畸作用。专家们建议，孕妇最好减少食用动物肝脏，以偶尔吃一次为宜，每次控制在30～50克。至于动物肝脏中含有的丰富的维生素A、B族维生素和微量元素锌等，可以从其他食品中获得。例如新鲜蔬菜、水果等。因为胡萝卜、菠菜、白菜和橘子等所含的胡萝卜素可以转化为维生素A。此外，可以从鱼类、瘦肉中补充B族维生素和微量元素锌。

孕8月饮食与营养方案

给孕8月准妈妈的温馨提示

这个时候孕妇会感到身体沉重，行动困难。有的孕妇会出现水肿，若只是晚上发生水肿，休息后缓解者，属正常的现象。如果水肿是从早晨就发生，或从脸部开始水肿，应到医院去检查尿蛋白等情况，警惕妊娠高血压综合征的发生。由于激素的原因，有的孕妇脸上会长出褐斑或雀斑，或在面部出现斑点。

在这个时候，孕妇除了要注意盐的摄入量，不要过度疲劳，防止发生妊娠高血压综合征外，还要注意阴道是否有出血，如果有出血应及早去医院接受医生的诊查，警惕早产、前置胎盘、胎盘早剥等，早期发现，及时治疗，采取必要措施。

孕8月的营养需求

怀孕的最后3个月，胎儿生长很快，孕妇的胃口比以往都要好，进食量也随之增加，每天的主食需要增加到350克，荤菜每餐也可增加到100克。

同时，孕晚期孕妇对钙的需要量明显增加，因为胎儿牙齿、骨骼钙化需要大量的钙，孕妇要多喝牛奶，供给胎儿充足的钙。此期也是胎儿大脑细胞增殖的高峰，需要提供充足的必需脂肪酸以满足其大脑发育所需，多吃海鱼可利于DHA的供给。孕晚期需要摄入充足的维生素，尤其是维生素B_1，如果缺乏，孕妇会在分娩时子宫收缩乏力，导致产程延缓。

孕妇不能盲目大量进补，尤其要控制淀粉、糖、食盐的摄入量，以免引起孕妇过度肥胖，引发妊娠期糖尿病、妊娠高血压疾病等。孕妇在怀孕期的体重增加12千克为正常，不要超过15千克，否则体重超标极易引起妊娠期糖尿病。

孕8月的饮食原则

妊娠后3个月胎儿生长特别快，孕妇要储存的营养素也特别多，每日进餐的次数和进食量需要相应增加，要多吃些含动物性蛋白质、维生素较多的食物。此外，还要多吃些含铁、维生素B_{12}和叶酸丰富的食物。如动物血、肝、木耳、青菜等，既可防治孕妇本身贫血，又可预防婴儿出生后缺铁性贫血的发生。要尽量少吃过咸的食物，不宜大量饮水，以预防高血压综合征的发生。还要注意少吃含热量高的食物，以避免孕期过于肥胖，胎儿过大。

不要吃不洁及被污染的食物；避免刺激性食物，如浓茶、酒及辛辣调味品等。因为刺激性食物常可引起大便干燥或加重痔疮。

由于孕妇子宫底已上升到了横膈膜处，吃下食物后总是觉得胃里不舒服，影响食欲。这时最好少吃多餐，以减轻胃部的不适。孕期女性的食物应该尽量做到品种齐全、副食多样化，以保证营养足够。每天吃的各类营养素含量可以根据各种食物的量来计算。

孕晚期的营养补充

孕晚期胎儿的营养需求达到了最高峰，这时孕妇需要摄入大量的蛋白质、维生素C、叶酸、B族维生素、铁质和钙质，应该多喝一些牛奶，每天最好喝2杯（500毫升）。不爱喝牛奶的孕妇也可以喝豆浆，多吃豆腐、海带和紫菜，这些食物中钙的含量也很高，特别是海带和紫菜中还含有丰富的碘，有利于胎儿发育。缺钙比较严重的孕妇要根据医生的建议补充钙剂。每天大约要有200毫克的钙用于胎儿的骨骼发育。体重增长过多的孕妇，应该根据医生的建议适当控制饮食，少吃淀粉类食物，多吃蛋白质、维生素含量高的食物。

加餐多点花样

在孕晚期，孕妇需要更多的营养，以往一日三餐的饮食习惯已不能源源不断地提供营养，加餐是补充营养的好方法。加餐要注意食物的多样化和营养的均衡。一般来说，在早餐和午餐之间或者下午4点钟左右，吃25克左右芝麻糊，能够为准妈妈提供能量。

准妈妈还可以将煮鸡蛋、牛肉干、鱼片干、豆腐干、全麦饼干、青稞粉、藕粉都增添到加餐的食谱当中。每顿加餐时，尽量将蛋白类的食物，包括蛋、肉等控制在25克以内，淀粉类的食物也应控制在25克左右，同一类的食物不要重复食用，每天都换换样儿，补充营养又不会吃腻。如果准妈妈想吃甜食，那么水果应该是首选，但是每日吃水果的数量不应该超过500克，不然会摄入过多的糖分，进一步加重机体糖代谢负担。

孕妇饮食宜荤素搭配

怀孕晚期，即7个月以后，胎儿的体重增加很快，如果营养跟不上，孕妇往往会出现贫血、水肿、高血压

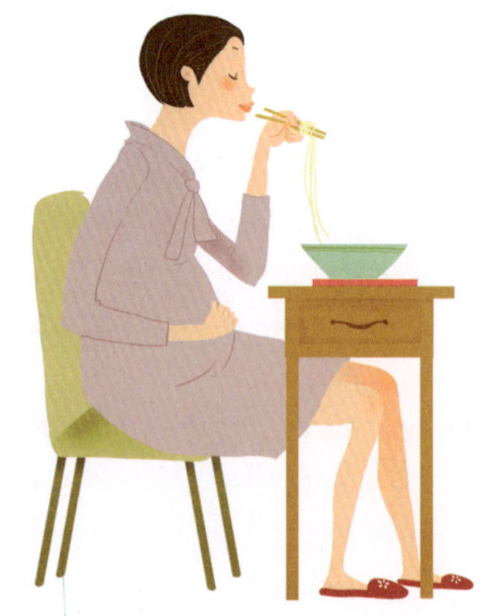

等并发症。这一时期孕妇需要补气、养血、滋阴，营养增加总量为原先的20%～40%。

要想达到以上标准，孕妇就要注意平衡膳食。植物食品——也就是我们所说的素食，一般含维生素营养的物质较多。但是这类食品普遍缺乏一种叫牛黄酸的营养成分。人类需要从外界摄取一定量的牛黄酸，以维持正常的生理功能。牛黄酸对儿童的视力有重要影响，如果缺乏牛黄酸，儿童视网膜电图检查会出现异常。动物食品则大多含有牛黄酸，为保证充足的摄入，应吃一些动物食品。

因此，孕妇所吃的食物品种应多样化，荤素搭配、粗细搭配、主副食搭配，且这种搭配要恰当。副食品可以选择牛奶、鸡蛋、豆类制品、禽类、瘦肉类、鱼虾类和蔬果类。总而言之，孕妇不能挑食。还要适当补充铁，防止贫血；补充钙、磷等有助于胎儿骨骼及脑组织发育；补充钙质可经常吃些牛奶、豆制品、骨头汤和小虾皮等。

妈咪小助手

干酵母中的维生素 B_2 可促进胎儿视觉器官的发育，并营养胎儿的皮肤，使其细腻柔嫩，防止皮肤疾患；维生素 B_1 可促进消化液的分泌，增强孕妇的食欲，进而促使胎儿的健康成长。

孕妇不宜过多食用糯米甜酒

中国一些地方有给孕妇吃糯米甜酒的习惯。认为其具有补母体、壮胎儿的作用。实际上，糯米甜酒也是酒，也含有酒精。吃糯米甜酒和饮酒一样，只是糯米甜酒的酒精浓度比普通酒低。

酒精可随血液循环到达胎盘，而胎盘对酒精又没有吸收能力，酒精就会通过胎盘进入胎儿体内，影响细胞的分裂过程，进而影响胎儿的大脑或其他器官的发育，导致各种畸形的发生。常见的有大头畸形、智力低下、心脏或四肢先天畸形等。

对于母体来说，本身孕期肝脏、肾脏的功能负担就加重了，而酒精在体内主要是通过肝脏降解，由肾脏排出体外。在孕期摄入酒精，无疑会加重孕妇肝脏和肾脏的负担，影响其身体健康。再者，酒精对孕妇的神经和心血管系统也是有害无益的。糯米甜酒虽然只含有少量酒精，但大量食用也可能会对孕妇和胎儿造成损害。所以，孕妇不宜大量食用糯米甜酒。

孕9月的饮食与营养方案

给孕9月准妈妈的温馨提示

这个时期孕妇因宫底上升到心窝部下一点，会出现心慌，气喘或胃部胀满，尤其是饮食后更加明显。此时，孕妇的排尿也更频繁了。

孕妇应更加注意胎动情况，关注有无宫缩的发生。因为离预产期越来越近，有许多事都要提前安排，如产妇及婴儿用品，选择准备住院分娩的医院及孕产妇住院期间家里的安排等。除此之外，孕妇应该注意一次进食不要太多，少食多餐。每天清洗外阴，内衣裤勤换洗，保持清洁。

孕9月的营养需求

这一时期，胎儿生长更快，且胎儿体内贮存的营养素在此期间也最多，故孕妇膳食中必须富含各种营养素，保证胎儿迅速生长的需要。另外，孕妇应增加食物品种，如细粮、粗粮、大豆类及其制品、动物性食品及蔬菜、水果，要合理搭配，做到食物多样化，以扩大营养素来源。如果孕妇下肢出现水肿现象，则应选用低盐饮食，以供给机体充足的蛋白质，如多吃牛奶、鸡蛋、鱼、猪肝等。

孕9月的饮食原则

除全面摄入营养之外，孕妇要注意补充钙质，同时要补充维生素D和镁，以防腿部抽筋。当然，小腿抽筋并不是缺钙的衡量标准，有的孕妇虽然缺钙，但并没有发生抽筋现象。

孕妇需要补充维生素K

维生素K是一组化学物质，能被人体利用来产生血浆中的凝血物质。维生素K还是影响骨骼和肾脏组织形成的必要物质，主要参与一些凝血因子的合成，有防止出血的作用，因此，维生素K有“止血功臣”的美称。它经过肠道吸收，在肝脏生产出凝血酶原及一些凝血因子而发挥凝血作用。

若孕妇维生素K吸收不足，血液中凝血酶原减少，易引起凝血障碍，发生出血症。孕妇妊娠期如果缺乏维生素K，就会增加流产率。胎儿即使存活，孕妇

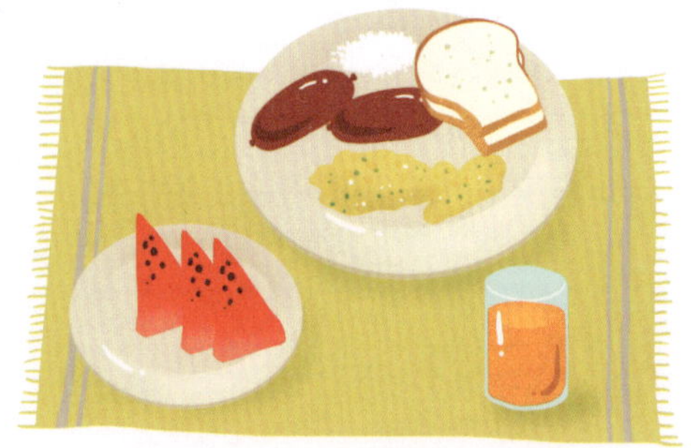

也会由于体内凝血酶低下，发生生产时大出血，或者是引起胎儿先天性失明和智力发育迟缓。

因此，孕妇应注意摄食富含维生素K的食物，以预防产后新生儿因维生素K缺乏而引起的颅内、消化道出血等。故孕妇在预产期前1个月，要注意每天多摄食富含维生素K的食物，如菜花、白菜、菠菜、莴苣、酸菜、干酪、肝脏和谷类食物等，必要时可每天口服维生素K。这样可以预防产后出血及增加母乳中维生素K的含量。

冬瓜、西瓜治疗水肿

孕妇由于下腔静脉受压，血液回流受阻，在妊娠后期常出现妊娠水肿。此时，可用冬瓜和西瓜来辅助治疗。

冬瓜富含碳水化合物、胡萝卜素、钙、磷、铁等。其肉质细嫩，水分丰富，性寒味甘，有利尿消肿、消暑解闷、解毒化痰、生津止渴之功效。对妊娠水肿及各种原因引起的水肿、肝炎、肾炎、支气管炎食疗效果好。取鲜冬瓜500克，活鲤鱼1条，加水煮成冬瓜鲜鱼汤，可治妊娠水肿及小便短赤。

西瓜瓤多汁甜，营养丰富，富含水分、果糖、维生素C、钾盐、苹果酸、胡萝卜素等营养成分，具有清热解毒、利尿消肿的作用。清《本草求真》论西瓜“能引心胞之热，下入小肠膀胱而出，令人心胸顿冷，烦渴冰消”。西瓜汁被人们称为“天生白虎汤”。

绿豆是孕妇理想的食品

绿豆中赖氨酸的含量高于其他食品。赖氨酸是人体必需的氨基酸，是合成蛋白质的重要原料，可以提高蛋白质的利用率，从而增进食欲和消化功能，可促进发育、提高智力，长身高、增体重，故被称为营养氨基酸。此外，绿豆还富含淀粉、多种维生素及锌、钙等矿物质。中医认为，绿豆味甘性寒，有清热解毒、消暑止渴、利水消肿之功效，是孕妇补锌及防治妊娠水肿的食疗佳品。因此，孕妇不妨多吃绿豆。

多吃高锌食物助分娩

国外有研究表明，分娩方式与孕晚期饮食中锌的含量有关。也就是说，孕晚期每天摄锌越多，自然分娩的机会就越大，反之，则只能借助产钳或剖宫产了。

锌是人体必需的微量元素，对人的许多正常生理功能的完成起着非常重要的作用。如果准妈妈体内缺锌，不但会增加分娩的痛苦，还有导致产后出血过多及其他妇科疾病的可能，严重影响母婴健康。

在怀孕期间，准妈妈所需要的锌比其他人都要多，除了供给自身外，还要供给发育中的胎儿。所以准妈妈要多吃一些富含锌元素的食物，如猪肾、瘦肉、海鱼、紫菜、牡蛎、蛤蜊、黄豆、绿豆、花生、核桃、栗子等。特别是牡蛎，含锌较高，可以被称为是锌元素的宝库。如果有条件，准妈妈可以多吃些牡蛎。

孕晚期不宜多吃黄芪炖鸡

中医认为，黄芪味甘，微温，具有补气固表，托疮生肌、利水的功效，主治气血虚弱、子宫脱垂、糖尿病、慢性溃疡等症。母鸡味甘性温，能温中健脾、补益气血。民间常用黄芪炖鸡治疗产后乳汁缺少，又可补虚固表，治疗产后虚汗症。

由于黄芪有助气壮筋骨、长肉补血的功用，加上母鸡本身是高蛋白质食品，两者起协同滋补作用，对于孕期体重增加过多的孕妇而言会使胎儿发育生长过猛，胎儿过大，造成难产，同时也有可能损伤胎儿。妊娠晚期孕妇，尤其是要临产的孕妇，吃黄芪炖鸡后，不少人还会出现过期妊娠。这是因为黄芪有益气、升提、固涩作用，会干扰妊娠晚期胎儿正常下降的生理规律。此外，黄芪还有利尿作用，易导致羊水相对减少，以致延长产程。

为了母婴的健康考虑，孕晚期不宜多吃黄芪炖鸡。

孕妇忌不按时用餐

用餐不规律，不但对胎儿没有好处，对孕妇也同样没有好处。在怀孕期间，胎儿完全依赖孕妇来获得热量。如果孕妇不吃饭，胎儿得不到需要的营养，就会吸收孕妇自身所储存的营养，使孕妇的身体逐渐衰弱下去。如果孕妇不按时用餐，这一顿不吃，下一顿吃得多，那么多余的热量就会转化为脂肪储存起来。所以孕妇要避免过饥或过饱，要按时用餐并少吃零食。

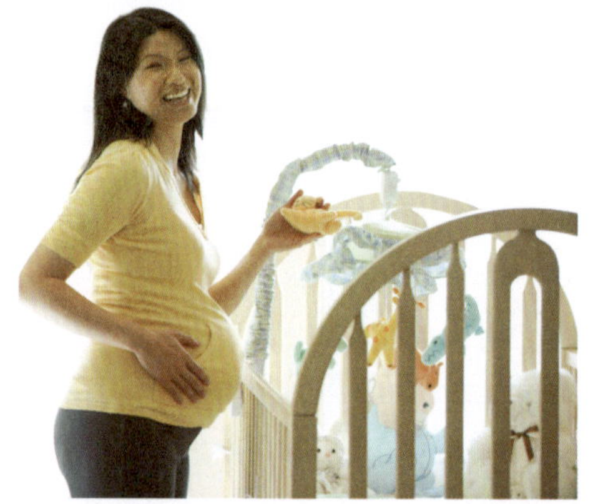

妈咪小助手

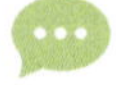

对于准妈妈来说，现在预产期有可能发生变化，因此建议最好事先制订详细的分娩计划。检查孕妇的健康状况，了解能否实施妊娠初期计划的分娩方式。如果必须改变分娩方式，那么究竟应该选择何种方式也需要进行慎重考虑。

Chapter 12 孕10月的饮食与营养方案

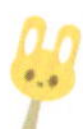

给孕10月准妈妈的温馨提示

妊娠第37～40周时，已到了怀孕的最后阶段，孕妇胃部不适感会有所减轻，但是，很多孕妇因为对分娩过程产生恐惧心理，从而忽视了正常饮食的摄入。其实现代医学十分发达，孕妇生产已经变得比较容易，因此，在怀孕最后阶段，孕妇应该正常摄入营养，保证足够的体力来迎接即将到来的分娩过程。

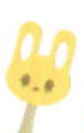

孕10月的营养需求

孕妇应多吃新鲜的瓜果蔬菜，可提供孕妇对维生素A、维生素C以及钙和铁的需求。另外，孕妇要多吃粗粮，少食精制的米、面，因为玉米、小米等粗粮含B族维生素和蛋白质比大米和面多；多吃谷类、花生等，因为这些食物中含有大量易于消化的蛋白质、B族维生素和维生素C、铁和钙质等；每天可食用1～2个鸡蛋，因为蛋类含有丰富的蛋白质、钙、磷和各种维生素；多晒太阳，使机体产生多种维生素D，以保证胎儿骨骼生长的需要；多注意补充微量元素，如锌、镁、碘、铜等。

临产时的饮食原则

初产妇从有规律性宫缩开始到宫口开全大约需要12小时。如果是准备自然分娩的初产妇，可准备易消化、少渣、可口味鲜的食物，如面条鸡蛋汤、面条排骨汤、牛奶、酸奶等食物，让产妇吃饱吃好，为分娩准备足够的能量。若产妇吃不好、睡不好，紧张焦虑，容易导致疲劳，最终可能引起宫缩乏力、难产、产后出血等危险情况。

产前吃巧克力好

据产科专家研究，临产前正常子宫每分钟收缩3～5次，而正常产程需12～16小时，总共约需消耗热量2.6万焦耳。这相当于跑完1万米所需要的能量。这些被消耗的能量必须在产程中加以补充，这样分娩才能顺利进行。因此，产妇在临产前要多补充些热量，以保证有足够的体力促使子宫口尽快开大，顺利分娩。

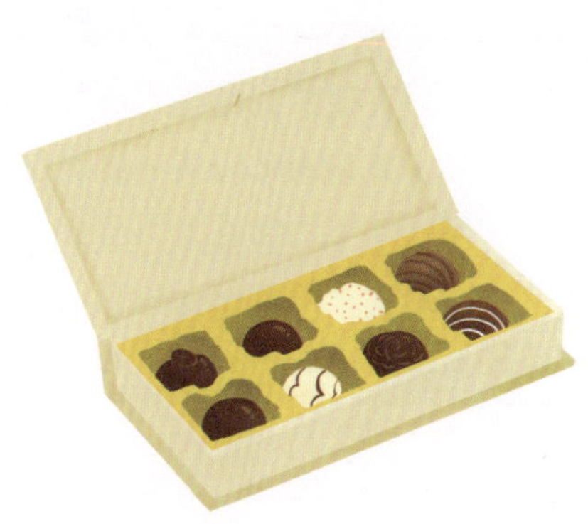

巧克力符合产妇生理需要的三个特点：一是热量浓缩，含有大量的优质碳水化合物，而且能在很短时间内被人体消化吸收和利用。并可产生大量的热量，供人体消耗。二是富含产妇十分需要的微量元素。这些物质不但可以加速产道创伤的恢复，还可促进母乳的分泌和增加母乳的营养成分。三是体积小、产热多，而且香甜可口，吃起来也很方便。因此，产前让产妇适当多吃些巧克力，就能在分娩过程中产生更多热量。巧克力对产妇与婴儿都是十分有益的。

由此可见，为了顺利生下宝宝，产妇可以在产前吃些巧克力。

增加产力的饮食宜忌

临产时，由于宫缩阵痛，有的产妇不吃东西，甚至连水也不喝，这是不好的。临产相当于一次重体力劳动，产妇必须有足够的能量供给，才能有良好的子宫收缩力。只有宫颈口开全，产妇才有体力把孩子分娩出来。如果产妇进食不佳，会对生产过程产生很大影响。为了孩子及产妇的健康，临产时产妇注意饮食是很必要的。

那么，临产时产妇吃什么好呢？这是每位产妇及其亲人非常关心的问题。此时，由于一阵阵的宫缩痛，会影响产妇的胃口。所以产妇应学会在宫缩间歇期进食的方法。根据产妇自己的爱好，可选择蛋糕、面汤、稀饭、肉粥、藕粉、点心、牛奶、果汁、苹果、西瓜、橘子、香蕉、巧克力等多种食物。每次宫缩间歇期进食，少吃多餐。可进食一些果汁、水果、糖水及白开水等补充机体所需要的水分。

需要注意的是，此时产妇既不可过于饥渴，也不能暴饮暴食。有些产妇认为“生孩子时应多吃鸡蛋长劲”，于是便一顿猛吃十个八个鸡蛋，这种做法常常适得其反。因为人体吸收营养并非是无限制的，当营养过多摄入时，“超额”部分的营养就会经肠道及泌尿道排出。不但加重了胃肠道的负担，还可以引起消化不良、腹胀、呕吐，甚至出现更为严重的后果。通常，产妇每顿吃1～2个鸡蛋就足够了。

临产期间，产妇由于宫缩的干扰及睡眠的不足，产妇胃肠道分泌消化液的能力降低，蠕动功能也减弱，吃进的食物从胃排到肠里的时间也由平时的4小时增加至6小时，极易存食。因此，最好不吃不容易消化的油炸或肥肉类等油性大的食物。

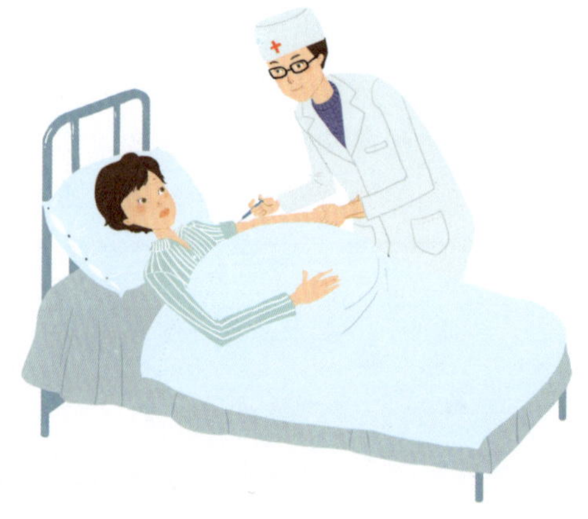

Chapter 13 孕晚期食谱

妊娠晚期的胎儿体重、体积明显增加，随着胎儿成长，孕妇胃肠道容积减少，所以孕妇应多餐少食。在此期间，应做到膳食多样化，扩大营养素的来源，保证营养的供给。应选择体积小、营养价值高的食物，如动物性食品等，减少营养价值低而体积大的食物，如土豆、红薯等。

糖醋萝卜

原 料：萝卜250克；白糖、醋。

做法

1 把萝卜洗净，切成细丝，放在盘内。

2 把白糖放入碗内，加上醋，调匀，浇到萝卜丝上即成。

凉拌粉皮

原 料：绿豆粉皮150克、海米10克、胡萝卜50克、黄瓜100克；香菜段、盐、麻酱、芹菜、酱油、米醋、蒜泥、葱末、干辣椒、香油、味精。

做法

1 粉皮洗净，捞出沥水，切条，拌以香油；胡萝卜洗净，去皮，切丝；黄瓜洗净，切丝；海米洗净，泡发。

2 干辣椒洗净，去子，剪成段，再用香油炸焦制成辣椒油；麻酱用凉水搅稀。

3 海米加沸水调成稀糊，盖后闷发，再加凉沸水调成稀汁，去渣后加麻酱、盐、米醋、酱油、蒜泥、葱末、味精、辣椒油制成卤汁。

4 将粉皮摆在盘中，码上胡萝卜丝、黄瓜丝、海米、香菜段，浇上卤汁即可。

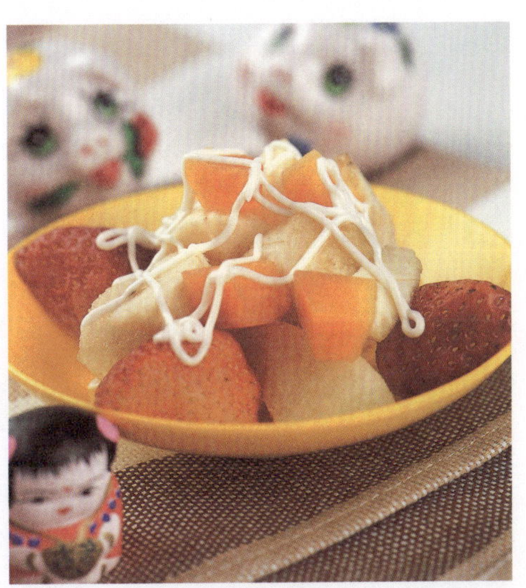

鲜果什锦色拉

原 料：草莓5个、香蕉1根、苹果1/2个、梨1/3个、木瓜1/4个；白糖、酸奶、色拉酱。

做法

1 草莓洗净，去蒂；苹果和梨分别洗净，去皮、子；木瓜洗净，去皮及瓤，取果肉。

2 将草莓斜切成两半；香蕉切圆形片；苹果、梨切1/4片；木瓜肉切丁。

3 将切好的水果放入容器中拌匀。

4 将白糖、酸奶、色拉酱拌匀后淋于水果上即可。

橙味酸奶

原 料：橙子 1/2 个、低脂原味酸奶 1 瓶。

做法

1 将橙子洗净，去皮、去子，果肉剁成泥状。

2 将酸奶倒入杯中，加入橙肉，搅拌均匀即可。

功效解析

水果与低脂酸奶食品，能提供人体丰富的蛋白质和维生素，并使人有饱腹感，可帮助产妇尽快消耗孕期身体积蓄的多余脂肪。酸奶是经鲜牛奶发酵而成，更易被人体吸收。

蜜汁甜藕

原 料：藕 750 克、糯米 150 克、蜜莲子 25 克、蜂蜜 50 克；白糖、水淀粉、蜜桂花。

做法

1 藕洗净，切去一端藕节；糯米用清水漂洗干净，浸泡2小时，捞起晾干。藕孔内灌入糯米，边灌边用筷子顺孔向内戳，使糯米填满。将藕切成块，整齐摆入碗中，加入白糖，放入笼屉，置大火上蒸10分钟。

2 将炒锅置火上，放清水、白糖、蜂蜜、蜜桂花、蜜莲子烧沸，用调稀的水淀粉勾芡，起锅浇在藕块上即可。

⊙橙味酸奶

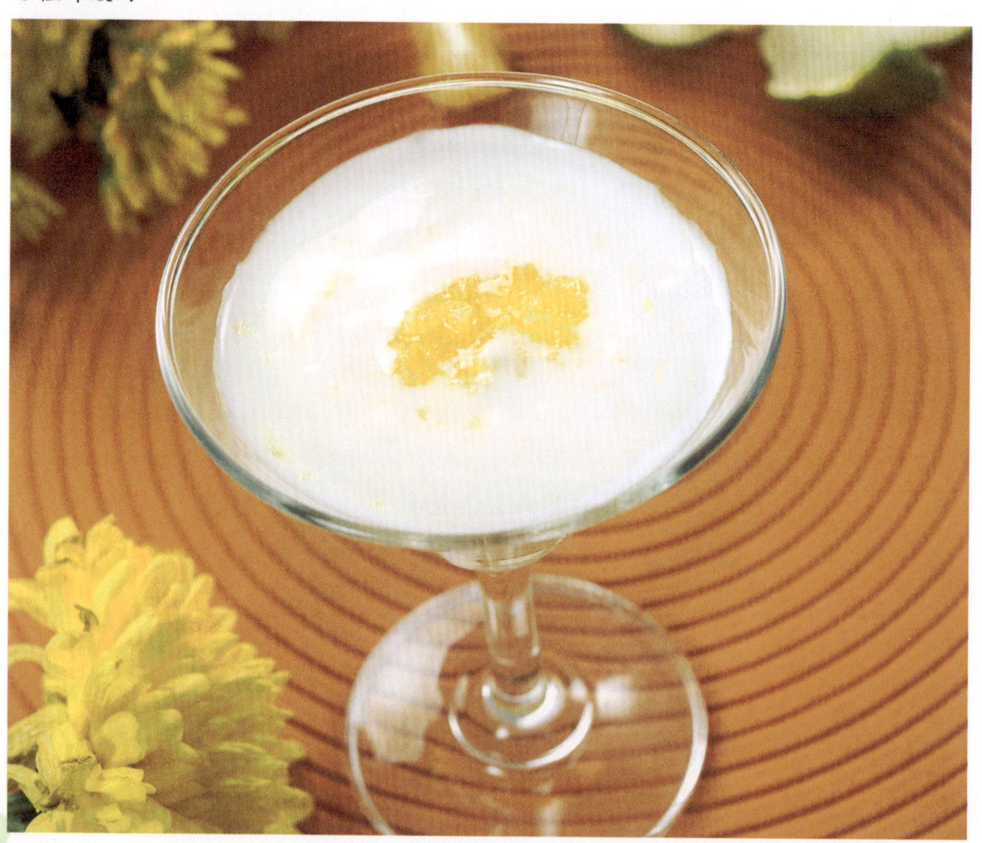

冰糖银耳

原 料：银耳 10 克、冰糖 30 克。

做法

1 将银耳洗净，用清水浸泡2小时左右，然后拣去杂质，放在盆内，倒入沸水，加盖闷泡30分钟。

2 银耳泡发膨胀后，剪去蒂部末梢，用清水洗净，撕成片状。

3 银耳片与冰糖一同放入锅内，加适量清水，先用大火煮沸，再转用小火煎熬60分钟，以银耳熟烂为度。

什锦五香黄豆

原 料：黄豆 1000 克，水发海带、胡萝卜各 200 克；八角、花椒、盐、味精、酱油、葱花、姜末、桂皮。

做法

1 将黄豆提前12小时用温水泡上，泡开后用温水淘洗干净。

2 将发好的海带洗好，去掉泥沙，切成菱形块；胡萝卜洗净，去皮，切成菱形块。

3 把黄豆放入锅内，加入水（水要没过黄豆），置大火上烧沸，撇去浮沫，加入八角、花椒、桂皮、盐、酱油，用小火煮沸，煮至七成熟时，加入海带块、胡萝卜、葱花、姜末，继续用小火煮，待胡萝卜块、海带块、黄豆熟烂时，加入味精调味即可。

功效解析

此菜咸香熟烂，冷热均可食用。

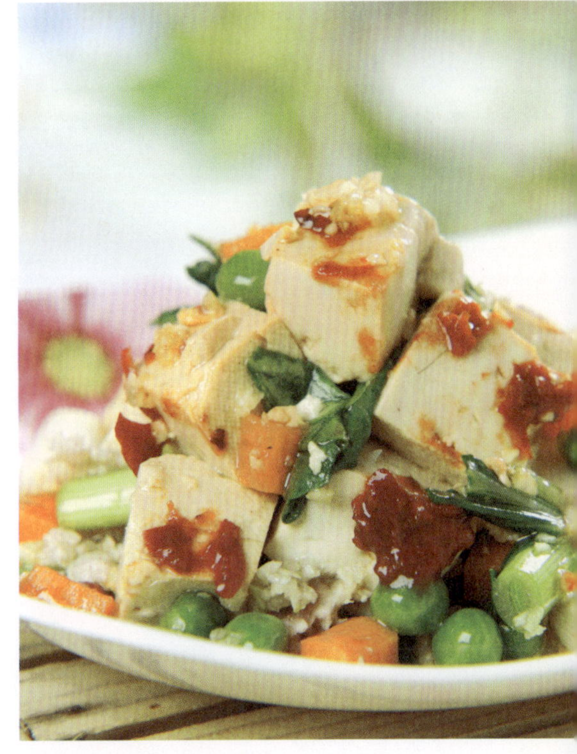

麻辣豆腐

原 料：豆腐 300 克，猪瘦肉 50 克，油菜、胡萝卜、豌豆各 30 克；辣椒酱、白糖、酱油、味精、植物油、香油、水淀粉、姜、葱、蒜、花椒面。

做法

1 把豆腐切成丁；猪肉洗净，切末；油菜、胡萝卜、葱都切成丁；姜洗净，切末。

2 锅内放油烧热，把肉末、姜、葱、蒜一齐煸炒至半熟，加油菜、豌豆、胡萝卜、辣椒酱、酱油炒熟，添水放白糖、味精，最后放入豆腐，烧沸后用水淀粉勾芡出勺。

3 锅内放香油烧热，花椒面炸一下，浇在豆腐上即可。

海米炖冻豆腐

原 料： 海米50克、冻豆腐200克；咸香菜末、植物油、香油、肉汤、盐、味精、花椒水、葱末、姜末。

做法

1 冻豆腐用凉水泡10余分钟，再洗一下，取出挤去水分，切小方块；海米用温水泡开。

2 锅内放少量油烧热，用葱末、姜末炝锅，加肉汤烧沸，放入豆腐块、海米，加盐、花椒水；汤沸后移在小火上炖10多分钟，撇净浮沫，放味精、咸香菜末，加点香油，出锅盛在碗内即可。

功效解析

此道菜有和脾胃、消腹胀、宽中益气、下大肠浊气等功能。

拔丝土豆

原 料： 土豆500克；白糖、植物油、芝麻、青红丝。

做法

1 把土豆洗净，去皮，切成滚刀块。

2 锅内放油烧热，把土豆块炸成金黄色捞出，把余油倒出，锅内放点清水，再放白糖，炒成深黄色能拔出丝时，放入土豆块，边翻动边撒芝麻、青红丝，挂匀糖浆。将其倒在抹过油的盘内即可。

功效解析

土豆松软、凝糖酥脆，注意在食用前要蘸上凉水，以免口腔烫伤。

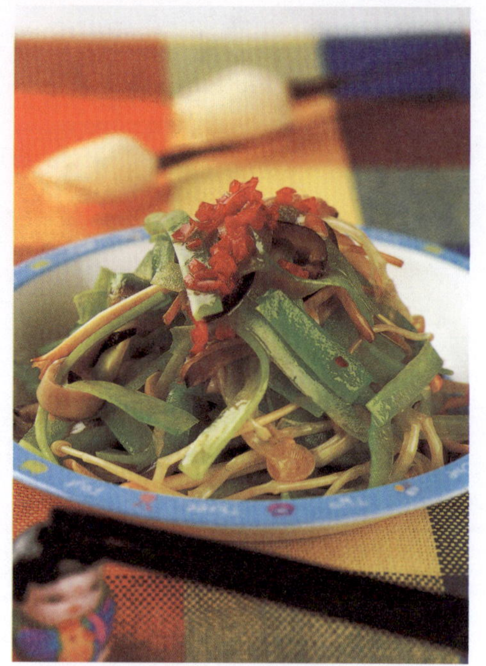

双菇苦瓜丝

原 料： 苦瓜150克，香菇、金针菇各100克，红甜椒末10克；植物油、醋、白糖、香油、盐、味精、姜。

做法

1 苦瓜洗净，去内膜，斜切成细丝；姜洗净，切成细丝。

2 香菇发好，洗净，切丝；金针菇泡发好后，切去尾端，洗净。

3 锅内倒油烧热，爆香姜丝后，放入苦瓜丝、香菇丝、盐翻炒几下。

4 再放入金针菇同炒片刻，加入白糖、醋、味精，淋上香油，撒上红甜椒末即可。

功效解析

香菇、金针菇具有降低胆固醇的功效，可促进食欲。

蒜薹炒肉丝

原 料：蒜薹150克、猪肉200克；植物油、味精、酱油、盐、香油。

做法

1 把猪肉洗净，切成薄片，再顺刀切成细丝；把蒜薹去掉两头，用沸水焯一下捞出，用凉水过凉，然后每根劈成4条，再切成段。

2 锅内放油在大火上烧热，先把肉丝煸炒，熟时再把蒜薹段煸炒，加上酱油、味精、盐，炒熟后淋香油即可。

功效解析

本菜清淡可口，可增进食欲。

炒姜丝肉

原 料：猪瘦肉、绿豆芽各150克，青椒25克；植物油、酱油、盐、味精、姜。

做法

1 猪瘦肉洗净，切成细丝，用酱油拌匀；青椒洗净，去蒂、去子，切成丝；姜去皮，切成丝；绿豆芽摘去根，洗净。

2 锅内放油烧热后，下肉丝翻炒，八成熟时出锅盛碗中待用。

3 锅内再放少许油，烧热后加入青椒丝和绿豆芽，炒几下后加盐，再加姜丝合炒几下，倒入肉丝，炒匀后加味精，再翻炒几下出锅即可。

功效解析

本菜肴中的主料之一是姜，中医认为，姜能温胃散寒，故常吃本菜可健胃，既增加了食欲，又能促进孕妇对营养物质的吸收。

椒盐排骨

原 料：排骨500克、植物油750克、鸡蛋1个、水淀粉75克、面粉30克；白糖、料酒、味精、五香粉、咖喱粉、香油、椒盐、盐。

做法

1 排骨洗净，斩成块，放在盆里，加入盐、料酒、咖喱粉、五香粉、白糖、味精抓匀，约腌渍15分钟。

2 鸡蛋磕入碗内打散，加入水淀粉、面粉调成蛋糊，再将腌好的排骨块放入蛋糊中挂匀。

3 将炒锅上火放入植物油，烧至五成热时，将挂匀蛋糊的排骨块逐一下入油锅中，炸至八成熟时捞出。

4 待锅内油再烧至七成热时，将排骨再投入炸呈金黄色捞出，随后放入凉熟油中浸一下（使其皮酥）捞出，沥去余油，装入盘中，淋上少许香油，吃时撒上椒盐上桌即成。

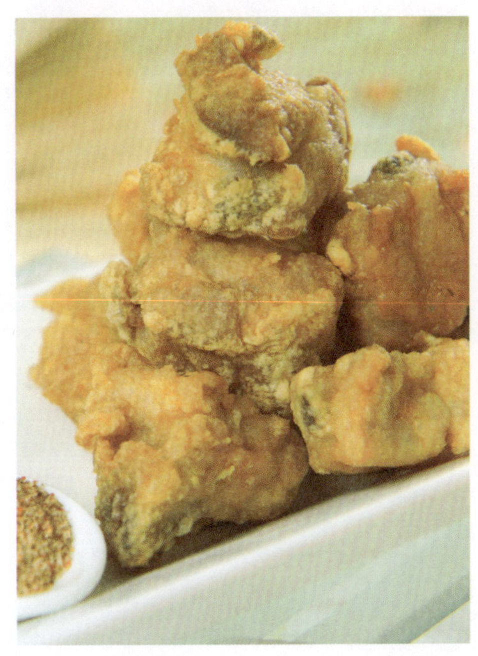

清炒蹄筋

原 料：鲜牛蹄筋250克；料酒、盐、味精、鸡汤、水淀粉、葱、植物油。

做法

1 把蹄筋切成条，放入沸水中略焯一下取出；葱洗净，切段。

2 炒锅上火倒油烧热，将葱段放入煸炒，炒出香味，加入蹄筋条，迅速翻炒，使蹄筋均匀受热。

3 加入料酒、盐、味精、鸡汤，煮沸后转用小火煮约10分钟，再转用大火加热，用水淀粉勾芡，将汤汁收浓即可。

麻辣羊肚丝

原 料：鲜羊肚500克、冬笋100克、鲜红甜椒50克；青蒜、植物油、料酒、盐、味精、花椒粉、醋、清汤、香油、水淀粉。

做法

1 鲜羊肚洗净，切成丝。

2 冬笋、红甜椒洗净后切成丝；青蒜洗净，切丝。

3 锅中倒入植物油烧热，下入羊肚丝煸炒出香味，烹料酒，加入冬笋丝、红甜椒丝、花椒粉和盐，炒一下再放入清汤、味精、蒜丝，用水淀粉调稀勾芡，滴几滴醋，淋上香油，装入盘内即可。

功效解析

此菜品麻辣鲜香，孕妇食之，能开胃健脾，增进食欲。

小炒牛肉

原 料：牛肉90克、冬笋30克；味精、淀粉、酱油、肉汤、葱、植物油、姜、盐、料酒。

做法

1 将冬笋、葱、姜、牛肉分别洗净，切成丝，用淀粉、料酒腌渍片刻。

2 再调适量水淀粉备用。

3 热油锅，在大火上先将牛肉丝过油，捞出。

4 另热油锅，先煸冬笋丝、葱丝、姜丝，倒入酱油、料酒、肉汤等，与过油的牛肉丝同炒，加入盐、味精及水淀粉即可。

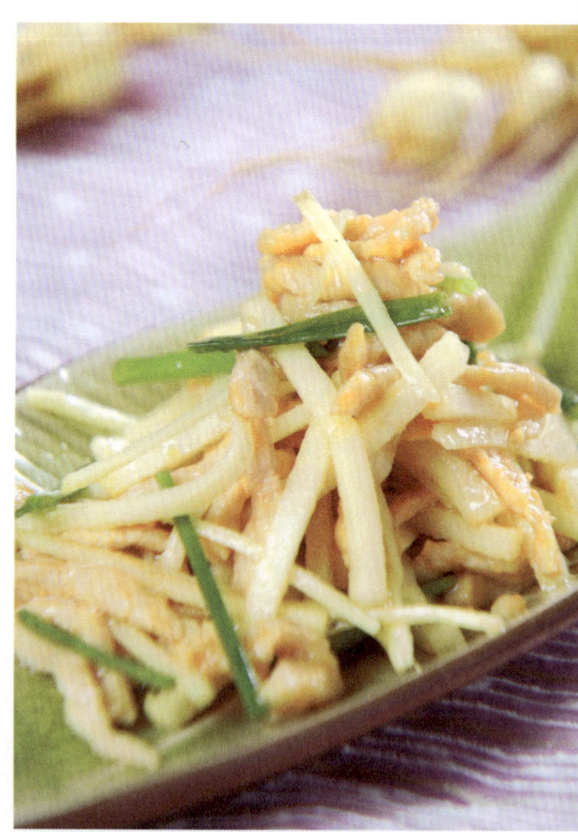

海带炖鸡

原 料：净鸡1只、水发海带400克；料酒、葱花、姜片、盐、味精、花椒、胡椒面。

做法

1 将鸡剁块；海带洗净，切菱形块。

2 锅内放入凉水，将鸡块下锅，用大火烧沸，撇去浮沫，加入葱花、姜片、花椒、胡椒面、料酒和海带块；用中火炖到鸡肉烂时，撒入盐、味精，拌匀即可出锅。

双味鸡球

原 料：鸡腿肉、鸡脯肉各250克，鸡蛋1个，梨100克，番茄酱25克；白糖、高汤、红葡萄酒、植物油、盐、味精、料酒、面包渣、白醋、葱、姜、咖喱粉。

做法

1 将鸡脯肉洗净，切块，剁成蓉，做成丸子入锅焯熟，捞出。

2 梨洗净，去核，切成滚刀块；鸡腿肉拍松，切成菱形块，用盐、味精、料酒抓匀，腌渍入味，然后裹匀蛋液，滚上面包渣待用。

3 锅上火，放植物油烧至七成热时，将裹匀面包渣的鸡腿肉入锅，炸至八成熟后捞出；待油再烧至八成热时，复下鸡腿肉，炸成金黄色，捞出沥油，盛入盘的一边，撒上盐和咖喱粉。

4 锅内留油，放葱、姜炒出香味，放红葡萄酒、白糖、盐、味精、高汤、白醋、番茄酱烧沸，倒入煮熟的鸡肉丸、梨块，用小火煨至入味，然后捞出盛入盘的另一边，再将原汁大火熬稠，浇在上面。盘中间放梨块或其他时鲜绿叶菜将两味隔开即成。

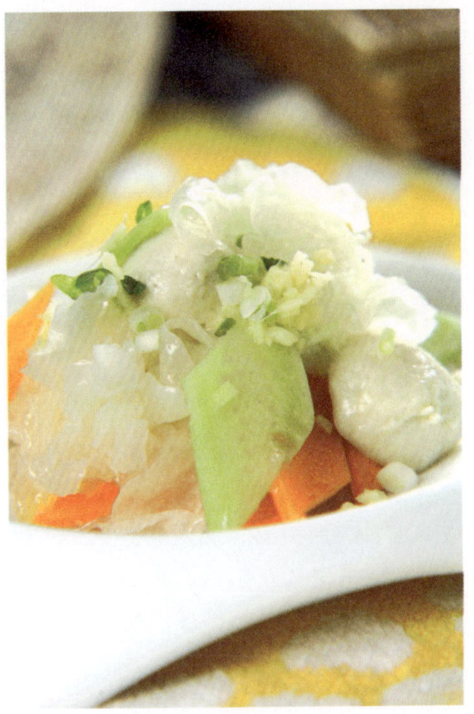

炒鸡蓉银耳

原 料：鸡脯肉200克，水发银耳150克，鸡蛋2个（取蛋清），黄瓜片、胡萝卜片各50克；牛奶、植物油、香油、淀粉、鸡汤、味精、白糖、姜、葱、盐。

做法

1 鸡脯肉洗净，斩成肉蓉，加蛋清、牛奶、淀粉、盐、白糖调匀；银耳洗净，加鸡汤煨烂入味后捞出。

2 油烧热，放入调好的鸡蓉液，待浮起后捞出沥去油。

3 再将油烧热，加入葱、姜煸炒，再入鸡蓉、银耳、黄瓜片、胡萝卜片、鸡汤、味精，烧沸后淋入香油，勾芡即可。

功效解析

本菜软烂清香，营养丰富。

东安子鸡

原　料：小母鸡1000克，红甜椒、绿甜椒各100克，干辣椒5克；葱、姜、蒜、花椒、料酒、淀粉、鸡汤、味精、醋、盐、酱油、香油、植物油。

做法

1 小母鸡去毛、开膛、去内脏后，洗净后放沸水锅中煮至七成熟，捞出后稍凉。

2 将小母鸡剁成块；葱、姜、红绿甜椒分别洗净，切丝备用。

3 炒锅内放油烧至六成热时，下花椒，炸出香味后捞出，加入蒜、姜和干辣椒，煸炒几下。

4 放入鸡块煸炒，加酱油、盐、醋、料酒、味精、鸡汤稍焖，待鸡汤快收干时，放淀粉勾芡，淋入香油，出锅盛盘即可。

雪花母鸡

原　料：净母鸡300克、鸡蛋1个（取蛋清）；味精、面粉、料酒、糯米、盐。

做法

1 把糯米洗净，清水浸泡；鸡剔骨，剁成四大块，划成十字形刀花，再切成块，放盐、味精、料酒等腌渍半小时，使之入味。

2 蛋清与面粉调和成蛋糊状；把浸泡好的糯米平铺在盘上，把腌好的鸡块蘸上蛋糊，放在盛糯米盘里，滚上米粒，滚动时应注意均匀，滚好把鸡块逐一放在涂有植物油的盘上，上屉，大火蒸3～4小时，取出，然后把滤出的鸡汁和鸡油再淋在鸡块上即成。

木耳烩鸭肝

原　料：鲜鸭肝300克，红甜椒、木耳各20克；植物油、盐、味精、胡椒粉、料酒、水淀粉、葱段、姜片、香油。

做法

1 鲜鸭肝洗净，切厚片；木耳用温水泡发后洗净，切小朵；红甜椒洗净，切成红甜椒圈。

2 锅内加水，待水沸后下入鸭肝片，用中火稍煮一会儿，倒出冲洗干净。

3 另起锅倒入油烧热，爆香葱段、姜片，下鸭肝片、木耳、红甜椒圈，加入少许料酒翻炒一下，加入少许清水用中火焖5分钟，再放入盐、味精、胡椒粉焖2分钟入味，用水淀粉勾芡，淋上香油即可。

功效解析

鸭肝富含多种营养素，含铁量高，补充孕妇对维生素K的需要，对孕妇生产时出血不止也有较好的预防和抑制作用，怀孕后期应选择食用一些富含维生素K的菜肴。

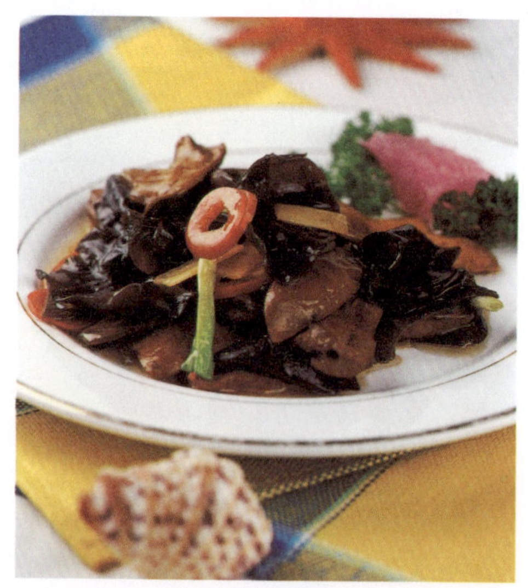

鲜蘑烩鸭腰

原 料：鲜蘑菇 50 克，豆腐 150 克，豌豆苗、净笋各 25 克；盐、味精、姜汁、水淀粉、清汤、香油、植物油。

做法

1 将豆腐压成泥，加盐、味精调匀，取调羹12个，里边抹少许植物油，将调好的豆腐放在勺内，上笼蒸5分钟。

2 冷凉后取出用刀直剖为二，使其成鸭腰形状，鲜蘑菇、笋切成2.6厘米长的薄片，放在汤碗内。

3 锅放火上下入植物油，烧热后投入鲜蘑、笋片煸炒，加入清汤、盐、姜汁，烧沸后放入“鸭腰”，以小火煨3分钟，加入味精、豌豆苗，用水淀粉勾薄芡，淋入香油，出锅盛入汤碗内即成。

红烧鲤鱼

原 料：净鲤鱼 750 克；植物油、高汤、酱油、白糖、料酒、蒜片、盐、水淀粉、姜块、葱段、香菇、笋片。

做法

1 鲤鱼去鳞、腮、内脏后洗净，一面用坡刀划十字花刀，另一面横拉数刀。

2 把鱼炸至金黄色后捞出，原油锅放入蒜片、葱段、姜块、高汤、料酒，开锅后放入炸好的鱼，再放入其他调味料移至微火煨烤，至汤剩一半时将鱼盛入盘内；锅移大火用水淀粉勾芡，浇于盘中鱼上即成。

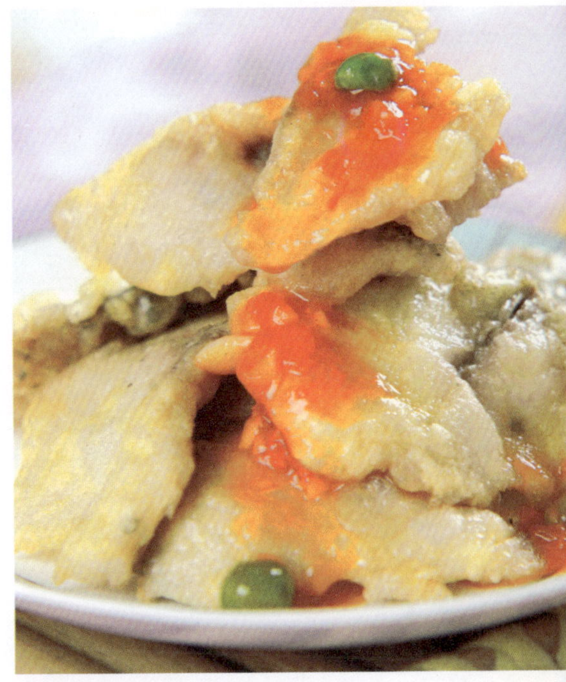

番茄鱼片

原 料：鱼肉 500 克、豌豆 60 克，番茄块 200 克、鸡蛋 4 个（取蛋清）；植物油、香油、料酒、盐、味精、葱、姜、蒜末、白糖、米醋、淀粉。

做法

1 把鱼肉切成片，用少许料酒、盐、味精稍腌一会儿，再用蛋清淀粉糊上浆。

2 锅内倒油烧热，将鱼片滑散捞出，锅内留油，放葱、姜、蒜末爆锅，放入番茄块，炒成酱样加白糖，加少许水，放豌豆、米醋、盐，待汤稠浓时，放鱼片翻炒几下，加少许味精，淋香油即可。

功效解析

明目益气，健脾补虚。

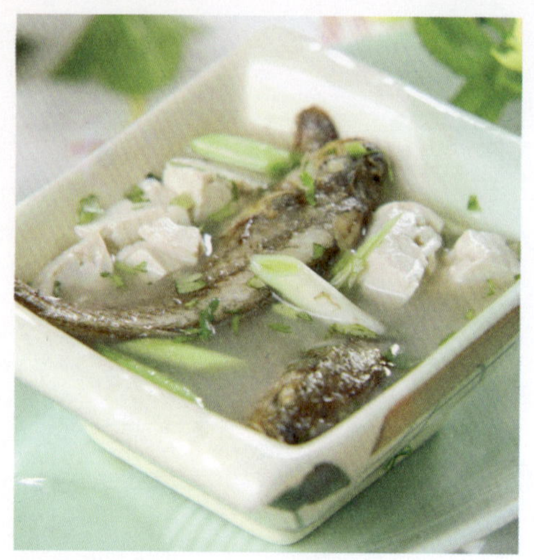

黄鱼豆腐

原 料： 黄鱼1条（约250克）、豆腐2块；植物油、酱油、青蒜、香菜、料酒、白糖、醋、葱、姜、盐、味精。

做法

1 将黄鱼去鳞、去鳃，由鳃部挖出内脏，切去背鳍，洗净，放入盆中浇上酱油腌一下。

2 葱、姜去根和皮，洗净；青蒜洗净，切成段；香菜洗净，切成末；豆腐用刀切成丁。

3 将锅放在大火上烧热，加入少许植物油，烧热，将黄鱼连尾放进，煎到两面发黄时盛出。

4 锅内放入植物油加热，倒入葱、姜炸锅，再把黄鱼放进，加入料酒、白糖、酱油和清水烧沸，移到小火上煮10分钟，再移到大火上，加入豆腐、盐和水，烧半分钟，放入味精，再烧两个滚。

5 同时在汤盆中放入醋、香菜末、青蒜段，随即把烧好的黄鱼、豆腐等，连汤倒进汤盆即成。

荷包鲫鱼

原 料： 鲫鱼350克，猪瘦肉200克；盐、植物油、葱、姜、酱油、料酒、白糖、味精。

做法

1 鲫鱼从背脊开刀，挖去内脏，洗净，在身上刮几刀。

2 将猪瘦肉洗净，切成细末，加盐、味精拌匀，塞入鲫鱼背上刀口处。

3 葱、姜爆香，将鱼下油锅，两面煎黄，放入料酒、酱油、白糖、水各适量。

4 加盖烧20分钟，启盖后加味精，淋少量油起锅即可。

功效解析

鲫鱼味道鲜美，肉质细嫩，对妊娠期水肿孕妇有一定的疗效。

莼菜鱼丝羹

原 料： 草鱼200克，豆腐1盒，黑木耳、火腿各40克，胡萝卜50克，莼菜100克；姜丝、胡椒粉、香油、水淀粉、盐。

做法

1 豆腐洗净，切条；胡萝卜洗净，去皮，切丝；黑木耳泡发，洗净，去蒂，切丝；火腿切丝；莼菜洗净，切丝。

2 草鱼处理干净，取肉切丝，然后加入少许胡椒粉、盐拌匀，再加入少许淀粉和香油腌渍片刻。

3 汤锅中加适量清水烧沸，放入火腿丝、胡萝卜丝、黑木耳丝煮沸，加入草鱼丝、豆腐条、莼菜丝、姜丝，大火煮20分钟后，撇去浮沫。

4 加胡椒粉、盐调味，用水淀粉勾芡，淋上香油即可。

鲜莲银耳汤

原 料：干银耳10克、鲜莲子30克、清汤1500毫升；料酒、盐、白糖、味精。

做法

1 银耳泡发，加清汤煮1小时左右，将银耳完全蒸透取出。

2 鲜莲子剥去青皮和嫩白皮，切去两头，去心，用水焯后，用沸水浸泡20分钟。

3 烧沸清汤，加入料酒、盐、白糖、味精少许，将银耳、莲子装在碗内，略煮即可。

功效解析

莲子味甘，性温平，为养心、补脾、益肾之常用佳品；银耳润肺生津、补脑强心，亦为不可多得的营养佳品，两者合用养颜和血、补气生津，有益于孕妇食用。

鲜蘑豆腐汤

原 料：水发蘑菇100克、豆腐2块、蒜苗段10克、海米5克；盐、味精、香油、姜末、醋、胡椒面、清汤。

做法

1 把水发蘑菇和豆腐洗净，均切小片。

2 锅内添放清汤，放入豆腐片、蘑菇片、泡洗好的海米、盐和姜末烧开，撇出浮沫，加入胡椒面、醋，淋入香油，撒入味精，即可出锅。吃时，撒上洗净的蒜苗段即可。

功效解析

蘑菇益肠胃，理气，又含有脂肪、蛋白质、钙、磷等，是不可多得的保健食品，孕妇应多食。

木樨汤

原 料：猪肉、菠菜、水发木耳各50克，鸡蛋1个；酱油、花椒水、盐、味精、肉汤、香油。

做法

1 把猪肉洗净，切成丝；鸡蛋打在碗内搅匀；菠菜洗净，切成小段；木耳洗净，切成小块。

2 锅内放肉汤烧沸，把肉丝、木耳块放入锅内，加酱油、花椒水、盐、味精，汤开时撇去浮沫，加入菠菜段，把鸡蛋淋入汤内，再撇去浮沫，淋点香油即可。

冬瓜汤

原 料：冬瓜500克、猪肉片50克；高汤、酱油、味精、盐、香油。

做法

1 冬瓜去皮，洗净，切成片。

2 锅内放清水煮沸，立即加入冬瓜片、猪肉片、高汤、酱油、盐，待汤再次煮沸。

3 冬瓜煮烂时，撇去浮沫，加味精，淋香油，盛入碗内即可。

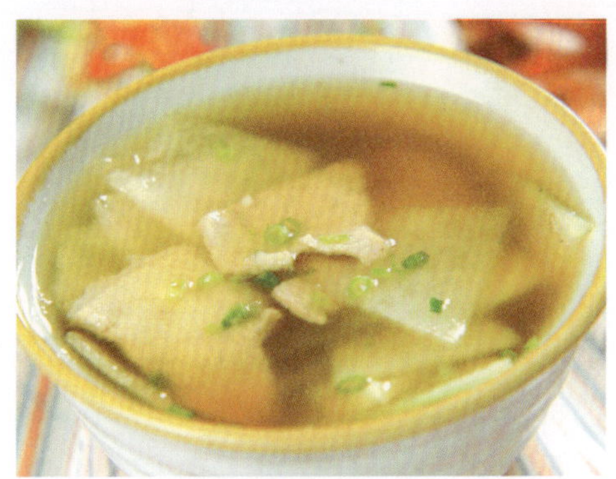

土豆汤

原 料：土豆、水发海带各 100 克，洋葱 25 克；盐、味精、海米、植物油、高汤。

做法

1 土豆去皮，洗净，切成细丝；水发海带洗净，切成同样的丝；洋葱切成末。

2 锅内放植物油烧热，加洋葱末略炒出香味，加高汤烧沸，加入土豆丝、海带丝、海米、盐、味精后，再烧沸即可。

功效解析

清香可口，有益于胎儿发育。

莲藕排骨汤

原 料：猪排骨 150 克、莲藕 500 克、小油菜 1 棵；盐。

做法

1 将猪排洗净，剁成块状；莲藕洗净，去皮，切成厚片；小油菜洗净待用。

2 将排骨块放入沸水中焯烫去血水，冲凉、洗净备用。

3 将焯烫后的排骨块和藕片一同放入清水中，大火烧沸后转小火炖2小时，起锅前先放入小油菜煮2分钟，然后再放入少许盐即可。

功效解析

莲藕中丰富的维生素B_1及钙、铁、磷、钠，可提供准妈妈及胎儿能量代谢的需要，对于孕妇还有安神、净血祛淤、清热解毒的功效，对孕妇怀孕后期由于胎火较旺而引起的胎毒性青春痘有不错的缓解、消炎功效。

黄豆排骨蔬菜汤

原 料：排骨 200 克，黄豆、西蓝花各 50 克，香菇 4 朵；盐。

做法

1 将黄豆洗净，与排骨一同放入沸水中焯一下。

2 香菇去蒂、洗净，切半；西蓝花掰成小朵，洗净。

3 将黄豆、排骨加水煮，大火煮沸后转小火，约煮40分钟，再放入香菇、西蓝花、盐，煮到再次沸腾即可。

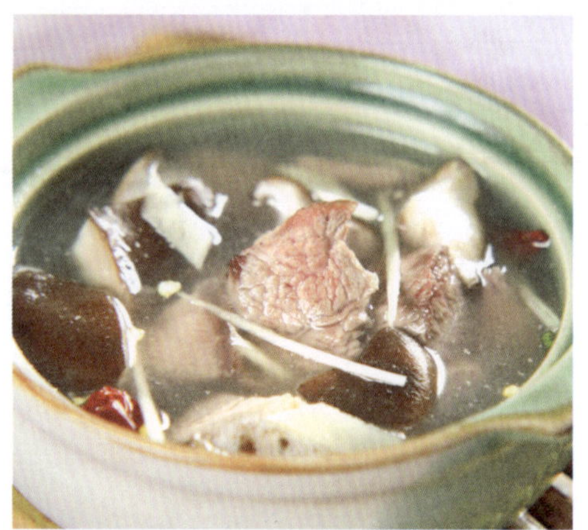

清炖牛肉汤

原 料：牛肉 200 克、鲜香菇 50 克；植物油、干辣椒、盐、味精、姜片、葱丝。

做法

1 把牛肉洗净，切成小块，放入沙锅内。

2 把鲜香菇洗净，去蒂，切四瓣。

3 沙锅放进干辣椒、姜片、葱丝、植物油、盐和清水，用中火煨3小时，加入香菇，继续煨1小时，撒入味精，即可出锅。

小窝头

原 料：细玉米面 400 克、黄豆粉 100 克；白糖、小苏打、桂花。

做法

1 将细玉米面、黄豆粉、白糖、小苏打掺在一起，再逐渐加温水，慢慢揉和，和得与饺子面相仿即可。

2 将和好的面揪成剂，两种面做10个剂子；再蘸着桂花水团成小窝头，上屉蒸熟即可。

荠菜粥

原 料：新鲜荠菜 250 克、大米 100 克。

做法

将荠菜洗净、切碎，同大米煮粥。

功效解析

补虚、健脾、明目，可供早晚餐温热服食，适用于年老体弱、水肿、目赤目暗和孕妇食用。

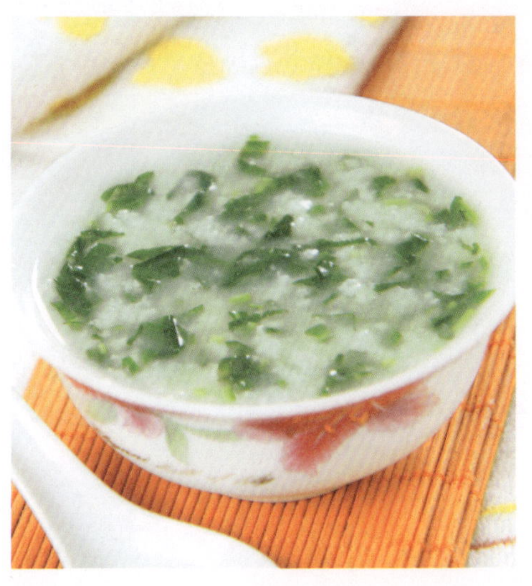

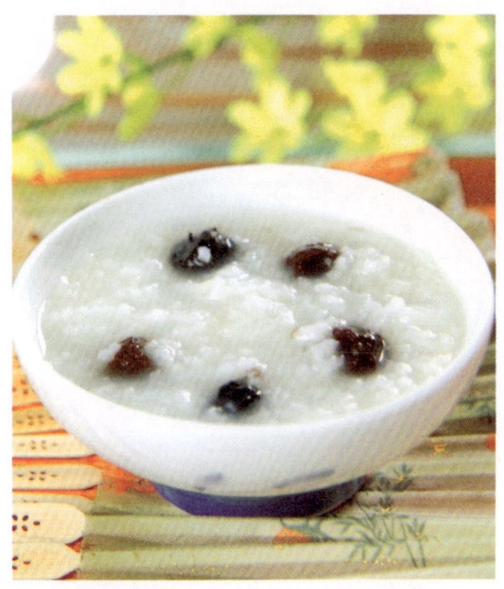

乌梅粥

原 料：乌梅 15 ~ 20 克、大米 100 克；冰糖。

做法

1 先将乌梅煎取浓汁去渣；大米淘洗干净；将乌梅汁入大米煮粥。

2 粥熟后加冰糖少许，稍煮即可。

山药汤圆

原 料：山药 150 克；白糖、糯米粉、胡椒面。

做法

1 将山药蒸熟，剥去皮，放入大碗中加白糖、胡椒面，拌匀成馅泥。

2 糯米粉揉成软料，将山药馅泥包成汤圆，煮熟即可。

功效解析

香、甜、糯。补益肾气，适用于身体虚弱的孕妇食用。

Part 03

孕产期常见症状的饮食调养方案

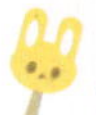

Chapter 01 孕期常见症状的饮食调养方案

妊娠呕吐

妊娠呕吐是妊娠早期征象之一，即孕妇在怀孕2～3个月出现食欲减退、择食、清晨恶心及轻度呕吐等现象，一般在3～4周后即自行消失，对孕妇影响不大，不需特殊治疗。少数女性反应严重，呈持续性呕吐，甚至不能进食、进水，伴有上腹不适，头晕乏力或喜食酸咸之物等，这时称妊娠剧吐。多见于精神过度紧张，神经系统功能不稳定的孕妇。

轻度妊娠呕吐多在清晨空腹时较为严重，但对胎儿发育无明显影响，不需要特殊治疗，一般在妊娠12周前后自行消失。但是，妊娠剧吐则应高度重视，因为妊娠剧吐对孕妇和胎儿发育都会产生影响。

妊娠呕吐对准妈妈的影响

妊娠的前3个月，是胚胎初步分化的关键期，这个时期需要大量的蛋白质和核酸，如果此时缺乏营养，不仅将会影响胎儿的智力发育，甚至还可能引起流产、早产、畸胎、宫内发育迟缓，甚至胎儿死亡。

此外，妊娠剧吐往往会使孕妇对妊娠产生抗拒、恐惧的心理，这会造成孕妇体内皮质酮水平升高，使胎儿大脑中的受体变得不敏感，这样出生的孩子胆小脆弱，情绪易激动，行动畏缩。并且，据大量临床调查，在妊娠7～10周孕妇情绪过度不安，可能导致胎儿口唇畸变及其他先天缺陷。

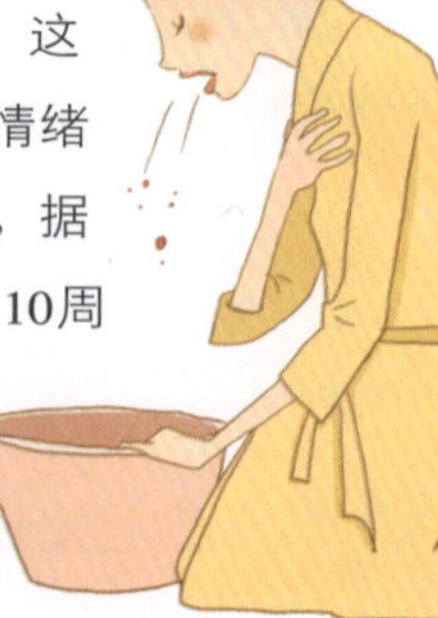

妈咪小助手

一般孕吐会在怀孕14～16周自然停止，但仍有些准妈妈会吐到5个月以上，严重者几乎不能进食，容易形成身体虚脱失水、酮体堆积、电解质失衡，因此，严重者必须住院补充必需之体液及能量，防止病情恶化。除此之外，有些病症也伴有呕吐现象，如肠阻塞、尿路感染、肝功能异常、急性羊水过多症及先兆子痫等，孕妇必须与医师密切合作，仔细检查，排除上述疾病。

轻度孕吐可自调

孕吐的特点在于空腹也吐、饱食也吐，因此，晚上睡前喝杯牛奶，可补充钙质又延长胃排空以减少晨吐，平时少食多餐，远离油烟味，多样化地摄取蔬果，偶尔吃些合自己口味的零食，都有一定程度的帮助。为防止脱水，应保持每天的液体摄入量，平时宜多吃一些西瓜、生梨、苹果、甘蔗等水果。呕吐较剧者，可在进食前口中含生姜一片，以达到暂时止呕的目的。孕妇要注意饮食卫生，饮食宜营养价值稍高且易消化为主，并可采取少吃多餐的方法。

有些孕妇整天在家无所事事、心情烦闷，也会加重孕吐病情，因此，孕妇应利用闲暇时间听听音乐、看看书报杂志让身心获得释放。除了借助培养生活兴趣以减轻压力之外，与家人散步、聊天，皆可缓解孕妇的苦闷情绪，以减轻孕吐症状。

准妈妈食谱推荐

香菜萝卜

原　料：香菜100克、白萝卜200克；植物油、盐、味精。

做法

1 白萝卜洗净，去皮，切成片。
2 香菜洗净，切成小段。
3 锅倒油烧热，下入白萝卜片煸炒片刻，炒透后加适量盐，小火烧至烂熟时，再放入香菜、味精即可。

胡椒葱段鲫鱼

原　料：鲫鱼1条；味精、胡椒粉、姜、葱、植物油、盐、料酒、淀粉。

做法

1 鲫鱼处理干净，用清水洗净，沥水；葱洗净，切成段；姜去皮，洗净，切丝。
2 把植物油、盐拌匀纳入鱼腹，用淀粉封刀口，把葱段、姜丝铺在鱼身上，放入少许料酒和味精，撒上胡椒粉，隔水蒸熟食用。

粟米丸子

原　料：粟米粉200克；盐。

做法

1 将粟米粉加适量清水，揉成粉团，再用手搓成长条状，做成小丸子，备用。
2 锅置火上，加入适量清水，大火煮沸，将丸子下入锅内，小火煮至丸子浮在水面后再煮3～4分钟，加盐调味即可。

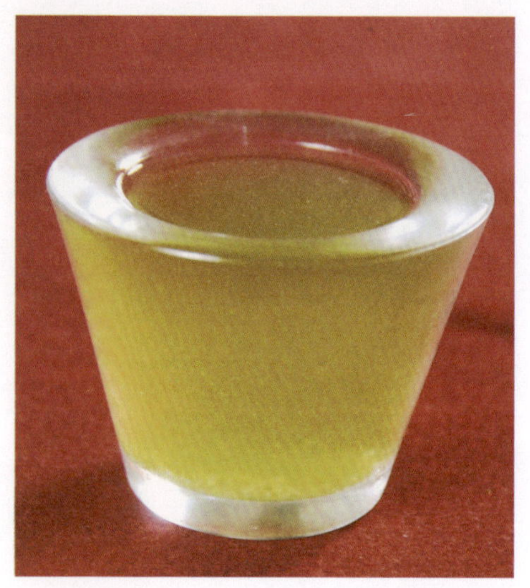

韭菜生姜汁

原 料：韭菜45克、嫩姜1根；白糖。

做法

1 韭菜择洗干净，切成小段。
2 嫩姜洗净，切小段。
3 在韭菜、嫩姜中加白糖，加水一起放入果汁机中打碎，去渣留汁即可。

白萝卜饼

原 料：白萝卜、面粉各150克，猪瘦肉100克；姜、葱、盐、植物油。

做法

1 白萝卜洗净，切丝，用油翻炒至五成熟，备用。
2 猪瘦肉洗净，剁碎，加白萝卜丝、调料，调成白萝卜馅。
3 将面粉加水和成面团，揪成面剂，擀成薄片，包入萝卜馅，制成夹心小饼。
4 锅置火上倒植物油烧热，放入小饼烙熟即可。

孕期便秘

如果每天排便次数少于3次，并伴明显排便困难，这种情况称为便秘。

女性怀孕后，在内分泌激素变化的影响下，胎盘分泌大量的孕激素，使胃酸分泌减少、胃肠道的肌肉张力下降及肌肉的蠕动能力减弱，使吃进去的食物在胃肠道停留的时间加长，致使食物残渣中的水分又被肠壁细胞重新吸收，粪便变得又干又硬，不能像孕前那样正常排出体外。加之怀孕之后，孕妇的身体活动要比孕前减少，肠道肌肉不容易推动粪便向外运行，增大的子宫又对直肠形成压迫，使粪便难以排出，此时孕妇腹壁的肌肉变得软弱，排便时没有足够的腹压推动。

因此，孕妇即使有了便意，也用力收缩了腹肌，但堆积在直肠里的粪便仍很难排出去。便秘会愈来愈严重，常常几天没有大便，甚至1～2周都未能排便，从而导致孕妇腹痛、腹胀。严重者可导致肠梗阻，并发早产，危及母婴安危。有些患便秘的孕妇在分娩时，堆积在肠管中的粪便妨碍胎儿下降，导致产程延长甚至难产。

六招预防便秘

养成定时排便的习惯 每天早上和每次进餐后最容易出现便意。因此，起床后先空腹饮一杯温水或蜂蜜水，再吃早餐，促进起床后的直立反射和胃结肠反射，很快就会产生便意，长期坚持就会形成早晨排便的好习惯。

产生便意后及时入厕 一有便意就要及时入厕，切不可形成忍便的习惯，排便时要保持放松的心态，即使未排出也不要紧张，否则便秘会加重。

多吃促进排便的食物 富含膳食纤维的瓜果、绿叶根茎蔬菜以及谷薯类，如苹果、香蕉、葡萄、玉米等，可以促进肠道肌肉蠕动，软化粪便，从而起到润肠滑便的作用，帮助孕妇排便。

多饮水 每天注意饮水，但要掌握饮水的技巧，比如，每天在固定的时间里饮水，要大口大口地喝但不是暴饮，使水尽快到达结肠，而不是很快被肠道吸收到血液。这样可使粪便变得松软，容易排出体外。

每天坚持活动身体 孕晚期时，很多孕妇常会因身体逐渐笨重而懒于活动，所以便秘现象在怀孕晚期更为明显。而适量的运动可以增强孕妇的腹肌收缩力，促进肠道蠕动，预防或减轻便秘。因此，孕妇即使在身体日益沉重时，也应该做一些力所能及的运动，如散步等，以增加肠道的排便动力。

多进食产气食品 如大蒜、蜂蜜、生葱等，借以产气鼓肠，刺激肠蠕动，利于排便。还可以搭配进食含有益生菌的食品，促进肠道的活动。

孕妇便秘能用泻药吗

孕妇便秘时不能随意使用泻药，特别是在怀孕晚期。因为大多数泻药都有引起子宫收缩的可能，易导致流产或早产。有些泻药还有一定的毒副作用，影响胎儿的生长发育。

有些孕妇认为可以使用中药通便，觉得中药副作用小。其实常用的通便中药，如大黄、火麻仁、番泻叶、麻仁润肠丸等，都可能引起流产或早产。因此，孕妇一定要慎用中药通便，特别是有习惯性流产史的孕妇，一定要禁用泻药。

准妈妈食谱推荐

山楂鸡蛋烧鱼片

原 料：鲜鲤鱼肉300克，山楂片25克，鸡蛋1个；料酒、姜片、白醋、辣酱油、盐、淀粉、白糖、植物油。

做法

1. 将鲤鱼去掉内脏、鳃、鳞，洗净，斜刀切成块，放入碗内，加料酒、盐，腌渍15分钟。
2. 将鸡蛋打入碗内与淀粉搅和，把鱼片放入蛋粉糊中浸透，再蘸上淀粉。
3. 锅倒油烧热，爆香姜片，将鱼片放入油中焯熟捞起。
4. 山楂片加少量水溶化，加上淀粉制成芡汁，倒入留有余油的锅中煮沸，再倒入炸好的鱼片用中火翻炒，鱼片裹汁收紧时，放入白醋、辣酱油、盐、白糖调好口味，即可。

田园之美

原 料： 干香菇5朵，香菜、洋葱、三色蔬菜（胡萝卜、青豆仁、玉米粒）、豆肠各50克，白萝卜半根；植物油、蚝油、水淀粉、白糖。

做法

1 干香菇用水泡软；白萝卜去皮，洗净，切段，入热水中煮烂，捞出中间挖空。

2 香菇、豆肠、洋葱分别洗净，切小丁；香菜洗净，剁碎。

3 锅倒油烧热，炒香洋葱及香菇，再加豆肠、三色蔬菜、香菜翻炒，填入挖空的白萝卜中。

4 另起锅加入蚝油、水淀粉、白糖拌匀，淋在白萝卜上即可。

松仁膏

原 料： 松子仁300克；白糖。

做法

1 松子仁炒熟，加白糖和适量水，用小火煎煮成糊状。

2 冷却后每次1汤匙，空腹用温开水冲服，每天2次。

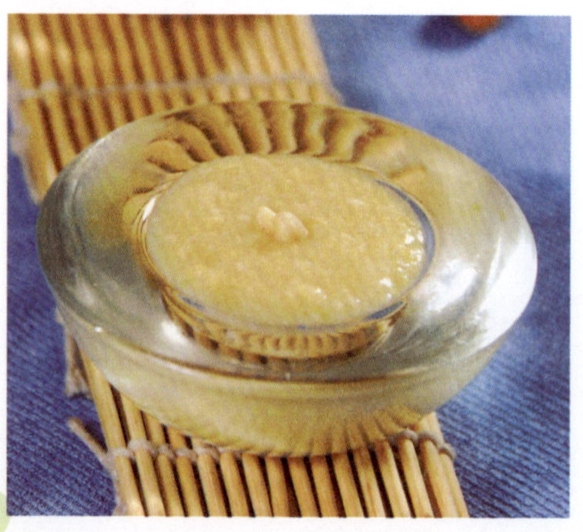

桑葚芝麻糕

原 料： 桑葚30克、黑芝麻60克、麻仁10克、糯米粉200克、大米粉300克；白糖。

做法

1 黑芝麻放入锅内，用小火炒香。

2 桑葚、麻仁分别洗净后，放入锅内，加适量清水，用大火烧沸后，转用小火煮20分钟，去渣留汁。

3 把糯米粉、大米粉、白糖放入盆内，加煮好的汁和适量清水，揉成面团，做成糕，在每块糕上撒上黑芝麻，上笼蒸15～20分钟即可。

北芪红枣鲈鱼

原 料： 鲈鱼1条、北芪25克、红枣4颗；姜片、料酒、盐。

做法

1 鱼去鳞、内脏，洗净抹干。

2 北芪洗净；红枣洗净，去核。

3 将鱼、北芪、红枣、姜片、料酒一同放入炖盅内，倒入沸水，隔水炖1小时，加盐调味即可。

妊娠腹痛

孕期腹痛是准妈妈常见的身体反应，有些是生理性的，无须治疗，有的则是病理性的，需要引起警惕，及时处理。

什么是生理性腹痛

生理性腹痛最常见的是由于正常妊娠子宫增大，同时伴随着子宫圆韧带的被牵拉而引起，一般在妊娠3～5个月时常见。疼痛部位多在下腹部子宫一侧或双侧，呈钝痛、隐痛或牵拉痛，大多发生在体位变动或远距离行走时，而卧床休息后则能缓解。有的则是胎儿在母腹中踢腿引起母亲的疼痛。也有的是在妊娠晚期，在夜间休息时子宫收缩而引起腹部阵痛，但仅持续数秒钟，间歇时间长达数小时，不伴下坠感，白天腹部阵痛症状缓解。有的孕妇因子宫增大不断刺激肋骨下缘，也可引起肋骨钝痛。这些都属于生理性腹痛，适当的体位变化则有利于疼痛的缓解，无须特殊治疗。

哪些疾病会引起孕妇腹痛

孕期病理性腹痛的原因较为复杂，常见的有以下几种：

宫外孕 典型表现是有停经史，下腹部隐痛、坠胀感，尤其是出现一侧撕裂样疼痛之后突然晕倒，伴明显乏力、心慌、头晕、恶心、呕吐、四肢厥冷、面色苍白等休克症状。

葡萄胎 表现症状为腹部明显增大，妊娠月份与停经时间不符，腹部呈钝痛或胀痛，常伴阴道流血及明显的妊娠呕吐、贫血等。B超检查可确诊。

妊娠合并阑尾炎 孕妇常有慢性阑尾炎病史，因妊娠时阑尾向上外方移位，临床表现不典型，但仍有腹痛、肌紧张、体温升高、腹膜刺激征阳性等。由于妊娠盆腔充血，炎症发展迅速，炎症刺激极易导致孕妇发生流产或早产。

流产与早产 腹痛呈阵发性或持续性，下腹部有明显的下坠感，阴道流血且伴有烂肉样组织排出。

胎盘早剥 常发生在妊娠晚期3个月内，腹痛程度受早剥面积大小、子宫肌层是否破损等综合因素的影响，严重者腹部呈板状硬，可伴阴道流血、胎动感消失、烦躁、头晕、恶心、呕吐、重度贫血、休克等征象。

子宫先兆破裂 子宫先兆破裂时，孕妇感到下腹部持续疼痛，极度不安，甚至呼叫，面色潮红、呼吸急促。子宫破裂瞬间感剧痛，破裂后疼痛减轻，陷于休克状态。

孕妇腹痛的对策

对身体健康，无其他症状的孕妇来说，生理性腹痛可通过改变体位，适当休息加以缓解，无须特殊治疗。

而有些孕妇则是因血虚、气郁、虚寒，导致胞脉受阻或胞脉失养，气血运行不畅，因而发生腹痛。治疗上要根据不同类型以调理气血为主，使胞脉气血畅通，则其痛自止。饮食上应注意清淡，进食温热食物为宜，还要补充营养，防止贫血或血虚，不可食生冷、腥味及油腻食物。

对于病理性腹痛，孕妇应及早就医，以免贻误病情。

妊娠水肿

怀孕的准妈妈常会发现除自己的身体变得臃肿之外，腿也变得粗大，穿不下以前的裤子或鞋子了，这时不一定是长胖了，有可能是发生了水肿。

妊娠水肿的原因

妊娠期水肿的发生原因，最常见的有妊娠期单纯水肿和妊娠高血压综合征（简称妊高征）。

妊娠期单纯水肿除水肿外无其他表现，倘若随着妊娠进展，水肿不断加重，或出现血压升高、蛋白尿、贫血等，这时的水肿就不是妊娠期单纯性水肿，常常是病理性因素引起的，如妊高征、贫血等，应仔细寻找水肿的成因，积极治疗，以防病情加重，危及母子。

妊娠期下肢水肿，还可能由心脏疾患引起，因此，对水肿的孕妇应注意有无心慌、气短等症状，必要时还应行心电图等辅助诊断以明确诊断，给予处理。

妊娠期单纯水肿的表现

妊娠晚期，子宫越来越大，在直立或行走活动时，巨大的子宫压迫使两下肢的静脉血回流受阻，引起静脉内压力增加，血液内液体透过静脉壁渗出到组织间隙中，造成过多液体在组织间隙内潴留，导致下肢水肿。

孕妇下肢皮肤会紧而发亮，弹性降低，用手指按压后出现凹陷。通常水肿的程度时轻时重，由踝部开始，逐渐向上扩展到小腿、大腿、腹壁、外阴，严重的可蔓延全身，甚至伴有腹水。这种单纯因下肢静脉受阻引起的水肿，没有高血压、蛋白尿及贫血等伴发症状。经过卧床休息后减轻或消失，直立、行走后加重，因而会出现“晨轻午后重”的特点。

利尿消肿的治疗原则

妊娠期单纯性水肿的准妈妈应避免长时间站立，注意休息，休息时抬高双腿有助于消肿，夜间睡眠时应取侧卧位，避免子宫压迫下腔静脉，也有利于下肢血液的回流。孕妇每天一定要保证摄入畜、禽、肉、鱼、虾、蛋、奶等动物类食物及豆类食物，因为这类食物含有丰富的优质蛋白质，可以补充血浆的蛋白含量，维持血浆正常的渗透压；贫血的孕妇每周还要注意进食2～3次动物肝脏以补充铁元素。此外，准妈妈不能贪吃口味重的饮食，要注意适当控制食盐的摄入。

妈咪小助手 

鸭肉有清热凉血、祛病健身的功效，常吃可利尿消肿，对于妊娠水肿有一定的帮助。准妈妈每天坚持进食适量的蔬菜和水果，就可以提高机体抵抗力，加强新陈代谢，因为蔬菜和水果中含有人体必需的多种维生素和微量元素，有利于减轻妊娠水肿的症状。有些食物如冬瓜、西瓜、荸荠，有利尿消肿的功效，经常食用能起到改善妊娠水肿的作用。

准妈妈食谱推荐

鲫鱼香菇汤

原 料：鲫鱼1条，香菇、小油菜、冬笋各50克；植物油、盐。

做法

1 鲫鱼去鳃、内脏，洗净，入油锅中炸成金黄色。
2 香菇洗净泡软；冬笋剥去外壳，切片；小油菜洗净。
3 将上述材料加水熬汤，大火开后转小火煮约20分钟，加盐调味即可。

凉拌油辣莴苣

原 料：莴苣500克；酱油、醋、干辣椒末、植物油、味精、盐、香油。

做法

1 把莴苣削皮洗净，切成小菱角块，盛入盘内，撒盐少许，拌匀腌10分钟，再用水洗净，沥去水。
2 干辣椒末盛入一只小碗里，放少许盐。
3 锅内放油烧热，淋在盛辣椒的小碗里，再放入酱油、醋、味精、香油调好，淋在莴苣上面，拌匀即可。

孕期贫血

引起贫血的原因很多，由于女性的生理结构不同于男性，每月都会因月经而失血，因此缺铁性贫血的发病率较高。而妊娠中的女性对叶酸的生理需求相对较高，较易出现巨幼红细胞贫血。

对于孕妇贫血，应积极治疗引起贫血的原发性疾病；如果是由于营养成分缺乏引起的贫血，则应补充相应的营养成分，治疗贫血。如女性出现缺铁性贫血，则应在怀孕前积极治疗失血性疾病，在孕期应适当增加营养，并给予铁剂补充；对于叶酸缺乏的巨幼细胞性贫血，在孕前、孕期均应注意营养。

孕妇贫血的危害

严重贫血会引起循环系统方面的转变，而对母体造成最严重的影响是引发心脏衰竭。对胎儿来说，贫血的直接后果就是孕妇的血细胞携氧能力降低，从而导致胎儿宫内缺氧，进而造成胎死宫内、早产、分娩低体重儿；由于胎儿先天铁储备不足，出生后很快就发生营养性贫血。贫血还会影响胎儿脑细胞的发育，使孩子后来的学习能力低下。

由此可见，孕妇发生贫血不仅对自身，而且对胎儿危害极大，应注意加以防治。

四招纠正准妈妈的孕期贫血

多吃含铁丰富的食物 鸡肝、猪肝等动物肝脏富含矿物质，一周可吃2次。鸭血汤、蛋黄、瘦肉、豆类、菠菜、苋菜、番茄、红枣等食物含铁量都较高，可经常吃。

食物要多样化 经常进食牛奶、胡萝卜、蛋黄，多吃含维生素C丰富的果蔬，这些食物可以补充维生素A，有助于铁的吸收。还可于三餐间补充些牛肉干、卤鸡蛋、葡萄干、牛奶、水果等零食，也是纠正贫血的好方法。

妊娠中后期多吃高蛋白食物 妊娠中后期胎儿发育增快，只要孕妇每周体重增加不超过1千克，可多吃高蛋白食物，这些食物对贫血的治疗有良好效果，但要注意荤素结合，以免过食油腻伤及脾胃。

在医生指导下服用铁剂 孕期单单从饮食中摄取铁质有时还不能满足身体的需要，对于有明显缺铁性贫血的孕妇，可在医生的指导下选择摄入胃肠容易接受和吸收的铁剂。

猪肝羹

原　料：鲜猪肝200克，鸡汤300毫升；盐、料酒、葱姜汁。

做法

1 鲜猪肝洗净，切块，浸泡后沥干，放入榨汁机内，加鸡汤打碎，滤汁。

2 将滤好的汤加入盐、料酒、葱姜汁搅拌均匀，盛在小碗中，用电饭锅蒸10分钟，见其凝固即可。

牡蛎油菜

原　料：小油菜、牡蛎各100克；植物油、盐、姜片、料酒、酱油、蚝油、白糖、水淀粉。

做法

1 小油菜洗净，切段，放入加了油和盐的沸水中焯一下，用清水冲凉备用。

2 锅中倒油烧热，煸香姜片，再放入牡蛎用大火炒熟，加油菜段、料酒、酱油、蚝油、白糖炒匀，加水淀粉勾芡即可。

阿胶红糖糯米粥

原　料：阿胶30克，红糖、糯米各100克。

做法

1 糯米淘洗干净，放入煮锅内，置火上大火煮沸。

2 待粥将煮好时，放入捣碎的阿胶，边煮边搅匀，待粥黏稠时，加入红糖调味即可。

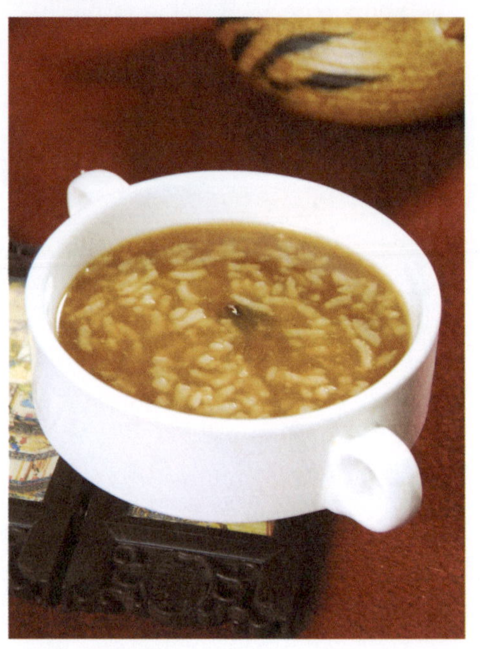

孕期咳嗽

孕妇咳嗽的原因有两种，一是感冒，二是妊娠咳嗽。依照中医的说法，孕妇于妊娠中久嗽不已，或伴五心烦热者，称为“妊娠咳嗽”，亦名“子嗽”。乃因妊娠阴虚，肺失濡润或痰火上扰而作。产生火热的原因，有阴虚或痰窒。

感冒引起咳嗽的处理方法

均衡饮食，多吃新鲜水果和蔬菜来增强免疫力。合理的饮食能提供适量的维生素、矿物质、碳水化合物、蛋白质以及脂肪。还可以选择吃一些专供孕妇服用的维生素和矿物质的混合补品。如果有喉咙痛或咳嗽，喝点热的蜂蜜柠檬水，会让准妈妈感觉舒服一些。用盐水漱口有助于治疗咽喉感染。多休息，因为睡觉有助于身体的自我恢复。不要吃糖果、饼干等甜食，那些冰冷、干燥且易上火的食物，如花生、瓜子、油炸物等也应禁止。

“子嗽”时吃什么

子嗽的治疗方法不同于感冒所引起的咳嗽，必须着重于止嗽、养阴润肺。孕妇应适当进食清淡、凉润、滋补肺阴的食物，如松子、山药、豆浆、鸡蛋、猪肺等，忌烟酒、辛燥酸辣和油腻黏滞的食物，以免耗伤肺阴。还可服用冰糖炖梨、百合茶、松仁粥等治疗咳嗽。

准妈妈食谱推荐

蛋黄莲子汤

原 料：莲子15克、鸡蛋1个（取蛋黄）、红枣20克、大米30克；冰糖。

做法

1 莲子、红枣、大米分别洗净，放入锅中加水，大火煮沸后转小火煮约20分钟，加冰糖调味。

2 将蛋黄放入莲子汤中煮熟即可。

核桃鸡蛋汤

原 料：核桃6个、鸡蛋2个；盐、植物油。

做法

1 将核桃连皮放入清水里洗净，加半碗清水，放入搅拌机里搅烂，备用。

2 锅置火上，加清水适量，放入核桃煮半小时，去渣取汁备用。

3 将核桃汁重置于锅里，打入鸡蛋拌匀，大火煮沸，点入植物油、盐调味即可。

孕期阴道出血

阴道出血是早期怀孕常见问题，约1/4的孕妇会发生这种情况。早孕出血的病人最多见的是先兆流产，此时医生会根据胚胎发育情况决定是否保胎。

早孕出血

早孕出血的病人有一部分是宫外孕，超声检查子宫内没有孕囊，子宫外发现包块，有胎心搏动，有的有腹腔积血。宫外孕虽然可以非手术治疗，但一经确诊都应住院治疗，密切观察，必要时需要手术治疗。

早孕出血中极少数病人可能是葡萄胎，超声检查子宫内没有胚胎组织，仅见蜂窝状的组织，葡萄胎的病人需要清宫，并要定期复查。

如果孕妇患有性病（淋病、梅毒、生殖器疣等），怀孕时也会出现不同程度的流血现象。如果被诊断是性病引起的先兆流产，就应遵医嘱立即进行治疗，必要时需要终止妊娠。

中晚期出血

孕中晚期的出血原因较多，有可能是晚期流产和早产的先兆、胎盘位置较低、胎盘边缘血窦破裂或胎盘早剥等，不论何种原因造成的出血，都应该立即到医院进行治疗。因为即使是先兆晚期流产或早产，因孕周较大，一旦病情发展，随时有大出血的可能。如果是胎盘因素造成的出血就更严重，可危及孕妇和胎儿的生命。

孕期牙病

孕期由于身体的一些变化，身体体质有了明显的变化，

孕妇易得哪些牙病

牙本质敏感 孕初期，很多准妈妈容易恶心呕吐，再加上喜食甜酸食物，使牙釉质受到侵蚀，失去对牙本质的保护，从而使牙齿特别敏感，遇上冷、热、酸、甜的食物，甚至刷牙或使用牙线都会感到刺痛。

龋齿 准妈妈喜食甜食、进食不规律且频率升高，再加上身体不适、思睡懒动，对口腔卫生便有所大意；此外，孕期唾液分泌增加，使口腔呈酸性，这些都是准妈妈易患龋齿的原因。

智齿冠周炎 智齿因不能正常萌出常导致周围软组织发炎，这在普通人中很常见，而准妈妈由于各种原因口腔卫生变差，发病率更高，轻者牙龈肿痛，重者面部肿胀、张口受限或发热，不仅影响生活，也使准妈妈产生焦虑情绪，不利于胎儿的生长。

妊娠性牙龈炎及妊娠性牙龈瘤 通常孕妇在妊娠前即患有龈炎，自妊娠2～3个月后开始出现明显的炎性症状，至8个月时达到高峰。分娩后症状可缓解。妊娠性牙龈瘤的牙龈乳头为鲜红或紫红色，质松软，光亮，易出血。牙间乳头甚至可呈桑葚样，一般无痛，妊娠性牙龈瘤随着妊娠月份的递增而增大。分娩后妊娠瘤能自行缩小，但必须除去局部刺激物才能使病变完全消失。

为什么会发生“妊娠性牙龈炎”

很多准妈妈发现，怀孕2～3个月，牙龈出血、水肿会明显加重，有时甚至出现瘤样增生物，这很可能是妊娠性牙龈炎或妊娠性牙龈瘤的表现。

妈咪小助手

先兆流产患者，其中有一部分人胚胎发育正常，超声检查子宫内有胚胎组织，并有胎心搏动，这一部分人卧床休息，打黄体酮止血保胎，一般可以治愈，一直到足月分娩，而且胎儿发育正常，不必担心。另一部分人胚胎发育不好，超声检查只有空囊，没有胚胎组织，或虽有胚胎组织，但没有胎心搏动，这部分人已经流产，保胎无益，需及时清宫。如果孕妇发现出血时排出一些烂肉样的组织物，千万不要将其丢弃，用白酒或酒精浸泡，带到医院鉴定是否为妊娠物。这对于诊断和处理非常重要。

这两种疾病的发生与怀孕时体内激素水平的改变密切相关。但激素并非决定因素，只要能保持良好的口腔卫生，这两种疾病是完全能被避免或控制的。即便病情已较严重，只要听从医生指导，于适当时机进行治疗，也是能够痊愈的。

妊娠牙病的治疗时机

怀孕会引起生理上的一连串变化，口腔部分也会因为内分泌及生活饮食习惯的改变而使孕妇容易患许多病变。

在怀孕头3个月，因胎儿发育易受药物影响而导致畸形儿，这段时间尽量不要使用药物。而一般的口腔手术，手术前后都须服用治疗药剂，如果是时间长并刺激的口腔手术，还易致流产，因此，怀孕前3个月不宜治疗牙病。怀孕末期，接近临盆前，时间长的手术也会因病人情绪紧张从而导致早产或流产。因此，孕妇如有牙病，可选择在怀孕的4～6个月进行积极治疗，以确保安全度过孕期。

妊娠牙病，防胜于治

在中国，妊娠性龈炎的发病率达到73.57%。研究表明，孕妇的口腔健康还会直接影响婴幼儿的口腔健康。

因此，孕妇要注意妊娠期的口腔卫生，坚持做到每餐饭后漱口、睡前刷牙，避免食物残渣在口内发酵产酸。刷牙时不要过分用力，要使用软毛刷。妊娠期恶心、呕吐的孕妇更应注意清除存留在口内的酸性物质，可常用2%小苏打水漱口，以抑制口腔细菌的生长繁殖，中和酸性物质，保持口内的碱性环境。孕妇应多吃一些含有丰富维生素和蛋白质的食物，如牛奶、鸡蛋、瘦肉等，特别要多吃富含维生素C的新鲜蔬菜和水果。必要时还可口服维生素C片，可有效预防妊娠牙病。

牙龈有急性炎症或症状明显的孕妇，应及时到医院请医生治疗，而不要随意服用消炎药，以免造成胎儿畸形。

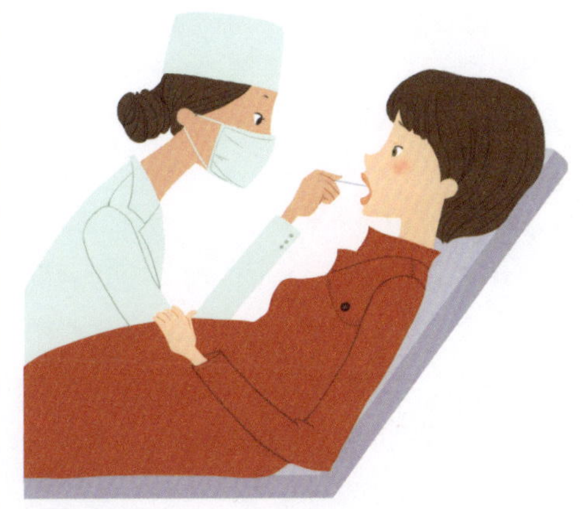

准妈妈食谱推荐

什锦果羹

原 料：鲜荔枝、草莓各 4 颗，菠萝肉 50 克，橙子 1 个；白糖、水淀粉。

做法

1 荔枝洗净，去壳，去核；橙子去皮，切成丁；草莓洗净，切成两半；菠萝洗净，切丁。

2 锅中放水烧沸，加白糖调味，用水淀粉勾芡，再放入所有水果烧沸即可。

姜汁豆苗

原 料：豌豆苗 200 克；姜末、盐、香油。

做法

1 豌豆苗择洗干净。

2 锅中加水烧沸，放入豌豆苗焯熟，捞出晾凉，加盐、香油和姜末拌匀即可。

温馨小提示

豌豆苗性清凉，是燥热季节的清凉食品，对清除体内积热也有一定的功效；原因是豆苗性滑、微寒，对孕期口腔发炎、牙龈红肿、口气难闻、大便燥结、小便赤黄等情况都有一定的改善作用。

妊娠糖尿病

原本并没有糖尿病的女性，于怀孕期间发生葡萄糖耐受性异常时，就称为“妊娠糖尿病”，这种病症可能引起胎儿先天性畸形、新生儿血糖过低及呼吸窘迫症候群、死胎、羊水过多、早产、孕妇泌尿道感染、头痛等，不但影响胎儿发育，也危害母亲健康，因此，孕妇在怀孕期间检查是否有糖尿病是很有必要的。

妊娠糖尿病如何诊断

当孕妇年龄超过30岁，家族中曾经有人患过糖尿病，孕妇本身较为肥胖，曾孕育过有巨婴症、羊水过多症的婴儿时，就应高度警惕患此病的可能。通常孕妇于妊娠24～28周时，经过口服50克的葡萄糖筛检及100克口服葡萄糖耐受试验，测出空腹、餐后1小时、2小时及3小时之血糖浓度。

不同时间段的血糖浓度	
空腹	105毫克/分升
餐后1小时	190毫克/分升
餐后2小时	165毫克/分升
餐后3小时	145毫克/分升

若发现其中至少有两项数值高于标准值时，则可诊断为妊娠期糖尿病。

妊娠糖尿病要注意营养需求

患上妊娠糖尿病的准妈妈常为不知怎样保证自己及胎儿的营养而发愁，其实，妊娠糖尿病患者营养需求与正常孕妇相同，只不过更应注意热能的摄取、营养素的分配比例及餐次的分配。此外，应避免甜食及高油食物的摄取，并增加膳食纤维。目的是为了提供母体与胎儿足够的热能及营养素，使母体及胎儿能适当地增加体重，符合理想的血糖控制，预防妊娠毒血症及减少早产、流产与难产的发生。

妊娠糖尿病的饮食原则

孕妇在妊娠初期不需要特别增加热能，中、后期必须依照孕前所需的热能，再增加300卡/天。还要注意孕期中不宜减肥。

维持血糖值平稳及避免酮血症的发生，餐次的分配非常重要。因为一次进食大量食物会造成血糖快速上升，且母体空腹太久时，容易产生酮体，所以建议少食多餐，将每天应摄取的食物分成5～6餐。睡前要补充点心，避免晚餐与隔天早餐的时间相距过长。

孕妇应尽量避免加有蔗糖、砂糖等含糖饮料及甜食，选择纤维含量较高的未精制主食，有利于血糖的控制。

如果在孕前已摄取足够营养，则妊娠初期不需增加蛋白质摄取量，妊娠中期、后期每天需增加蛋白质的量各为6克、12克，其中一半是来自蛋、牛奶、深红色肉类、鱼类及豆浆、豆腐及豆制品等高生理价蛋白质。每天至少喝2杯牛奶，以获得足够钙质，但不能将牛奶当水喝，以免血糖过高。

限制烹调油及高脂肪食物的摄入量，不要吃太多的坚果，烹调用油以植物油为主。

尽量多摄取高纤维食物，如：以糙米或五谷米饭取代白米饭、增加蔬菜的摄取量、吃新鲜水果而勿喝果汁等，这样可延缓血糖的升高，帮助血糖的控制，也比较有饱腹感，但不可无限量地吃水果。

妊娠糖尿病如何正确摄取碳水化合物

碳水化合物的摄取可以提供热能、维持代谢正常，并避免酮体产生。孕妇即使患上了妊娠糖尿病，仍要保证正常进食，只是尽量避免食用加有蔗糖、砂糖、果糖、葡萄糖、冰糖、蜂蜜、麦芽糖等含糖饮料及甜食，如有需要可加少许代糖，但应使用对胎儿无害的成分，尽量选择未精制主食，也有利于血糖的控制。此外，因为妊娠糖尿病孕妇早晨的血糖值较高，所以早餐淀粉类食物的含量应较少。

妊娠高血压

妊娠高血压综合征，简称妊高征。是孕产妇特有的一种全身性疾病，多发生在妊娠20周以后至产后2周。妊高征严重威胁母婴健康，是引起孕产妇和围产儿死亡的主要原因。

高血压、水肿、蛋白尿三大症状可同时存在，也可只出现一种或两种。根据血压及症状的不同，可分为轻、中、重度妊高征。

妊高征的程度

轻度妊高征 收缩压比原来升高30毫米汞柱，舒张压比原来升高15毫米汞柱，并伴有轻度蛋白尿和水肿。

中度妊高征 收缩压低于160毫米汞柱，舒张压低于110毫米汞柱，尿中蛋白为“+”，或伴有水肿。

重度妊高征 收缩压高于160毫米汞柱，舒张压高于110毫米汞柱，尿中蛋白为“++～+++”，或伴有水肿。

妊高征的 6 个不良后果

孕妇血压升高容易引起脑出血，血压越高出血概率越大，这是妊高征最常见的死亡原因之一。

孕妇肾功能受损，出现少尿，严重时可发展为急性肾衰。

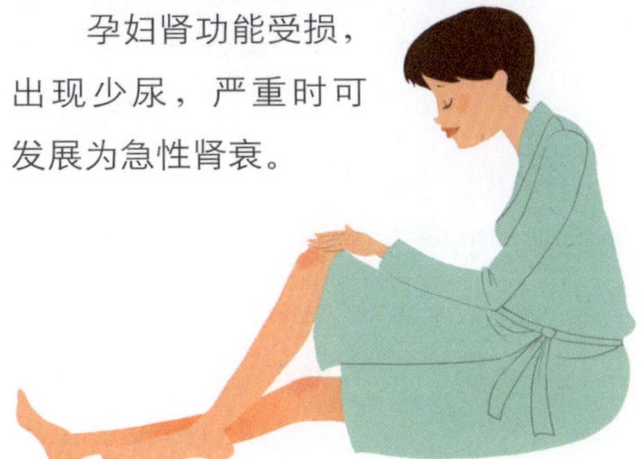

孕妇抽搐时容易咬伤唇舌或昏迷坠地摔伤，还可因分泌物吸入肺部，引起吸入性肺炎。全身肌肉抽搐时还可引起子宫收缩，导致早产。

孕妇胎盘功能恶化导致胎儿发育不良，轻者发生宫内窘迫，重者致使胎儿死亡。

孕妇本无心脏病，患病后心脏出现异常心音。

孕妇可在产后出现肺水肿、呼吸困难。

易发妊高征的 5 类孕妇

初次怀孕。

年龄过小或过大。

患贫血或有高血压或肾病等疾病。

怀有双胎或多胞胎。

身材矮胖，或精神紧张，或有高血压家族史。

五条策略预防妊高征

定时做产前检查 每次检查医生都会测量血压、验尿及称体重，并检查腿部水肿现象，是及早发现妊高征的最好方法。如有异常应及早采取对症治疗，使病情得到控制，不致发展得很严重。

合理安排孕期饮食 动物脂肪、热能摄入太多，蛋白质、各种维生素、矿物质摄入不足，都会诱发或加重妊高征。因此，正确指导孕妇合理安排饮食，对预防和控制妊高征的发生发展非常关键。

控制体重过快增长 身体过胖容易引起妊高征。一般在孕28周后每周体重增加应控制在500克以内。如孕妇体重增加过快可能是合并了妊娠水肿，必须马上看医生。

坚持做适量运动 孕妇要经常散步、游泳，增强抗病力，但同时要注意掌握以运动后感到舒适为原则。

生活规律并加强自我护理 准妈妈从怀孕7个月起不做过重、过于激烈的工作和运动，减少家务劳动；身体疲乏时马上休息，每天保证睡眠和安静歇息至少在8小时以上，包括中午休息半小时到1小时；孕妇心态要平稳，情绪不能大起大落，感到不适要赶快去看医生。还要注意睡眠时取左侧卧位，避免子宫压迫脊柱旁大血管，使下肢大静脉血液正常回流心脏，减轻或预防下肢发生水肿。

从饮食入手，预防妊高征

控制热能摄入 控制体重正常增长，特别是孕前超重的准妈妈，要尽量少吃或不吃糖果、点心、甜饮料、油炸食品、罐头及高脂食品。

恰当摄入饮食中的脂肪 每天烹调用油大约20克。少吃动物脂肪，这样不仅能为胎儿提供生长发育所需的必需脂肪酸，还可增加前列腺素合成，有助于消除多余脂肪。

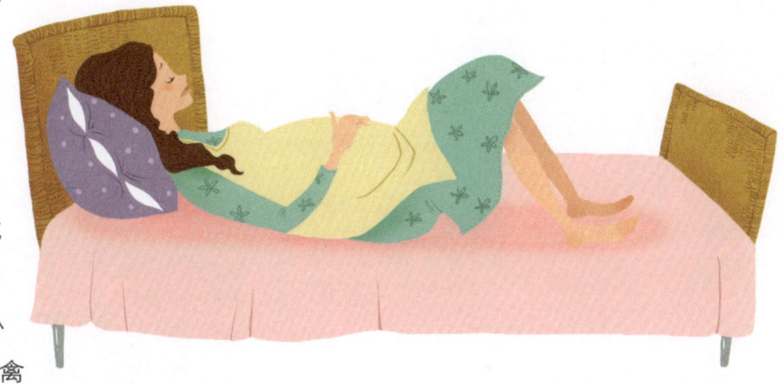

防止蛋白质摄入不足 禽类、鱼类蛋白质可调节或降低血压，大豆中的蛋白质可保护心血管。因此，多吃禽类、鱼类和大豆类可改善孕期血压。但肾功能异常的孕妇必须控制蛋白质摄入量，避免增加肾脏负担。

多吃蔬菜和水果 保证每天摄入蔬菜和水果500克以上，而且要注意蔬菜和水果种类的搭配。

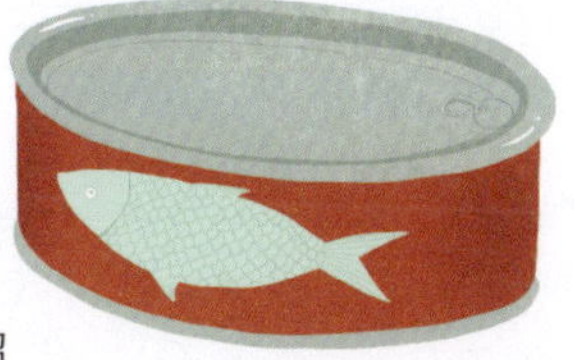

食盐摄取要适度 每天吃盐不宜超过2～4克，酱油不宜超过10毫升，不宜吃咸食，如腌肉、腌菜、腌蛋、腌鱼、火腿、榨菜、酱菜等，更不宜吃用碱或苏打制作的食物。

保证钙的摄入量 保证每天喝牛奶，或吃大豆及其制品和海产品，并在孕晚期及时补充钙剂。

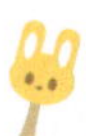

妊娠期皮肤瘙痒

妊娠期瘙痒症发生率为1.4%～3.3%，多见于妊娠32周后，极少数孕妇发生在妊娠6周左右。其症状是瘙痒难忍，多以腹部及下肢为重，夜间尤甚，往往因不能克制剧烈的瘙痒而留下道道搔痕，并且常常伴有轻微腹泻，有的孕妇还可因肝内胆汁淤积而出现黄疸表现。这些症状一般在分娩后2～3天或2周内消失，该症胎儿窘迫的发生率达32%～65%，胎儿死亡率是正常妊娠的4倍。因此，妊娠期瘙痒症对母体和胎儿的危害不可低估。

妊娠期瘙痒症的诱因

妊娠期瘙痒症的病因至今尚不十分清楚，一般认为主要与遗传、雌激素、代谢等因素有关。据研究发现，在此类孕妇胎盘的毛细血管壁上沉积一种叫做“胆盐”的物质，可使血管腔变细、变窄，以致影响到对胎儿营养物质的供应与氧气的交换。这不仅容易造成胎儿在宫内缺氧环境中发生发育迟缓、宫内窘迫症、死胎、死产、新生儿窒息以及促发子宫平滑肌收缩而早产，而且可刺激神经末梢而导致全身瘙痒，以及影响凝血物质维生素K的吸收，从而造成产后出血。

如何应对皮肤瘙痒

对一般性瘙痒，孕妇不可用手乱抓，只需要在皮肤上轻轻按摩或者用温水擦洗，或采用欣赏音乐等分散注意力的方法，瘙痒即可减轻。

过敏引起的瘙痒，只要脱离过敏源，局部用些抗过敏药，瘙痒即可缓解消失。

孕期外阴部的瘙痒只要找到病因，对症治疗，症状很快就会消除。

孕妇要警惕妊娠期瘙痒症，出现孕中、晚期的皮肤瘙痒切莫大意，不能自以为是“胎气”所致而置之不理，应及时就诊。若检查肝功能发现谷丙转氨酶和血清胆红素升高，或有黄疸出现，应及早住院，对症治疗。

先兆子痫

若有妊娠高血压外加水肿或蛋白尿，或两者皆有则称先兆子痫。而先兆子痫合并抽搐则称子痫症。

哪些症状为先兆子痫

先兆子痫的三大症状为：高血压、蛋白尿和全身性水肿，它们出现的顺序不确定，严重程度因人而异。其他临床症状还有头痛、体重增加、上腹疼痛、视物模糊、尿少、胎儿体重过轻或急性窘迫、凝血因子耗损及胎盘早期剥离等。

死亡率极高的先兆子痫

对患有先兆子痫的孕妇来说，母亲及胎儿的死亡率特别高。先兆子痫症症

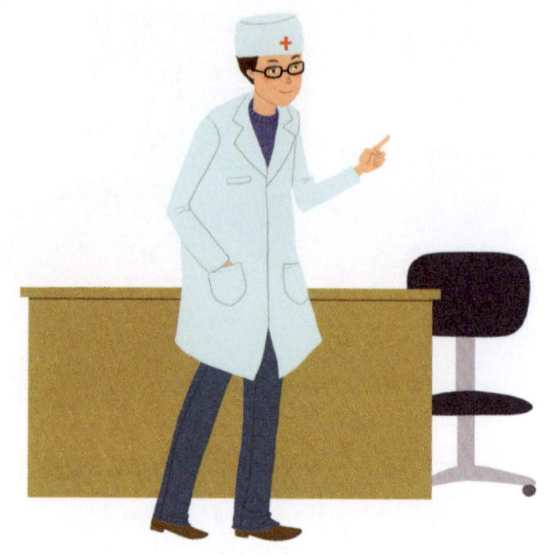

状严重时，胎儿的死亡率为10%～28%，胎儿早产率为15%。

先兆子痫的真正原因迄今仍没有很好的解释。最主要的病理变化是血管痉挛及水盐潴留。这些改变，减少了肾脏的滤过功能，胎盘血量的供应也减少，于是便产生了血压增高、尿中有蛋白及水肿现象，胎儿也有发育过小的情形。

先兆子痫孕妇的生活准则

控制饮食，避免吃太咸的食物，如腌制品、罐头食品。

维持高蛋白饮食，每天摄取80～90克蛋白质，补充尿中流失的蛋白质。

多卧床休息，以左侧卧为宜。

保持情绪稳定、心情愉快，以减轻身体的负担。

自行监测血压，建议每天早晚各量一次血压，以了解血压的变化，有异常就应立即就医。

症状严重者需住院，并以药物降血压，并监控用药后的状况。

妊娠期腰腿痛

妊娠早期，有些孕妇常有腰疼的感觉，一般来说，正常孕妇不会有这样症状，一旦存在这些表现多为先兆流产征兆，应引起重视，及时治疗。

腰腿痛的真实原因

妊娠中、晚期，随着胎儿发育，子宫逐月增大，孕妇的腹部渐向前突，身体重心前移，为了保持身体的平衡，孕妇上身后仰，双腿分开站立，使背部伸肌经常处于紧张状态，当腰椎过度前突，引起脊柱及骨盆、关节、韧带松弛，失去正常的稳定性，便会造成腰背疼痛，此时的腰背疼痛主要是由于肌肉过度疲劳所致。

妊娠期腰腿痛易引发哪些疾病

怀孕后孕妇腰腿痛加重，主要是孕期女性的内分泌激素发生了改变，使韧带比较松弛。此时，因腰骶部的关节、韧带和筋膜比较松弛，使稳定性减弱，子宫内逐渐发育成熟的胎儿增加了腰椎的负担，而且这种负担持续存在。在此基础上若有腰椎劳累和损伤，很容易发生腰椎间盘突出症。

腰腿痛的按摩注意事项

针对孕妇的生理性腰腿疼痛，应避免提重物，纠正过度施压姿势，做些轻微的运动以加强脊柱的柔韧度，注意睡硬床垫，穿低跟鞋，可以减轻腰背疼痛。若孕妇腰腿痛加重，必须给予治疗，可请有经验的推拿医师操作，适当做做牵引、按摩、理疗等。牵引力度不宜太大，按摩手法不宜太重，尤其不要在孕妇腰骶部强刺激。一般最好在临产前3个月，停止手法按摩和孕前锻炼等。其次，不要乱用活血祛淤的热敷药和膏药，以免造成流产或早产。

准妈妈食谱推荐

姜丝炒牛肉

原　料：牛肉片 75 克、姜丝适量；植物油、酱油、水淀粉、料酒、香油。

做法

1 牛肉片先用酱油、料酒、水淀粉腌渍20分钟。

2 锅内倒油烧热后以大火快炒牛肉片，牛肉熟后，放入姜丝快速翻炒几下，淋入香油即可。

烧牛蹄筋

原　料：牛蹄筋 250 克、青菜心 25 克；植物油、料酒、姜末、葱花、淀粉、味精、酱油。

做法

1 牛蹄筋入水焯烫，去血水，捞出沥干水分。

2 牛蹄筋放入沙锅内，加750毫升清水，小火煮至八成熟时捞出，切成2厘米长条块，原汤留用。

3 锅内倒油烧热，先炒青菜心，随即把牛蹄筋、料酒、姜末、酱油及煮蹄筋汤倒入，煮沸后加味精、葱花及调好的淀粉汁勾芡，装盘即可上桌食用。

 产后常见症状的饮食调养方案

 产后出血

产妇把胎盘娩出后，一天内出血达到400毫升者，称为产后出血。产后出血包括胎儿娩出后至胎盘娩出前、胎盘娩出至产后2小时以及产后2小时至24小时三个时期，多发生在前两期。

产道出血的临床表现为出血急而量多，或持续小量出血，重者可发生休克。同时可伴有头晕乏力、嗜睡、食欲不振、腹泻、水肿、乳汁不通、脱发、畏寒等。

产妇在分娩后2小时内最容易发生产后出血，所以分娩后仍需在产房内观察。经过产房观察两小时后，产妇和孩子都到了爱婴区，产妇自己也要继续观察，因为此时子宫收缩乏力也会引起产后出血。

产妇一旦发生产后出血，后果严重。休克较重、持续时间较长者，即使获救，仍有可能发生严重的垂体前叶功能减退后遗症。产后出血除从出血量进行诊断外，还应对病因做出明确的诊断，才能做出及时和正确的处理。

产后出血的治疗原则是迅速止血、纠正失血性休克及控制感染，必要时手术治疗。产妇应卧床休息，以减轻疲劳感。产妇进食高热能、高蛋白、易消化且含铁丰富的食物，以增加营养，并坚持少食多餐。及时选用合适的药膳可以使治疗效果更为理想，如人参粥、柿饼饮、乌蛋饮、生地益母汤等。

产后食谱推荐

枸杞鸡丁

原 料：鸡脯肉300克，枸杞子30克，鸡蛋1个（取蛋清），荸荠、牛奶各适量；植物油、水淀粉、盐、味精、葱末、姜末、蒜末。

做法

1. 枸杞子洗净放入碗中，上屉蒸30分钟；荸荠去皮，洗净，切成小方丁。
2. 鸡脯肉洗净，切成小方丁，放入鸡蛋清、水淀粉搅拌均匀备用。
3. 锅内倒油烧至五成热，放入浆好的鸡丁，快速翻炒几下，放入荸荠丁、蒸好的枸杞子再翻炒片刻。
4. 将盐、葱末、姜末、蒜末、牛奶、味精、水淀粉勾成芡汁浇入锅内，翻炒均匀即可。

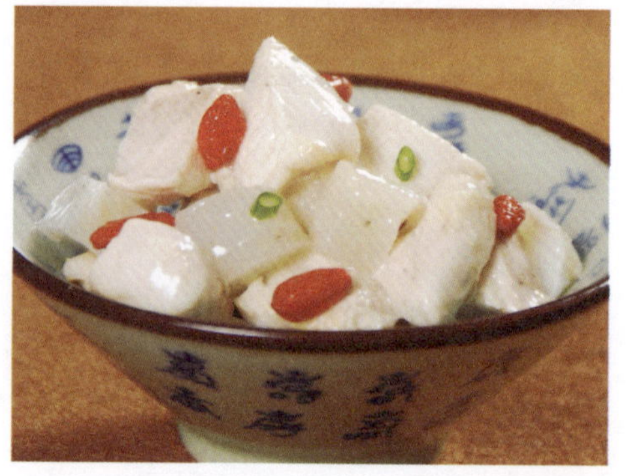

五圆鸡

原 料： 净母鸡1只，桂圆肉、荔枝肉、小枣各30克，枸杞子、莲子各25克；白胡椒粉、姜片、葱段、盐、冰糖。

做法

1 母鸡洗净后用沸水煮透捞出装盆，放进姜片、葱段、适量水，上屉蒸30分钟取出。

2 枸杞子、桂圆肉、荔枝肉、小枣、莲子上屉蒸熟后，装入鸡腹，加入冰糖，继续蒸至肉烂，取出装盘。

3 将蒸鸡的汤汁烧沸收浓，加盐、白胡椒粉并调好味，浇在鸡身上即可。

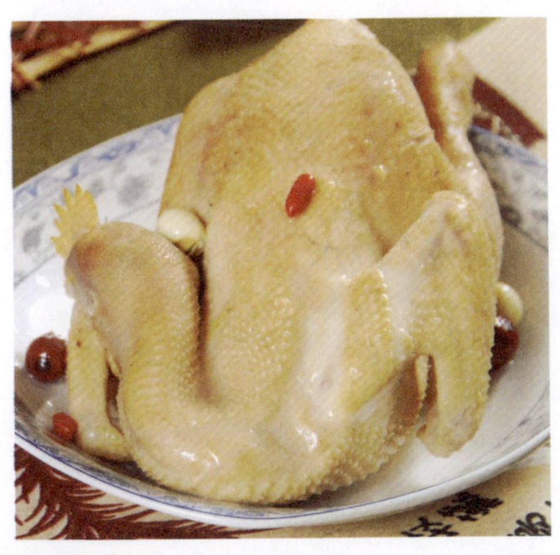

炖鳗鱼

原 料： 鳗鱼1条，当归、黄芪、红枣各15克；料酒、盐。

做法

1 鳗鱼洗净，切段备用。

2 沙锅中放入鳗鱼、当归、黄芪、红枣、料酒、盐和适量清水，炖煮50分钟，待鳗鱼熟烂即可。

产后恶露不净

新妈妈在分娩后，阴道会流出一定量的血样的东西，即通常所说“恶露”，主要是子宫内膜脱落后的血液、分泌物和黏液等。最开始为红色恶露，多在产后持续1周左右，以后排出浆性恶露，最后排出白恶露。如产后已3周仍有血性恶露，称为产后恶露不净。

中医学认为，恶露不净主要是气虚不摄、淤血停留、阴虚血热所致。常因身体虚，产时失血伤气或产后操劳过早造成。

食疗原则	
气虚型	应补中益气，升阳固摄
血淤型	应活血化淤
血热型	应清热解毒，养阴止血

气虚型 恶露色淡红，质稀无臭，产妇时觉下腹下坠，神疲倦怠，少气懒言，头晕目眩，舌质淡红，脉缓弱。治宜补中益气，升阳固摄。可食用黄芪粥、参术芪米粥。

血淤型 恶露量少，色紫黑，产妇腹痛拒按，舌质紫暗，边有淤点，脉弦实有力。治宜活血化淤。可食用益母草红糖汤、姜楂茶、红花草糖水。

血热型 恶露量多，色鲜红或深红，质稠而臭，产妇面赤口干，舌红脉数。治宜清热解毒，养阴止血。可食用冬瓜皮赤豆茶、莲草茅根炖肉、田七炖鸡。

产后食谱推荐

韭黄炒鳝鱼

原 料：鳝鱼、韭黄各适量；植物油、酱油、姜丝、香菜、葱花、香油、水淀粉、蒜末、胡椒粉、白糖、味精、料酒。

做法

1 韭黄洗净，切段；鳝鱼洗净备用。

2 锅内倒油烧热，放入葱花爆香，倒入鳝鱼翻炒，再加入白糖、味精、料酒、酱油、胡椒粉和适量清水。

3 大火翻炒后加入韭黄，炒约2分钟，淋上水淀粉及香油，将蒜末、香菜、姜丝倒入，炒匀即可。

葱酥鱼

原 料：鲫鱼500克、泡红椒适量；料酒、醪糟汁、高汤、酱油、味精、植物油、冰糖、葱白段。

做法

1 鲫鱼去内脏，洗净，放入油锅煎至两面黄色时捞起。

2 锅置火上，倒油烧热，放入冰糖炒成金黄色的糖汁。

3 锅中再倒入适量油，烧至四成热时，炝香一半葱白段，放入料酒、酱油、味精、高汤、糖汁（一半）。

4 另起一锅，底垫葱白段，葱面上放鱼，鱼上再放葱白段、泡红椒，随后将烹过的佐料和汤倒入鱼锅内，在小火上慢烧，至汁减半时，将鱼翻面再烧，下醪糟汁，直到汤干鱼稣时起锅装盘即可。

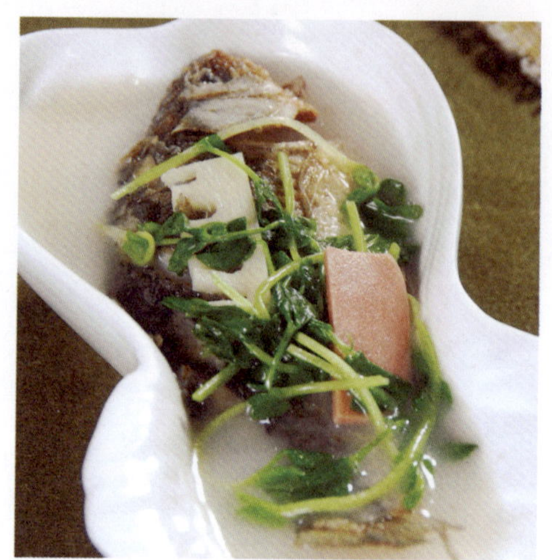

奶油鲫鱼

原 料：净鲫鱼1条、熟火腿2片、豆苗15克、笋片25克、高汤500毫升；植物油、味精、料酒、盐、葱结、姜片。

做法

1 鲫鱼洗净，用刀在鱼背上每隔1厘米宽划出刀纹。

2 把鱼放入沸水锅中焯一下捞出，洗净，去腥。

3 锅置火上，倒油烧至七成热，放入葱结、姜片爆出香味，放入鲫鱼略煎，翻身，洒入料酒略焖，随即放入高汤、适量清水和少许植物油，盖牢锅盖滚3分钟左右，使汤白浓，调至中火焖至鱼熟，放入笋片、盐、味精，大火烧至汤呈乳白色，加入豆苗略滚，拣掉葱、姜，将笋片、火腿齐放在鱼上面，豆苗放两边即可。

产后腹痛

新妈妈分娩后下腹疼痛，称作“产后腹痛”。有的人腹部疼痛剧烈，而且拒绝触按，按之有结块，且恶露不下，此是淤血阻在子宫引起；有的人疼痛夹冷感，热痛感减轻，恶露量少、色紫、有结块，此是寒气入宫、气血阻塞所致。本病大多是淤和寒引起，但也有失血过多，子宫失于滋养而表现隐痛、恶露色淡。针对产后腹痛的饮食宜清淡，少吃生冷食物。山芋、黄豆、蚕豆、豌豆、零食、牛奶、白糖等容易引起胀气的食物，也应少食为宜。注意保持大便畅通，便质以偏烂为宜。产妇不要卧床不动，应及早起床活动，并按照体力渐渐增加活动量。产妇宜食用羊肉、山楂、红糖、红小豆等。常用食疗方法有当归生姜羊肉汤、八宝鸡、山楂饮、桂皮红糖汤、当归煮猪肝等。

如果产妇腹痛较重并伴高热（39℃以上）、恶露秽臭色暗，应考虑感染加重，要立即就医，以免贻误病情。

产后食谱推荐

当归大补酒

原　料：当归、续断、肉桂、川芎、干姜、麦门冬各40克，芍药60克，吴茱萸、干地黄各100克，甘草、白芷各30克，黄芪40克，红枣20颗，酒2000毫升。

做法

1 将上面这些材料一起磨碎，用布包好，用酒浸于干净容器中。

2 放置一宿，再加水1000毫升，煮取1500毫升。

3 于饭前温饮15～20毫升，每日3次。

产后便秘

产后子宫收缩，直肠承受的压迫突然消失而使肠腔舒张、扩大；产后卧床休息，缺少活动，胃肠运动缓慢；产后饮食精细，食物残渣少；产后疏忽调理大便或孕期便秘未能治愈等都是引起产后便秘的原因。产后便秘大部分引起肛裂，造成排便时肛门剧烈疼痛和出血，因恐惧疼痛，产妇不敢进食，直接影响产妇的健康。

饮食调养	
适当活动	调整肠胃
饮食搭配	做到粗、细粮搭配，主食多样化
心情舒畅	避免不良精神刺激

产妇在分娩后应适当地活动，不能长时间卧床。产后头两天应勤翻身，吃饭时应坐起来。两天后应下床活动。饮食上要多喝汤、饮水。每日进餐应适当配一定比例的杂粮，做到粗细搭配，力求主食多样化。在吃肉、蛋食物的同时，还要吃一些富含膳食纤维的蔬菜和水果。平时应保持精神愉快、心情舒畅，避免不良的精神刺激，因为不良情绪可使胃酸分泌量下降，肠胃蠕动减慢。食疗方有葱味牛奶、香蜜茶、紫苏麻仁粥等。

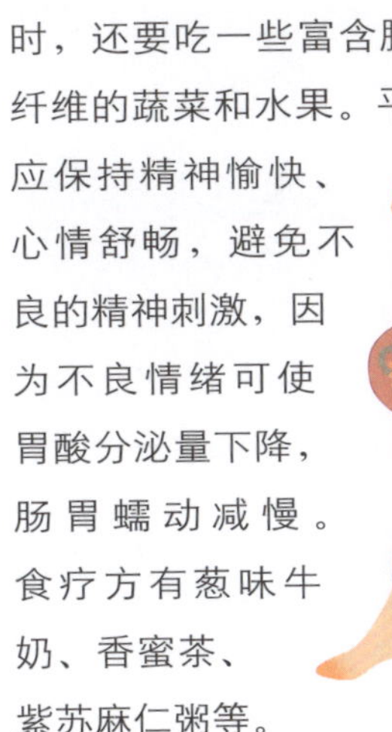

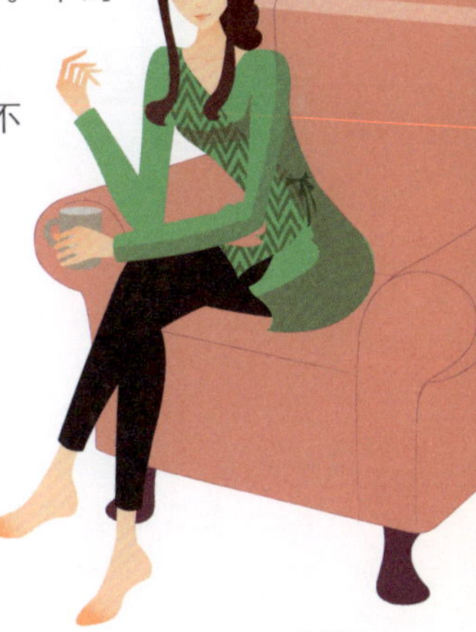

产后食谱推荐

黄瓜炒冬笋

原 料：净冬笋200克、黄瓜100克；盐、味精、料酒、姜末、鸡汤、植物油。

做法

1 冬笋洗净，放入沸水锅中煮5分钟，捞出，冲凉，切成片；黄瓜洗净，切片。

2 锅置火上烧热，倒入植物油，煸香姜末，放入冬笋片略炒，再放入黄瓜片，倒入料酒，加盐、味精和鸡汤，用大火翻炒几下，出锅装盘即可。

干贝芦笋

原 料：干贝85克、芦笋200克、文蛤300克；葱花、盐、香油、植物油。

做法

1 芦笋去除外皮，洗净，切成小段。

2 文蛤吐沙、洗净，以沸水烫熟，去壳取肉备用。

3 锅内倒油烧热，爆香葱花，先放入干贝、芦笋拌炒，再放入文蛤以大火略为拌炒，加盐、香油调味即可。

当归枸杞面线

原 料：面线15克，油豆泡50克，当归、枸杞子各15克；盐。

做法

1 油豆泡洗净，切丝备用。

2 锅中加入水，放入油豆泡、当归、枸杞子煮至出味后再放入面线，续煮1～2分钟，加盐调味即可。

产后水肿

产后水肿，是指女性产后面目或四肢水肿。一方面是因为子宫变大，影响血液循环而引起水肿，另外受到黄体酮的影响，身体代谢水分的状况变差，身体会出现水肿。针对产后水肿，中医以补肾活血的食疗方法去除身体水分。可适当食用薏米、冬瓜、鲤鱼等去肿利水的食物，常用的食疗方有薏仁红小豆汤、红糖生姜汤、豆瓣鲤鱼等。

产后水肿的分类			
气虚血亏产后水肿	气滞血淤产后水肿	肾虚产后水肿	湿热下注产后水肿

产后食谱推荐

口蘑烧冬瓜

原 料：冬瓜500克、水发口蘑100克、黄豆芽30克；料酒、味精、盐、水淀粉、植物油、高汤。

做法

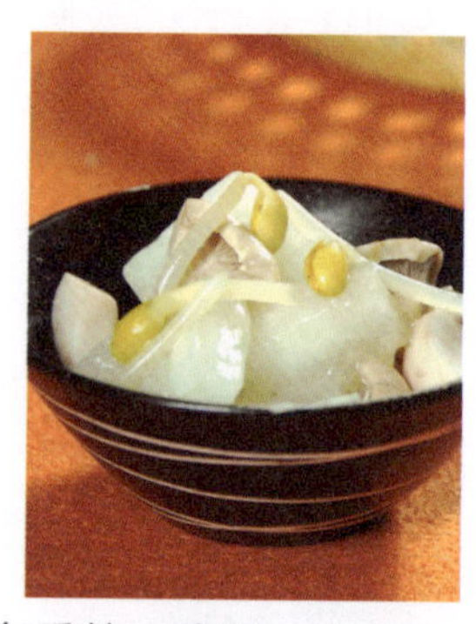

1 冬瓜洗净，去皮，去瓤，下入沸水锅焯熟，过凉，切成块；口蘑洗净。

2 炒锅放油烧热，放入黄豆芽、口蘑、冬瓜块、高汤、料酒、盐、味精，大火烧沸后转为小火炖烧，烧至口蘑、冬瓜入味，用水淀粉勾芡即可。

蒜蓉空心菜

原 料：空心菜400克；蒜蓉、植物油、盐、味精、醋。

做法

1 将空心菜择去老叶，切去根后洗净，沥净水分，切成3厘米长的段。

2 锅加油烧至五成热时，加一半量的蒜蓉炒出香味，加入空心菜。

3 大火炒至八成熟时，加盐、味精、醋以及另一半蒜蓉，翻拌均匀即可。

腰花木耳汤

原 料：鲜猪腰150克、水发黑木耳15克、笋片20克；葱花、盐、味精、高汤、胡椒粉。

做法

1 将猪腰切成两半，除去腰臊，洗净，切成兰花片，清水浸泡片刻。

2 将猪腰、木耳、笋片一起放入沸水锅中煮熟后捞出，放在汤碗内，加入葱花、味精、盐、胡椒粉，再将烧沸的高汤倒入汤碗内即可。

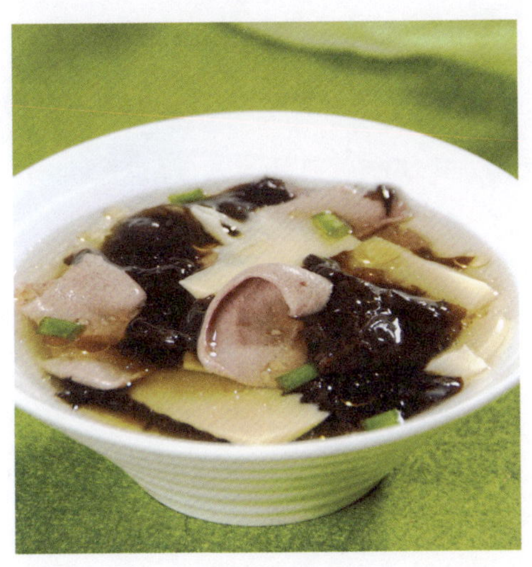

产后发热

产后发热是指产妇在产褥期内由于种种原因出现发热的症状。发病的原因有多种。需针对不同原因，予以分别处理。相应的饮食原则也不相同。

产后发热常见原因			
感冒	感染	产伤	蒸乳

产后感冒引起的发热

主要症状为恶寒、发热、出汗，还有关节疼痛和咽喉疼痛等，以祛风清热解毒为基本治疗原则，可食用蜜芷茶、葱豉肉粥进行辅助治疗。

产后感染引起的发热

是产后发热中最为常见的，起病于产后24小时至10天以内，患者主要症状为高热、寒战，产妇出现头痛、身痛、小腹疼痛拒按，恶露量可从正常至较多、颜色紫暗、有腥臭味。如行妇科检查，可见会阴、阴道及宫颈红肿。如炎症发展严重，可能波及内生殖器，出现腹肌紧张等急腹症症状。以清热解毒、活血去淤为基本治疗原则。孕妇可多食藕、小麦、猪肝、淡菜、银鱼、鲫鱼等食物。推荐食用无花果炖猪瘦肉、黑木耳煮桑葚、猪腰汤等。

产后产伤引起的发热

是由于产妇出血过多引起的，此时，产妇热度不太高，自觉有汗，主要症状是面色潮红、耳鸣、心悸、头晕眼花，以滋阴清热为主要治疗原则，可食用姜汁黄鳝饭、牛血粥等。

蒸乳发热

通常起于产后3～4天，产妇除发热外，主要表现为乳房膨胀、疼痛、乳汁不畅、局部红肿，此时应及时处理，防止发展为乳腺炎。以清除热痛、疏通乳脉为基本治疗原则。辅助饮食有丝瓜络茶、鸽肉杏仁汤、油菜粥等。

产后关节痛

新妈妈在产褥期间出现肢体酸痛、麻木者，特点是产后肢体酸痛、麻木，局部有红、肿、灼热，中医学认为是因分娩时用力、出血过多，气血不足，筋脉失养，肾气虚弱，或因产后体虚，再感受风寒，风寒乘虚而入，侵及关节、经络，使气血运行不畅所致。

饮食上多吃易消化且富含营养的汤类食物；多吃高蛋白食物，如瘦肉、鸡蛋等；多吃补血类食物，如动物肝脏、黑木耳、莲子等；也要适当吃些蔬菜，以保持大便通畅。禁食寒凉和辛辣的食物。对于关节疼痛剧烈且有高热者，应及时到医院就诊，以防患风湿热而延误病情。

除按中医辨证服用相应药物外，在日常饮食、起居等方面要注意保暖；室内既要通风，但不能让风直接吹产妇；注意足部的保暖，最好穿上袜子；室内注意保持干燥、卫生，避免潮湿。

产后排尿异常

产后排尿异常指女性产后小便不通或尿意频数，甚至小便失禁。本病发生原因是膀胱气化失职所致，临床又可分为气虚、肾虚、膀胱损伤三种。

建议适当食用西瓜、陈皮、红小豆等食物，常用食疗方有西瓜皮饮、红小豆陈皮粥、芝麻散等。

临床分类	
气虚型	如小便频或失禁，其量昼夜相等
肾虚型	夜尿特多或遗尿
膀胱损伤	多有产伤史，小便常带有血液。治疗以补气温阳为主。若小便频数或失禁者，应以固温为主；若小便不通者，则应以行水通利为主

产后自汗、盗汗

产妇于产后2～3天内出汗较多，为正常现象，若女性产后出汗过多，或出汗时间过长而不能自止，且活动时加重，恶风，并出现面色发白，气短懒言，语声低快，倦怠乏力，舌淡，苔薄，脉虚弱等症状者，称为产后自汗，常与肺卫气虚有关。

产后盗汗，是指产妇睡后汗出湿衣，醒来即止，常与阴虚内热有关。

女性产后自汗、盗汗治疗上以补气固表、止汗、养阴为主。除药物治疗外，可采用适当饮食调养，如多吃黑豆、番茄、菠菜、山药、百合、银耳、鸡蛋、冬虫夏草，注意忌食辣椒、烟、酒、葱、姜等刺激、辛辣之物，以促进疾病早日康复。常用食疗方有黄芪桂圆羊肉汤、参鸽汤、羊肚粥、猪肚粥等。

不同体质产妇的恢复与调养

体质即机体素质，是指人体秉承先天遗传，受后天多种因素影响所形成的与自然、社会环境相适应的功能和形态上相对稳定的固有特性。这种特性由脏腑盛衰所决定，并以气血为基础。

体质可分为平和质、气虚质、阳虚质、阴虚质、痰湿质、湿热质、淤血质、气郁质和特禀质九类。除平和质被视为健康表现外，其余八种体质都可发展为亚健康乃至疾病状态。不同体质产妇她们的身体状态各有不同，恢复和调养方式也各不同。

平和质

面色肤色润泽，头发稠密有光泽，目光有神。唇色红润，无口气。不容易疲劳，精力充沛，对冷热有较好的耐受力。睡眠良好，胃口好。大小便正常。舌头颜色淡红，脉和而有力。这种体质的人平时患病少。

气虚质

语声低怯，气短懒言，容易疲乏，精神不振，易出汗，舌头呈淡红色，舌体胖大，舌边缘有齿印痕，脉象虚缓。这种体质的人平素体质虚弱，容易感冒、头晕、健忘。

阳虚质

怕冷，喜欢热饮热食，精神不振，睡眠偏多，舌头颜色偏淡，略显胖大，边缘有齿印痕，舌苔湿润，脉象沉迟微弱。这种体质的人易出现痰饮、肿胀、腹泻。

阴虚质

容易燥热，咽喉干涩，口渴爱喝冷饮，大便干燥，舌头红，口水和舌苔偏少。这种体质的人容易出现阴亏燥热的病变，或者于病后表现为阴亏。

痰湿质

面部皮肤油脂较多，汗水多且黏，容易胸闷，痰多，平时爱吃甜食和肥腻食物，大便正常或者略稀烂，小便量不多或者颜色稍微有些混浊。这种体质的人容易患糖尿病、脑卒中。

湿热质

平时面部常有油光，容易生痤疮粉刺，舌头颜色偏红，舌苔黄腻，易口苦口干，身体常感沉重，容易疲倦。这种体质的人易患痤疮、黄疸。

淤血质

皮肤偏暗，有色素沉着，唇色暗淡或者发紫，舌色暗且有点片状淤斑，脉象细涩。这种体质的人容易患出血、脑卒中等疾病。

气郁质

性格内向，抑郁脆弱，敏感多疑，平时睡眠较差，痰多，大便发干，小便正常，舌头颜色淡红，舌苔薄白，脉象弦细。容易出现食欲减退、健忘、抑郁、失眠。

特禀质

是指易患遗传性疾病，如为过敏体质则容易患药物过敏、花粉症等病，或患有遗传疾病如血友病、先天愚型等。

阴虚体质的产后调养

不论哪种体质的产妇，因为分娩时费时用力，耗血伤气，极易于产后形成不良体质，应于产后及时调养，否则会对今后的身体健康造成极大影响。阴虚的产妇表现为阴津不足，身体呈缺水状态，以致眼干、鼻干、口干、皮肤粗糙、头发干枯。阴虚症状包括心烦易怒、失眠多梦、头晕眼花、腰膝酸软、小便次多量少、心跳偏快、脉搏偏细或夜间盗汗、手足心发热、双目干涩、耳鸣等。人分阴阳，阳指身体的功能，阴则指体内的津液，包括血液、唾液、泪水、精液、内分泌及油脂分泌等。

阴虚则补其不足，在滋补的过程中要遵循滋阴潜阳的原则。对于体质较弱的产妇，应在医生的指导下适时进补，进补宜采用补阴、滋阴、养阴等法，补阴虚的药物可选用生地黄、麦冬、玉竹、珍珠粉、银耳、冬虫夏草、石斛、龟甲等。阴虚的产妇若胡乱补食壮阳的食物，如人参、鹿茸等，便会令阳火过旺，身体功能处于一种过度兴奋及活跃的状态，耗费体内津液。患者亦会感到口干喉痛，严重时会出现低热、手足心热及心烦失眠。

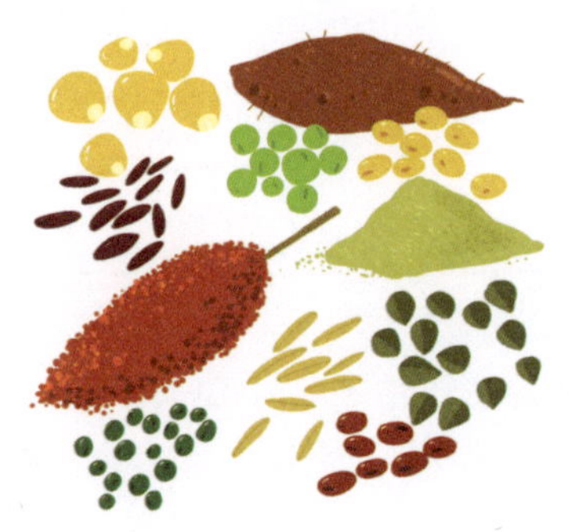

凡阴虚体质者，宜食甘凉滋润、生津养阴的食品如：大枣、黑豆、核桃、黑芝麻、桂圆、甲鱼、燕窝、百合、鸭肉、黑鱼、海蜇、藕、金针菇、荸荠、梨等，可经常交替选服。宜吃新鲜蔬菜瓜果、含优质蛋白质丰富的食品，忌吃辛辣刺激性、煎炸炒爆的食品。产妇还可食用枣皮大米粥、百合大米粥、麦冬大米粥、银耳红枣羹、百合莲子羹等可滋阴的食物。

情志有喜、怒、忧、思、悲等，中医有“五志化火”之说，火旺则伤阴，因此，除了食补，产妇日常要保持心情舒畅，生活有规律。

气虚体质的产后调养

气虚体质是指人的体力和精力都感到缺乏，稍微劳作便有疲劳之感，机体免疫功能和抗病能力都比较低下，常表现为身倦乏力，少气懒言，爱出汗，劳累时症状加重等。气虚体质的产妇是因分娩时用力过度所致，严重者除了上述几种症状加重以外，还伴有咳喘无力、食少腹胀、脱肛、子宫脱垂，经常出现心悸怔忡、精神疲惫或腰膝萎软、小便频多等。

气虚者需补气，补气的药物可选用人参、黄芪、党参等。常用的补气食物可选用牛肉、鸡肉、兔肉、猪肉、猪肚、鸡蛋、大豆、大枣、鲫鱼、黄鱼、比目鱼、鹌鹑、虾、蘑菇、小米、扁豆、菜花、胡萝卜、香菇、红薯等，这些食物都有很好的健脾益气作用。亦可选用补气药膳调养身体，如黄芪蒸鹌鹑、人参大枣粥、枸杞莲子汤等。

阳虚体质的产后调养

阳虚，又称阳虚火衰，是气虚的进一步发展，阳虚之体的主要表现为形体偏胖，精神状态不好，面色灰暗，缺少光泽，常感到身体疲惫，手脚发凉，浑身无力，语声低微，口中乏味，不喜喝水或喜热饮，大便偏稀，小便多或容易水肿。

阳气虚弱的产妇进补宜补阳、益阳、温阳，补阳虚的药物可选用红参、鹿茸、杜仲、冬虫夏草、肉桂、海马、香附子、补骨脂、菟丝子等中药。宜适当多吃一些温肾壮阳的食物，如羊肉、黄牛肉、鸡肉、猪肚、带鱼、黄鳝、虾、栗子、牛鞭、海参、淡菜、桂圆、鹌鹑、桂皮、茴香等，这些食物可补五脏，添髓，强壮体质。在饮食习惯上，即使在盛夏也不要过食寒凉之物。还可选用适宜的药膳进行调养，如海马童子鸡、韭菜白米虾等。

血虚体质的产后调养

所谓血虚是指血液不足或血的滋养功能减退出现的一种病理状态。这种体质是由于孕妇分娩时失血过多所致。若血虚不能充养机体，则出现面色无华、

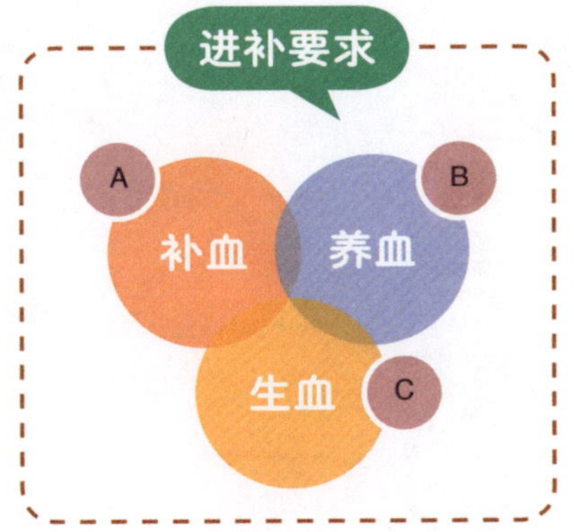

视物不清、四肢麻木、皮肤干燥等病理变化。血虚体质之人，临床常表现为面色苍白或者枯黄，没有光泽，嘴唇、指甲缺少血色，头晕眼花，心悸失眠，手足麻木，舌质淡白，脉细无力，妇女月经量少，延期，甚至闭经等症状。

进补宜采用补血、养血、生血之法，补血的药物可选用当归、阿胶、熟地黄、桑葚等。常用于补血的食物有黑米、莲子、桂圆、荔枝、桑葚、蜂蜜、黑木耳、黑芝麻、芦笋、番茄、牛奶、乌鸡、羊肉、猪蹄、猪肝、猪血、红糖等，也可以选用适合的药膳进行调养，如当归乌骨鸡、阿胶糯米粥、枸杞肉丁、当归生姜羊肉汤等。

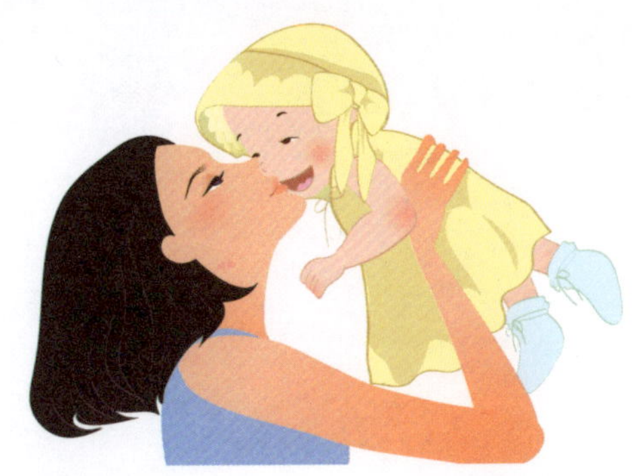

Part 04

孕产期不可不知的

自我保健方案

Chapter 01 预约健康聪明的孩子

有备而孕

怀孕、育人，是中国家庭中的头等大事，也是人生最重要的内容。孕育一个健康、聪明、漂亮的宝宝，尽可能让下一代继承两个人最优秀的品质，当然也是每一对夫妻的愿望。为此，准爸爸、准妈妈需要制订优生计划，做好孕前保健、孕前调养，更进一步了解与生、育、性相关的知识，走出“传宗接代”旧观念的阴影，让自己能在“预约”健康、聪明的下一代方面做得更好、更理性、更科学一些，这就是有备而“孕”。

优生优育的前提——怀孕计划

要成为有责任心的父母，在受孕之前就要有充足的生理和心理储备，避免不利于受孕的各种因素，在充分准备下，迎接新生命的来临。

随着时代的发展，现代人已经越来越重视孕期保健，但对孕前保健知识却知道得很少。孕育一个健康的后代，需要有最佳受孕时机和良好的孕育环境。为了提高宝宝的生命质量，在怀孕前先要有一个周全的计划，使妊娠有一个最佳的开始。

优生咨询

优生咨询适用于生育年龄的健康男女，由医生或专业人员对婚配、生育等问题提出建议和指导，以便控制对优生不利的因素，预防胎儿发育缺陷，达到优生目的。

优生咨询包括婚前、孕前和孕期咨询。

婚前咨询

通过咨询对即将结婚的男女进行全身健康检查和生殖器检查，必要时做实验室检查。婚前咨询还进行生殖器卫生指导、性知识指导和避孕知识的指导。

孕前咨询

为保证孕期母胎的健康，有利于优生优育，指导孕龄夫妻选择最佳的生育年龄，安排理想的受孕时刻。孕前除考虑母亲的年龄和健康因素外，一些不适合受孕的不良环境因素也要进行孕前咨询，以采取必要的措施。如患有某些慢性疾病、长期接触对胎儿有毒性的物质、有病毒感染史、患某些肿瘤等，如果孕前不做处理，会对优生极为不利。

孕期咨询

孕期咨询从早孕开始。对在孕早期或在孕中期进行产前诊断，发现胎儿异常及时中止妊娠。孕期咨询注重有异常孕产史者的咨询，如习惯性流产史、死胎史和胎儿畸形分娩史；对妊娠疾病或有不良接触史的咨询，如孕期严重拒食、呕吐、先兆流产、妊娠期疾病、用药或其他不良接触史、妊娠期发热、低热、避孕失败的妊娠等。

妈咪小助手

通过咨询接受孕期指导，如加强营养、注意孕期卫生、生活中避免接触有害环境、孕期保持心情舒畅、开展胎教指导、定期保健检查，及时发现问题及时处理，预防严重妊娠并发症或胎儿发育异常，有利于母胎健康。

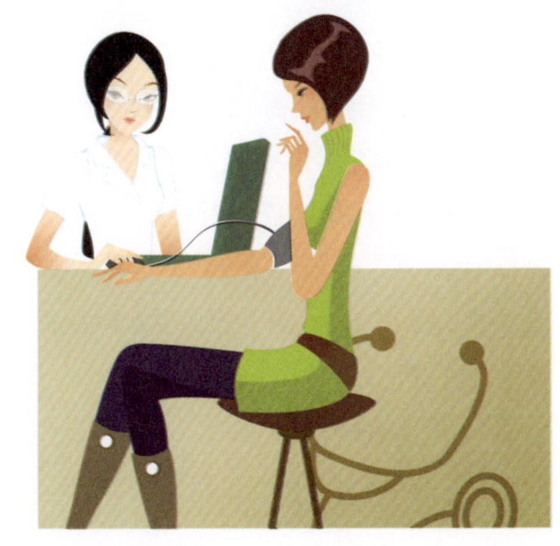

健康检查

健康检查是保证在身心健康的良好状态下受孕，身体健康状况不能只凭自我感觉。育龄夫妻一般年轻体强，但往往在大病初期、患有某些遗传性疾病及潜匿性疾病时，不会有明显的自觉症状。因此，准备受孕的夫妻应该去医院进行一次系统的健康检查。

孕前检查有一些项目和一般的健康检查类似，例如身高、体重、血压、尿液等，但孕前检查会特别针对遗传性、传染性及精神性等疾病进行相关的检查，这些检查对孕育下一代有很大影响。

一般医院的妇产科都能提供相关的检查，项目如下：

个人健康咨询 职业、药物史、吸烟史、饮酒史、家族中是否有遗传性疾病、个人是否有某些疾病等。

基本健康检查 身高、体重、血压、视力、色盲、听力鉴定、内外科身体检查、胸部X线检查、血液、尿液、粪便、血清生化、血清免疫、心电图、超声波、子宫颈涂片检查、甲状腺功能检查。

遗传性疾病检查 血友病、海洋性贫血筛检及其他家族病史的检验。

传染性疾病检查 结核病、梅毒、淋病、肝炎、麻疹、艾滋病、水痘等。这些疾病很可能会影响怀孕的过程或垂直传染给胎儿。

精液分析检查 了解精子的质量（有一些医院会建议男方进行精子检查）。

孕前调理好，孕期少烦恼

通常，人们大都在怀孕以后才开始注意起居、饮食。其实，有很多准备应当在怀孕前就做好，把身体调养到最佳状态，做好准备再怀孕，给自己一个充分适应的时期。

孕前调理，是为身体能够经受漫长的怀孕历程做好事前的准备。因为来自外界的任何影响，包括饮食习惯、作息、合理运动以及生活环境、心情好坏等都有可能影响胎儿的成长。

因此，当夫妻双方开始计划怀孕时，最好能在受孕前3个月就开始进行准备，尽量纠正不良生活习惯，使准妈妈调理出易受精、适合孕育的体质，为胎儿打造一个理想的成长环境，孕育健康的优质宝宝。

准备怀孕的前3个月开始，就要特别注意饮食上的调理，因为准妈妈在怀孕初期的3个月时间胃口不会太好，需要提前进行营养储备以供给胎儿的成长，而怀孕初期的3个月是胎儿成长的关键。

准妈妈合理安排三餐，规律进食，均衡摄取营养，是孕前调理的主要内容之一。当然，还需要养成良好的生活习惯，不能再像以前一样无规律地吃饭、睡觉、剧烈运动，要保持“绿色生活”、适度运动。整理好自己的生活环境，让生活变得舒适而安全，远离污染、放射物质、噪声等糟糕的生活环境，为孕育宝宝提供充分优良的物质条件。

妈咪小助手

需要做到的健康饮食要点：睡前3个小时尽量不要进食。含糖饮料、甜点、油炸食品、快餐食品要尽量少吃。多吃膳食纤维含量高的食物，新鲜蔬菜、水果、豆类及其制品、奶类及其制品、海产品、蛋类及其制品应当成为准妈妈今后餐桌的首选。

孕前生理期卫生

每月一次的生理周期，是伴随女性大半生的“好朋友”，孕前调理也包括生理期的调养。一方面，要特别注意经期的卫生，防止不知不觉染上生殖系统疾病。经期特别注意阴部卫生，观察白带传递给自己的健康信号，勤换内衣裤，保持清爽洁净。远离阴道炎、宫颈炎、膀胱炎等妇科疾病，养成保持阴部卫生的好习惯。另一方面，经期也有禁忌，为自己的生理周期保驾护航。避免游泳、剧烈活动、性爱、盆浴，减少食用冰冻食物、冷饮等，少吃各种过热或过凉的瓜果和蔬菜等食物。

此外，还需要克服经期症状的干扰，在每次月经前容易出现心浮气躁、情绪低落、胸闷、腹胀、体重增加、全身水肿、食欲下降、长青春痘、头痛等状况，这些状况大多会在经期后好转。如果这些症状变得严重，健康可能开始出现了红色警报。所以，如果能在每次月经来潮时注重身体调理，对于子宫卵巢的功能也会有所帮助，对于女性激素的分泌、受孕概率都有正面影响。

运动保健

如果怀孕前就有经常运动的习惯，会让受孕和生产过程顺利得多。不过，对于一般上班族女性来说，每天要集中抽出1小时做运动，恐怕比较困难。

运动保健贵在坚持，并非必须要到健康场所或在器械上挥汗如雨。其实，不妨利用上、下班时，多爬楼梯、少坐电梯；多走路、少开车或坐车；或者下班回家后一边看电视，一边做一些简单的室内运动，长期坚持，也同样能达到较好的运动效果。

避免高危妊娠

怀孕前做过健康检查，如果发现有某些慢性疾病或征兆，更需要在怀孕前接受医生的指导，多做沟通。包括孕期可能发生的各种不适情况、生产方式的选择、怎样配合医生控制孕情。如果因为健康原因有定期服用某些药物的习惯，一定要告诉医生，由医生确认是否要停用或改用其他药物，避免对胎儿造成不良影响。

乙型肝炎准妈妈 乙型肝炎是由乙型肝炎病毒感染导致的。传播途径主要是血液、性生活和母婴垂直感染。如果孕妇本身是乙肝患者，要避免胎儿经母体垂直感染，胎儿出生以后，需要按时接受乙肝疫苗注射。

妈咪小助手

乙肝是一种全身病毒感染性疾病。一旦患病，治疗十分困难。因此，怀孕的女性发现感染乙型肝炎或携带乙型肝炎病毒，应及早流产。因为感染乙肝的准妈妈继续妊娠，不仅会加重病情，而且可传染给胎儿，影响胎儿的正常生长发育，造成畸形、死胎。

如果妊娠已到晚期，难以引产或需要这个宝宝时，应采取相应的保护措施。

高血压准妈妈 如果怀孕前有高血压，妊娠过程中很可能引发妊娠高血压综合征甚至先兆性子痫。需要与医生配合，通过饮食和药物双管齐下控制准妈妈血压。

糖尿病准妈妈 糖尿病患者在怀孕前一定要做好持续性血糖控制，并配合孕前检查、胎儿产前评估检查和监测，尽量改善有可能因为糖尿病引发的各类妊娠并发症。

心脏病准妈妈 心脏病患者在计划怀孕前，一定要接受妇产科和内科医生之间的详细诊断，依据身体状况，听取专业建议。为了孕育健康宝宝，孕前计划是不可缺少的环节。当然，充足的睡眠、健康的体态都是调养好自身，成为受孕体质的保证，也有助于孕育健康胎儿。

孕前保健ABC

孕前保健具体要做些什么？有关心理保健、衣食起居、生活习惯、内外环境和必要的种种相关内容，需要关注几个方面。

心理调整

受孕前，夫妻双方心理状态都必须良好、健康。心理状态能影响到母体自身的生理功能，影响排卵和卵子的活动能力，影响对精子的接纳，长期的心理刺激还会影响胚胎以及胎儿发育。男性的消极心理状态会影响自身生理生殖功能，使妻子产生思想负担，间接影响胎儿的生长与发育。

停止避孕

停止服用长期口服避孕药后，最好再配合使用避孕套等器具避孕，待月经周期恢复正常几个月后再怀孕。停用口服避孕药以后立即怀孕，不容易估算正确的怀孕日期，更不利于正确估算预产期，会对临产产生重大影响。总之，不管采用什么类型的避孕措施，最好在停用3个月到半年以后再进行受孕。

衣食起居

在准备受孕前一段时间内，夫妻都要注意衣着的合理，双方都不宜穿紧身裤、束身形体裤等。这些衣着透气性差，紧包男女外生殖器，使女性患阴道炎症可能增大，直接影响受孕。准妈妈一定要规律日常起居，养成按时作息的习惯。现代人群中，因为工作性质、工作习惯而昼夜颠倒，习惯熬夜或昼伏夜出的准妈妈，要尽可能调整作息时间。

生活习惯

生活习惯涉及的内容很多、很广泛，包括每天的饮食习惯、作息习惯、运动习惯、卫生习惯、两性生活等诸多方面，这里不一一细述。然而，最重要的大原则是，怀孕前需要准爸爸、准妈妈两个人认真审视、检查一下自己在这些方面的习惯，是否有益健康，是否“绿色”环保，是否有利于孕育健康、聪明、漂亮的下一代。

环境

环境包括生活环境即外部环境，和身体健康状况即内部环境两大方面。

生活环境 在日常生活、工作的外部条件下，对家庭卫生，个人卫生习惯，是否有污染源、噪声源、放射源等影响到两个人健康的环境因素，也需要做一次全面检查。还包括确保平安度过孕期的安全措施，家中是否存在安全隐患，是否存在不利于母胎健康的因素，也要做一番详细检查，做到有备无患。

内部环境 包括生理、心理是否健康，配合孕前健康检查，及时做好孕前调理，把双方的身体素质、心理因素、生理卫生都调整到最佳状态，以良好的内部环境给未来的胎儿宝宝提供最好的生长发育物质基础。

妈咪小助手

准备受孕时，夫妻双方要感情融洽，工作要顺心，近阶段没有经受较大的精神创伤，预计在未来一段时间内也不会有太大的烦恼、忧愁和引起家庭生活变故的事情发生，不必为职务升降、工作调动、失业下岗、临考等令人精神紧张的因素。情绪过分紧张会影响到胎盘和子宫的供血，使胎儿发育受到影响。

遗传对宝宝的影响

宝宝像爸爸还是像妈妈？是不是聪明、漂亮又健康？是男孩还是女孩？宝宝出生之前，这些问题难免要在家庭日常话题中占据一席之地。夫妻双方的遗传基因将决定未来宝宝的性别、智力、体质、外貌等很多方面。

优生和遗传

众所周知，子女的各种素质与父母遗传相关，如环境因素、营养条件、生活习惯、工作性质等多方面因素均会影响到孩子的发育。当然，环境对遗传的影响也是不容忽视的，在人类遗传史上，某些遗传特性是很稳定的，血型、指纹等是不可改变的，又如精神分裂症、哮喘病患者，环境因素作用占到20%，遗传效应可占到80%，也有的遗传病占比重不多。

通过了解遗传与优生学知识，通过专门医院咨询，现代医学技术给人们提供了尽量利用外部环境条件因素，来补救遗传缺陷，防止环境因素而造成下一代的身心缺陷。

智力因素

智力以脑组织正常发育为物质基础，大脑的生长发育又离不开先天遗传和后天教育因素的双重影响。

正常情况下，高智商的父母所生的子女往往智商较高。父母智力高，孩子智力也高，父母智力有缺陷者，孩子有可能表现为智力发育不全、精神缺陷者约达到59%。

遗传与后天因素共同决定孩子的智商。社会环境的影响和自身努力对智商的作用不可低估。后天的教育、训练和营养等因素也会起很大作用。高智商离不开遗传这个基本要素，后天因素则是智商发展的踏板。生育一个聪明伶俐的孩子，首先要保证孩子的大脑完好、无疾患，脑功能正常，才能在后天教育的作用下获得较高的智商。

决定性别

生男还是生女，决定胎儿性别的因素是什么呢？

因素一 人体细胞核中的染色体有23对，其中22对是常染色体，1对为性染色体。性染色体分为X和Y两种，决定人类性别的因素就在里面。女性是一对XX染色体，而男性则是两条不同的染色体，即一条X和一条Y组成。

因素二 女性的性染色体是XX，只能形成含有一条X染色体的卵子；男性的染色体是XY，可以形成两种精子，即含X精子或含Y精子。含X精子与卵子结合，就成为XX合子，生成的胚胎就发育为女孩，而含Y精子若与卵子结合，成为XY合子，生成的胚胎发育成男孩。生成受精卵的过程中，形成XX和XY两种合子的机会各占50%。

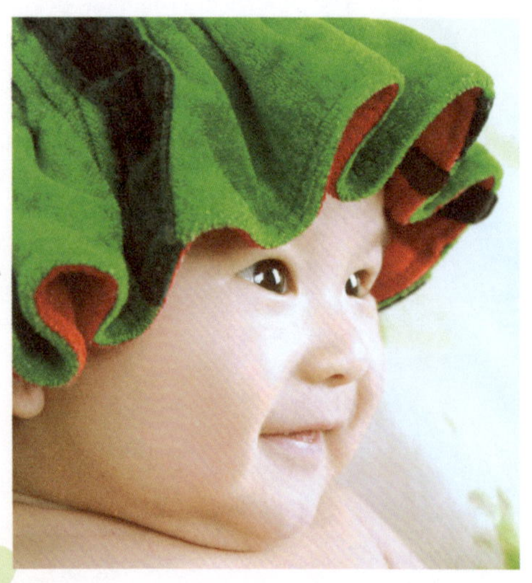

最佳育龄

女性最佳的受孕年龄在24～35岁。这个年龄女性身体发育成熟，体质最健壮，精力最旺盛，卵巢功能最活跃，排出的卵子质量最高，受孕后能获得最佳胚胎。而且妊娠期间的并发症少，胎儿发育非常好，分娩的过程也最顺利。

男性在25～38岁时，身体、心理和智商、情商都趋于完善，性欲也比较旺盛，产生的精子质量最高，可以给下一代遗传较好的基因。如果男性生育年龄过大，所生的孩子先天性畸形和遗传病的发病率也会相应增高。

常用避孕方式

避孕套 目前使用率最高的一种避孕工具，避孕效果较好，有效率达86%。

药物 避孕药按作用分为短效避孕药、长效避孕药和速效避孕药等，要遵医嘱或按照说明服用。

宫内节育器 一次性放入子宫腔内持续避孕多年，相对安全、简便、实惠。

缓释阴道避孕 用具有弹性的空心软硅胶环置入阴道内，空心中含孕激素，缓释作用持久，使用简单。

阴道药膜 通过杀死精子或使精子灭活性来达到避孕目的。性爱前5分钟把药膜放入阴道深处，待溶化后即可进行性爱活动，有效率95%以上。

安全期避孕法 在女性排卵前后的4～5天内属易受孕期，其余时间则不易受孕，视为安全期。但由于女性排卵受多种因素影响，常常会推迟或提前，还有可能发生额外排卵。因此，安全期避孕法不可靠，极易导致避孕失败。

体外排精 性爱中男方射精前，把阴茎抽出女方阴道，在女性体外排精。

常用避孕药

避孕药的种类很多，有短效避孕药、长效避孕药、探亲避孕药、皮下埋植避孕药、外用避孕药等。

一般应用最多的就是短效避孕药，正确服用的避孕效果几乎达百分之百。

长效避孕药每月只需使用1次，有的2～3个月使用1次，可以减少天天服药的麻烦，但是其避孕效果略逊色于短效避孕药。

皮下埋植避孕药一次埋植能避孕5年左右，目前主要依靠进口，还不能广泛使用。

外用避孕药主要作用是杀死精子，以避孕药膜效果最好，避孕药膏效果相对会比较差。

紧急避孕只能“应急”。因为现代生活特点，不少人常可能在毫无避孕措施的情况下发生性关系，在事后通常要

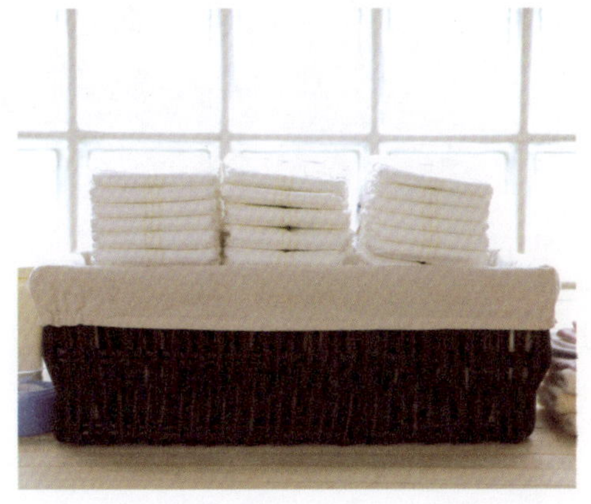

采取一些紧急措施来避孕，如果方法、措施不当，不仅有可能导致女性怀孕，还可能危害身体健康。

紧急避孕只是一种应急方式，并非常规避孕措施。最好正确选择适合自己的避孕方法，女性为了自己的身体健康，不能经常使用紧急避孕药。

紧急避孕药物应在性生活后72小时内服用，超过72小时后失败率较高，最好在医生指导下服用。

紧急避孕的有效率明显低于常规避孕方法，而且由于用药剂量高，副作用也明显高于常规避孕药。

药物紧急避孕只能对一次无保护的性生活起作用，性生活仍要采取可靠的避孕措施。如果不注意，用药的当月就可能怀孕。

一个月经周期中只能用紧急避孕药一次，第二次用则失效。

由于紧急避孕失败而妊娠者，新生儿畸形发生率较高，因此，必要时应当终止妊娠。

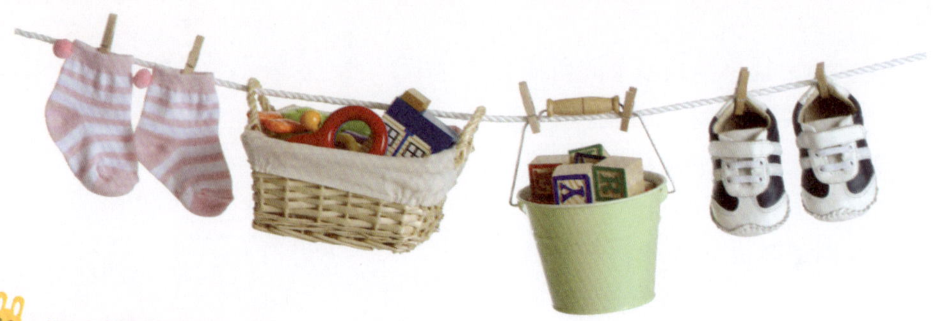

意外怀孕怎么办

意外怀孕是现代家庭经常出现的意外状况，不期而至的妊娠会打乱原有的生活节奏，干扰原本平静有序的生活，惹得整天人心惶惶。面对意外怀孕需要做的是，用客观的态度对待意外怀孕的事实，冷静地做出判断和选择，完全没必要把自己及家人弄得精神紧张。勇敢面对既成的事实，不论是选择流产或是选择将孩子生出来，都要乐观面对。

不期而至的怀孕

一般意外怀孕，是避孕措施失败后怀孕。最多见于一些非正常情况的怀孕，包括意外性关系、意外避孕失当。

意外怀孕后的保与流

避孕措施失败后的意外怀孕，需要详细考虑的因素包括：怀孕时个人的健康状况；当前的生活环境，如经济情况；对事业或学业方面的影响；自己与伴侣的关系；夫妻双方对新成员的态度及抚养下一代的计划等。如果决定继续怀孕，则应定期接受产前检查，以保障母婴健康。如果选择中止妊娠，可以根据自身情况考虑无痛流产的方法。

意外怀孕时，准妈妈总会有种种担心：孕前曾有过感冒服药、有过少量饮酒、有过吸烟或者被动吸烟环境、有过非健康规律生活等异常状况。如果为这些因素而忧心忡忡，大可不必。

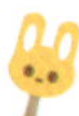

中止妊娠的方法

中止妊娠的方法，最常用的就是药流和人流。而无论药流还是人流都应该在抢救设施齐全的正规医院进行，在各项检查结果的支持下选择最适合的方法。

目前中止妊娠的方法包括器械性人工流产、药物流产和人工流产。

器械性人工流产 是终止早期妊娠的首选，适用于妊娠14周以内。手术可以在门诊一次完成，通常采用自动控制吸引法，具有安全、快捷、成功率高等特点。由于手术时有一定的痛苦，许多女性难以接受，随着新型麻醉药物的引进，无痛人工流产手术已成为女性中止妊娠的首选。

药物流产 适用于妊娠49天以内、无禁忌证者。做药物流产一般先服用米非司酮，48小时后再服用米索前列醇。然后会发生子宫收缩、腹部出现疼痛的现象，多数女性会在6小时内排出胚胎，少数女性在一周内排出。如果排不净，则会继续妊娠，需要进行器械性人工流产手术清宫。在流产过程中，除下腹疼痛外，有些女性还会出现呕吐、腹泻及发热等症状。药物流产后出血量较多，出血时间平均10～15天，成功率为90%，低于器械性人工流产。

人工流产 虽然是一种比较安全的小手术，但手术再小，也会对子宫内膜和宫颈有伤害，手术后很可能发生妇科炎症、月经紊乱等症。所以，夫妻双方应共同努力，采取有效避孕措施，尽量避免非意愿妊娠，不做或尽可能少做人工流产，以保证女性的生殖健康。

怀孕后的五大征兆

怀孕后，会有五大生理征兆先后光临准妈妈的生活，女性受孕两周内不会有明显感觉，之后会出现几种征兆：

停经 成年女性在有正常性生活的情况下，平时月经有规律，而突然出现月经期推迟10天以上还没有来。

乳房增大 怀孕后第8周起，女性的乳房逐渐膨大，发胀或刺痛。乳头增大变黑、容易勃起，周围出现宽而黑的乳晕区，乳晕上能见到隆起的皮脂腺，能分泌一种润滑和保护乳头的物质。

早孕反应 停经6周左右时，女性会伴有头晕、乏力、食欲不振等症状，有时看到或闻到油腻的食物也会呕吐。

尿频 妊娠早期常感到小便次数增多，喝一杯水，可能会上好几次厕所，怀孕中期后自行消失。

腹部增大 随着妊娠月份的增加，子宫相应增大。

怀孕后的生理变化

怀孕以后的准妈妈，身体各个系统会出现一连串的生理变化，适应妊娠期间胎儿日渐增长的需要。

生殖系统 子宫变化最为明显，由怀孕前50克增至1000～1200克，容量增加近1000倍，达5000毫升。

心血管系统 心脏位置因增大的子宫上推横膈而上移，血容量逐渐增加，加重心脏负担，导致心跳加快。其中血浆增加40%，红细胞增加20%，血液相对稀释，易形成生理性贫血。

呼吸系统 怀孕女性的呼吸相对正常人会显得比较急促。

泌尿系统 怀孕以后，肾脏要承担母子二人的废物排泄，负担增加，在怀孕的早期和晚期，子宫压迫膀胱会出现尿频的现象。

消化系统 孕早期容易出现恶心呕吐，怀孕12周以后逐渐好转。怀孕晚期由于增大的子宫压迫，肠蠕动减慢，胃肠平滑肌张力降低，常有肠胀气和便秘。胃内容物逆流至食管，会引起“烧心”。

妈咪小助手

有些戴隐形眼镜的女性会发现，怀孕后戴隐形眼镜会感到不舒服，这是因为怀孕后激素的波动会导致视网膜增厚；怀孕后女性的体循环速度会减慢，所以准妈妈的眼睛容易出现水肿、充血。

阴道分泌物增多 有些人在怀孕初期，会发现自己的阴道分泌物较往常多。怀孕初期，受激素急剧增加的影响，阴道分泌物增多属正常的现象。但如果出现外阴瘙痒、疼痛；白带呈黄色，有怪味等症状时，就需要去医院就诊。

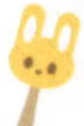

妊娠早期反应

妊娠反应俗称“害喜”，是怀孕初期大多数女性都要经历的生理过程，早一些了解相关常识，有利于正确应对“害喜”现象。

妊娠反应——“害喜”

在妊娠早期，胎儿对于母体来说是一种异物，母体会对它产生特殊的生理反应，这种反应就被称为妊娠反应。妊娠反应不仅限于孕吐一种生理表现，一般都会伴有疲倦、嗜睡、乏力、慵懒等表现。也有人会表现得类似于感冒，有轻度发热、头晕、恶心等症状，往往与经前综合征类似。

妊娠早期反应的应对

妊娠反应虽说不是病，俗称“害喜”，身受其扰的准妈妈充分尝到受害的滋味而“喜”不起来。这里介绍一些简单的应对办法会减轻“害喜”症状。

休息和情绪调整 如果觉得总是疲倦、嗜睡，就应当好好放松自己，休息一阵，让体力得到充分的恢复。

勤漱口 用柠檬味牙膏、专业漱口水作用会很显著，直接口含新鲜柠檬片的效果会更好。

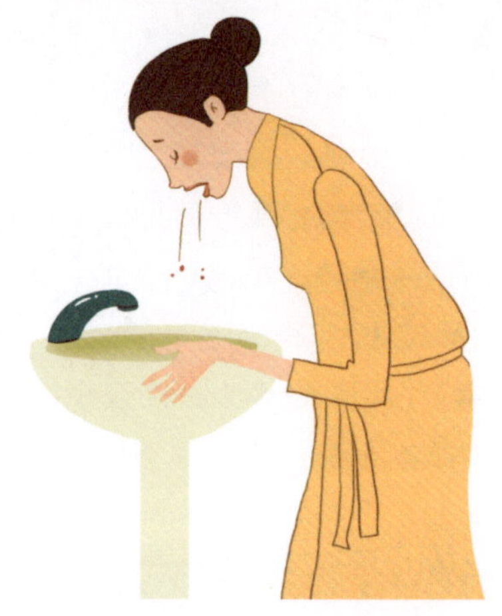

防止便秘 准妈妈如果发生便秘，并持续两天以上，就必须特别小心注意，及时找医生就诊。

尽量吃一些 准妈妈在怀孕初期，即使摄取食物不够充分，也不必担心会营养不均衡，只要这个特殊阶段过去，食欲就会恢复，很快便可以补充失调的营养。

慎用药物 妊娠反应的确会令准妈妈很不舒服，但要尽可能避免依赖药物，要忍耐这种不适感，对母体和胎儿都有好处。

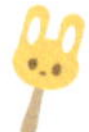

初孕者应注意五大问题

第一次怀孕的女性，往往自己会浑然不知，如果没有生育计划，或根本不了解身体的反应，以致疏忽了生活上的细节，这很可能对胎儿和准妈妈产生不良影响。

就身体反应而言，怀孕初期可能会有类似感冒的症状，如果乱吃药，不仅不能达到治疗的效果，说不定还会生出畸形儿。所以在任何情况下，都不要任意服用药物；最安全的办法就是去看医生，找出病因。

产前检查

如果已证实怀孕，为确保孕期自己与宝宝的健康，必须定期接受产前检查。

怀孕第28周以前，每4周进行1次；

怀孕第29～36周，每2周进行1次；

怀孕第37周以后，每1周进行1次。

孕期饮食注意

禁止抽烟和喝酒；

咖啡及浓茶要尽量避免；

避免脂肪及高热量的食物，如油炸食物及甜点等；

避免刺激性的食物，如咖喱、辣椒、芥末等；

避免含钠太高的食物及调味品，如太咸的食物，味精、卤制食品、罐头、快餐等。

充分休息和睡眠

怀孕期间，准妈妈会非常容易疲劳，每天睡眠要保证8个小时，白天最好午睡片刻，不要长时间站立或步行。

控制体重

怀孕期间，体重会慢慢增加，初期约增加1～2千克，中期后每周增加0.5千克，整个孕期最理想是增加10～14千克。因为每个人的体质不同，如果发觉自己过重或过轻，可以请教妇产科医生，对于日常饮食做适当调整。

日常生活

避免盆浴，宜使用淋浴，尤其在怀孕最后的2个月。洗澡时，避免刻意冲洗阴道。避免攀高、提举重物、压迫腹部。避免过度操劳及激烈运动。怀孕初期、后期及曾早产或流产者，不宜短期内进行长途旅行。

怀孕期间口腔及牙齿很容易受到侵害，要注意口腔卫生，早晚及饭后应刷牙、漱口。要穿宽松舒适及吸汗的衣服，宜穿防滑的平底鞋，告别紧身衣、牛仔裤、高跟鞋。

保持心情愉快，多吃蔬菜、水果，喝适量的水，做适当的身体活动如散步，养成定时排便的习惯，以保持大便畅通。怀孕期间节制性爱，怀孕前3个月、临产前3个月及曾有流产或早产趋势者，最好避免性生活。一般情况下怀孕12～36周的孕妇不需禁止性生活。

此外，若无必要不做X线照射。自觉身体不适时，不要勉强做剧烈运动或远游，初次怀孕应该特别注意，防止意外流产的发生。

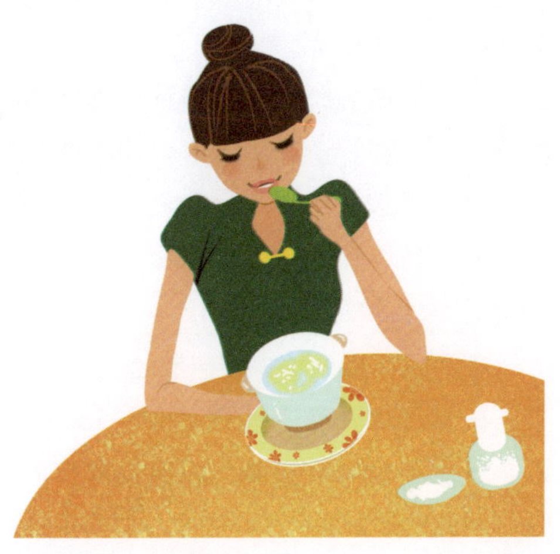

孕前检查解读

做孕前检查，是为了平安度孕，预约平安保险的孕期生活。下面内容有助于孕前检查项目。

孕前问诊项目

⑴ 年龄、职业、孕次、产次；

⑵ 月经情况、末次月经日期；

⑶ 结婚日期、配偶的健康情况、是否为近亲结婚；

⑷ 双方直系亲属中有无患遗传病、高血压或糖尿病的患者；

⑸ 是否生过畸胎；

⑹ 有没有过药物过敏史；

⑺ 有没有难产史或流产史；

⑻ 本次妊娠的经过、有没有妊娠反应及反应程度；

⑼ 是否患过病毒性流感或出过风疹，曾经服用了什么药物；

⑽ 是否接触过有毒有害气体；

⑾ 有没有阴道出血、头昏、心悸、下肢水肿等情况；

⑿ 是否曾经患过传染病、心脏病、高血压、肝肾病等。

对于医生询问的任何情况，准妈妈都应当一一如实、详细回答。因为医生会根据这些情况对胎儿及母体在妊娠期的健康做出必要的卫生指导。

必查项目

这里对常用的检查项目概略介绍：

妊娠尿检 适宜在停经20～30天后，一般当时可拿结果。妊娠尿样呈阳性，依此确定妊娠。

围产保健检查 随时了解准妈妈的健康状况和胎儿的生长发育状况。

检查内容包括量体重、测血压、量宫高、测腹围、听胎心。

天性愚型（唐氏综合征）筛查 唐氏综合征产前筛查是用一种经济简便、对胎儿无损伤性的检测方法。

超声波检查 筛查胎儿、胎数、胎位、胎盘及脐带，羊水的异常，观察胎儿的胎动情况。检查时间：18～24周时做第一次，妊娠8个月和临产前各进行一次，有彩色超声波和黑白色超声波之别。通过它可以看到胎儿的躯体、胎心跳动，胎盘等。

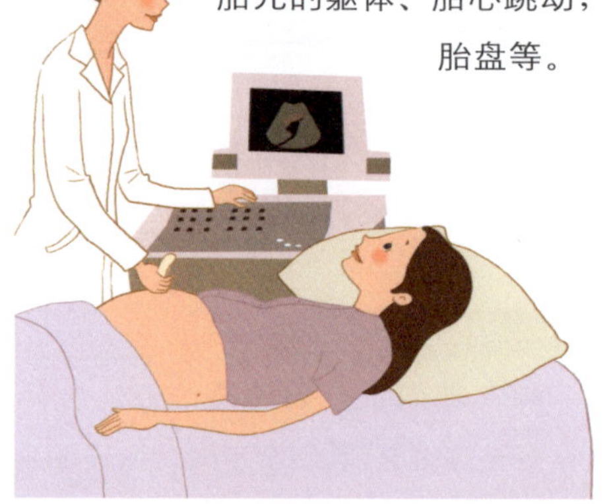

妈咪小助手

第一次产前检查，应当在确认自己已经怀孕的时候进行。医生一般建议在孕期第12周时到医院报到，建立保健卡。因为通常怀孕的前3个月是比较危险的时期，过了这段时期以后，准妈妈的情况就会相对稳定，可以开始按医生指导和要求做有规律的检查。

孕期日常生活养护方案

养胎与卧床

绝大多数准妈妈不必在孕期卧床静养，适度活动对母体和胎儿都有益处。当然，在妊娠反应严重的时候、体力不济时，需要短期卧床休养。有早产征兆、有出血现象和高危妊娠的准妈妈，会受到医生“卧床静养”的医嘱。

必须卧床静养的准妈妈，可以采取一些措施来预防卧床休息的消极影响，保持身体健康、感觉舒适。穿让自己感觉舒服的衣服，比如纯棉质地的、宽松的衣服。康复治疗：处于卧床休养期可以进行物理治疗。按摩治疗：减轻肌肉疼痛。适当运动：可以在床上做一些强度不大，又比较安全的运动。

“小气”很正常

妊娠早期，早孕反应折磨着准妈妈，很多人事前并没有做好怀孕的心理准备，诸多的不适感和不利因素会使其心理上产生不平衡感，变得小心眼儿。准妈妈如果发生强烈的情绪变化，会刺激到胎儿。长期持续的不良刺激会影响到胎儿的身心发育。在注意营养和休息之外，准妈妈一定要控制过度情绪，制怒节哀，排忧少虑，适度丰富生活内容，要尽可能使自己的情绪变得更加“外向”一些，及时宣泄出不良情绪，更加积极、乐观地对待孕期生活。

随遇而安、学会求助

准妈妈一有空就坐下来，力争抬高双脚让腿部舒服一些。可以专为自己安排一个垫脚凳，不但准妈妈会感觉轻松，就连肚子里的胎宝宝都会得到充分休息。乘车或工作时，经常做一些简单的颈部、肩膀、骨盆和足部运动，这些小运动可以缓解紧张情绪，促进血液循环，消除局部不适感。

放慢工作速度，不要把自己的时间安排得太紧，分出轻重缓急顺序。心态放宽松，自然就不会急躁、不安。

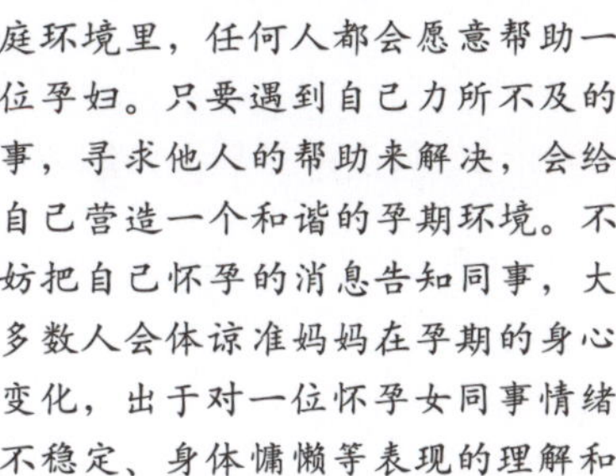

妈咪小助手

无论在工作环境中，还是在家庭环境里，任何人都会愿意帮助一位孕妇。只要遇到自己力所不及的事，寻求他人的帮助来解决，会给自己营造一个和谐的孕期环境。不妨把自己怀孕的消息告知同事，大多数人会体谅准妈妈在孕期的身心变化，出于对一位怀孕女同事情绪不稳定、身体慵懒等表现的理解和体谅，绝大多数人会乐于助准妈妈一臂之力。

要学会向丈夫、亲戚、朋友和同事求助。从现在开始学习怎样接受帮助，孩子出生以后，会发现自己学到这种新能力的重要性。别不好意思求助于他人，真正做了以后会发现，其实，求助于人并不难，学会求助于他人，能为自己的孕育生活增添一种新的能力。

宽松衣着，自然“孕味”十足

准妈妈根据自己的特点，以保健为基本要求，兼顾美观、方便，这就是孕期衣服、着装的基本原则。怀孕后，由于肚子渐渐隆起，身体各个部位都会有些“发福”，以前的衣服自然是不能穿了。要穿什么衣服才更能显示出准妈妈的风韵呢？随着腰身越来越大，束身衣肯定是不能穿了，暂时存入衣柜，给自己产后留下恢复的目标吧。谁说怀孕后一定要穿又肥又大的运动裤或背带裤？现在有很多修身的牛仔裤，腹部用弹性很大的材料，腰围也可以调节，穿上这样的裤子一定会使准妈妈显得更加精神、漂亮。

孕期内衣和鞋子的选择

从确定怀孕开始，就应该穿纯棉内衣和纯棉内裤。换上纯棉文胸，是为了不堵塞乳腺，文胸最好买大一点的，不要太紧。怀孕第3个月最好开始穿孕妇内裤，托腹那种，也许刚穿上时还不足以撑起来，但穿着确实会很舒服。

千万不要穿高跟鞋。穿高跟鞋走路，腿部容易疲劳，尤其准妈妈腹部不断增大，身体有所变化，和平时不一样。为自己购置几双软底鞋子，建议给新鞋重新粘一个底，让鞋底和鞋跟更防滑。鞋子建议选择薄底的，平底或者带底跟的，或者以前的运动鞋，因为要穿很长一段时间，如果鞋底发硬，准妈妈会很不舒服。到孕中期，脚也会比以前大一些，要留有充分余地。

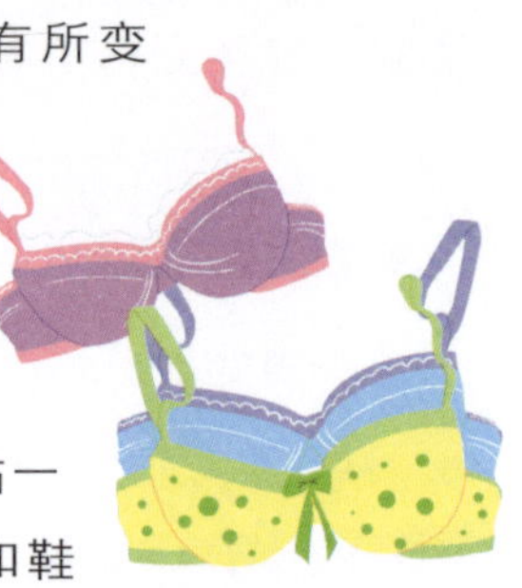

选择孕妇装的细节

最适合的孕期服装 不要勒紧腹部，好脱好穿，保暖，吸汗率高，可水洗，可利用的宽松男装，产后仍然能穿着。

孕期穿着基本原则 宽松、不束缚身体，是穿着孕装最重要的基本原则，市面上的流行女性刊物，大多会登载新款的孕妇装缝制方法，只要不太复杂，去量衣定做不失为一种好选择。

自制孕妇装 要避免使用脚踏缝纫机，最好采用手工缝制，以免腿脚用力不当牵动胎儿。夏装可选择明亮色彩的布料，冬装如果缝制困难，可以用毛线勾成布袋状后，再缝上装饰布料，好看又别致，耐用又好做。

孕妇背带裤 背带裤是一种不错的选择，除了行动方便之外，还显得自然大方，纯棉背带裤配上T恤衫，会使准妈妈显得清新、明快，非常有精神。

孕期着装的原则

纯天然棉质为主 孕期最重要的就是舒适、宽松。准妈妈皮肤会变得比较敏感，要注意衣物的透气性。

“洋葱式”穿法 无论做哪种打扮，衣服的款式都要以穿脱方便、“洋葱式”穿法为主。应对不同环境、不同温度变化，调节方便且作用显著。

特殊时期，特殊服饰 对于有参加宴会需要的准妈妈来说，服装款式同样要以宽松为原则。尽量不要穿戴有毛、绒材质的披肩或是饰品，避免造成皮肤过敏。贴身的内衣裤一定要选择透气、吸汗性好的。

孕期皮肤护理

怀孕期间，皮肤会发生微妙的变化，有的准妈妈面色变得红润、光泽；有的准妈妈面色变得晦黯、粗糙；有的准妈妈面部变得油腻、多汗。总之，肌肤的变化反映出新陈代谢的旺盛程度。

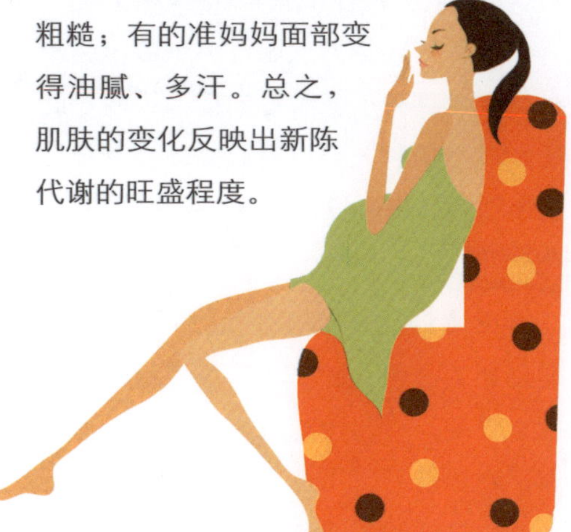

皮肤多汗 孕期肾上腺功能和甲状腺功能相对亢进，新陈代谢加快，皮肤的血液循环增加，所以排汗多，皮肤会比较湿润。此时，应多饮水，适当地活动，控制体重的增长，并注意皮肤清洁，可以根据个人皮肤变化的特点，选用适合的护肤用品。

皮肤油腻 孕期新陈代谢缓慢，皮肤会变得格外油腻。建议保持皮肤的清洁，每天多洗几次脸；饮食上要多吃颜色鲜艳的蔬菜、水果，能使皮肤颜色更加红润，显得水润不油腻。

皮肤干燥 由于孕激素的关系，皮肤略显粗糙、干燥，干性皮肤的准妈妈不要频繁洗脸，最好改用婴儿皂、甘油皂洗脸，沐浴时间也不宜太久。

防治恼人的孕斑、妊娠纹

皮肤色素沉着加重 孕期为了让皮肤有足够的营养，多吃些水果、蔬菜，补充维生素C，要保证充足的睡眠和规律的生活。

腹部出现妊娠纹 孕妇的妊娠纹是紫红色的，如果经常进行腹部肌肉锻炼，腹肌弹性良好，也可能不产生妊娠纹。孕期可选用护理油、按摩膏，在孕期和产后坚持使用，能有效减缓肌肤松弛，预防和抚平妊娠纹。

防晒要点 准妈妈的皮肤通常比孕前更为脆弱，容易受到紫外线的侵害。所以，孕期要避免阳光直接照射，防晒霜必不可少，回到室内再洗净。

孕期如何护发

妊娠期间，准妈妈的头发会因为内分泌的变化发生很大变化，那么，头发怎样护理呢?

秀发变美 准妈妈体内雌激素量增加，会延长头发的生长期，所以在妊娠期，多数准妈妈的头发会看起来格外浓密、亮泽。分娩后，体内激素的比例要恢复到怀孕前的状态，这样一来就会觉得头发掉得比较多，属正常现象。

营养护发 孕期油性发质的人头发会比平时更油一些；干性发质的人也不会像平常那样干涩。要选择能给头发补充蛋白质营养的洗发水和护发素，情况可以得到改善。

妈咪小助手

发帽、干发巾就可以解决洗头后的湿发问题。戴上吸水性强、透气性佳的干发帽，很快就可以弄干头发，淋浴以后也能马上睡觉，还防感冒，不过要注意选用抑菌又卫生、质地柔软的干发帽、干发巾。如果需要使用吹风机，只要调到冷风挡，不要用吹风机紧贴着头皮吹头发。

洗头后处理湿发 很多准妈妈剪去了一头心爱的长发，选择了洗头后易干、易打理的短发，这都是为了孕期的舒适与方便。

站立、坐、卧和行走

随着怀孕月龄的变化，整个身形和身体各部位的支撑点都会有很大改变，引起身体行动重心的改变，一举一动都需要注意。

站立的学问

站立时，两腿平行，两脚稍微分开，重心放在两脚的脚心上，这样准妈妈不容易感到疲劳。如果站立时间较长，两脚宜一前一后，隔几分钟调整一次前后位置，把重心放在伸出的前腿上，以减轻疲劳感。

如果在孕早期起身还算轻松，到孕晚期起身时，就得缓慢有序地去做动作，以免腹腔肌肉过分紧张。从怀孕初期起，就应开始养成正确的卧姿起身习惯，这对以后孕晚期身体笨重非常有好处。

正确的起身方法是身体仰躺时，起身前要先侧身，把肩部向前倾，屈起膝部，然后用肘关节支撑起身体，盘腿，以便腿部从床边放下、移开并坐起来。

行走的细节

正确的行走姿势，以站立为准，挺直身躯，伸直脖子和背部，抬起头，绷紧臀部，抬起腹部重心，保持全身平衡，稳步前行，不弯腰，不要用脚尖行走。按这样的要领走路，准妈妈和胎宝宝都不会感到有压迫感，向前方看路也清楚，脚下也踩得踏实，不会摔跤，有利于安全。

工作的性质不同

如果工作性质需要长时间站立，会减缓腿部的血液循环，导致准妈妈发生水肿和静脉曲张。准妈妈可以定期让自己休息一会儿，坐在椅子上，把双脚放在小板凳上，这样有利于血液循环和放松背部。

自我安全意识养成

坐车的学问

独自开车上班的准妈妈，要牢记佩戴安全带。正确系法是：横带一段箍在腹下及大腿骨上，把带子紧贴盆骨，可以在身后加坐垫，以减轻腰背的压力。

准妈妈搭乘出租车外出，不要坐前排，以免遇到急刹车时撞伤腹部。

搭乘地铁或公交车外出的准妈妈，应选待在车头或车尾的位置，这里空气流通好，且可避免被人碰撞。

怀孕后适宜工作吗

答案是肯定的。孕期准妈妈应当照常上班，参加轻体力劳动。适当活动能促进准妈妈血液循环和新陈代谢，增强心肺功能，有助睡眠，能减轻腰腿酸痛及预防或减轻下肢水肿，使全身的肌力增加，有利于分娩。工作时或路途中，尽可能做一些简单的颈、肩、骨盆和双脚的锻炼。这样可以放松紧张的部位，增进血液循环。工作中，做事要慢一点，感到疲劳就立即停下来，休息一会儿。

怀孕早、中、晚期，劳逸的比例安排要合理。妊娠1～3个月时应适当静养，以防流产；4～7个月则应适当增加活动量，加强营养，促进食欲，保证此时胎儿的正常生长需要；7个月以后只能做相对比较清闲的工作，不能上夜班，宜适当增加睡眠，工作期间应有休息时间。

居家安全

家庭走廊和地板不宜打蜡；容易滑倒的阶梯最好安装上护栏扶手；尽量减少家具的突出部分，以免万一跌倒后撞击准妈妈腹部；物品按照使用的频率和顺序排列，把常用物品放在易拿的地方；电器用品的电线要避免缠绕，以防绊倒；上卫生间时尽量使用坐便器，使用蹲式马桶时最好用手扶着两侧墙壁或把手；已经损坏或有裂痕的危险扶手、栏杆或家庭晒物台要仔细检查，以防发生意外。

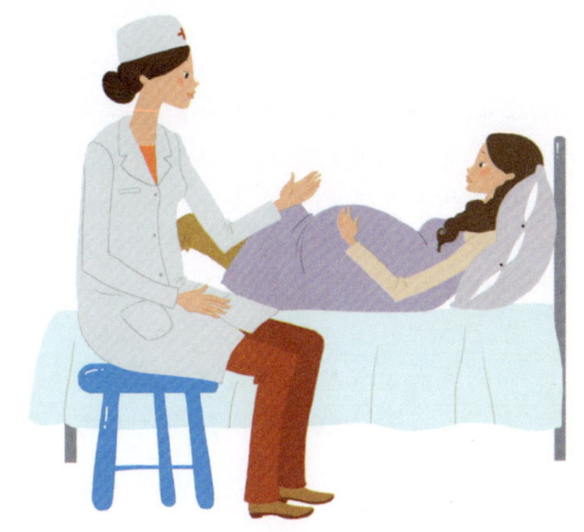

家庭摆设需调整

怀孕中后期，准妈妈行动不方便，需要格外注意家庭摆设的调整，注意家具的便利性和安全性。

夜间采光照明 在通往洗手间的通道上，在厨房、客厅、卧室，最好都要加装小夜灯，保持适当的夜间照明，让准妈妈夜间的行动更安全。

保持通道空间 随着怀孕周数的增加，准妈妈的体型明显改变，家庭中的活动线路最好能加大且保持充足空间。如各厅室之间的通道、门口的鞋柜，尽量避免堆放杂物；原先放置在通道上的储物柜也要尽量移开。此外，避免把自行车、电动车停放在门口，导致出入通道过于狭窄，对准妈妈的日常行动造成干扰。

浴室装防滑垫、扶手 洗澡是一天中最惬意的享受，但无论是盆浴或淋浴，最好都在浴室铺上防滑垫，以免准妈妈不小心滑倒。浴盆和马桶边也加装扶手，提升浴室安全程度，使准妈妈能够安全地享受洗浴过程。

调整物品收纳高度 家有怀准妈妈，物品收纳习惯必须调整。因为怀孕后身体重心不稳，无论是踮起脚尖、蹲低取物都很艰难。因此，常用物品的收纳位置不应超过肩膀以上、膝盖以下。

贴防滑条 在楼梯最后一级与地板交接处、阳台地板与室内地板之间有高低落差，应当贴上防滑条，避免准妈妈重心不稳踏空脚摔倒。另外，床铺前地板踏脚处铺上小地毯，避免滑跌。

妈咪小助手

6个月后，胎儿的体重会给母体的脊椎造成很大压力，甚至引起背部疼痛。因此，要尽可能地避免俯身弯腰的动作，以免给脊椎造成过大的重负。如果需要从地面捡拾什么物品，膨大的腹部会妨碍背部做弯曲动作，因此，俯身动作不仅要慢慢地轻轻地向前，还要先屈膝，把全身的重量分配到膝盖上。如果要清洗浴室或铺沙发、铺床也要照这样做动作。

家务也是运动

家务劳动也可以算作一种运动，适当做家务可以增加活动量，防治孕期最容易出现的便秘，既能增进食欲，又可改善睡眠，有助于预防准妈妈发胖。

准妈妈做家务必须特别小心，决不能想干什么就干什么，而是能做多少就做多少。

准妈妈在做家务前，一定要注意，做家务时，不宜过分弯曲腰背，不要举提重物，多数准妈妈妊娠期仍要料理一些家务，但毕竟腹中有了胎宝宝，身体的灵活度及体力都会大不如前，做家务要有一些新讲究。

以慢为原则 准妈妈做家务要以慢为原则，以不直接压迫到腹部的姿势作为基本保证。

不宜久站 做家务事时，最好不要长时间站立，建议做家务20分钟，停下来休息10分钟。

降低标准 有的人平时对家庭环境清洁要求很严格，怀孕期间要降低一些清洁标准。

舒适为主 由于体重增加较快，造成准妈妈体态臃肿，做家务要以不影响身体舒适度为主，如果突然出现腹部阵痛，则表示子宫开始收缩，说明活动量已经超过身体所能承受的程度，要立刻停止手里的事情躺下休息。

做家务与安全细节

妊娠期并不专门禁止做哪一类家务事，原则上以不造成疲劳为原则。

购物 选择在商场不拥挤的时段前往，一次采购物品不宜过多，如果需要大量采购时，最好等到休假时由家人陪同前往。

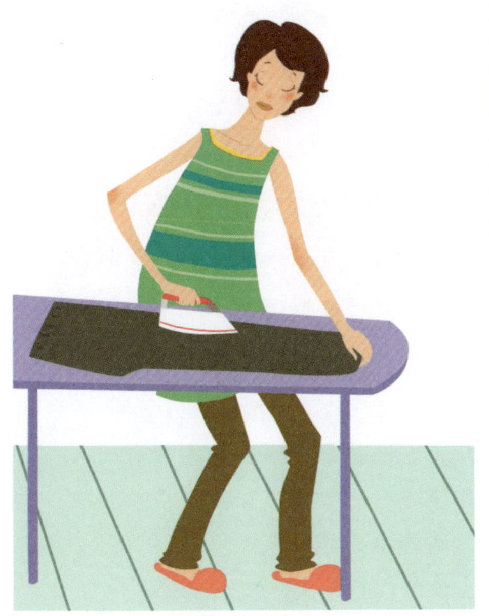

准备食物 不要在厨房站太久，不妨偶尔上饭店轻松一下。并且要随时休息，能坐着做的事尽量坐着做。

打扫卫生 长时间弯腰打扫或擦拭都会压迫腹部。每天最好计划打扫一部分，避免过度劳累，而且打扫卫生的时间不宜过长。

洗涤衣物 用手洗衣服相当劳累，除非有必要，一次不要洗太多。大件衣物可以送洗衣店或用全自动洗衣机清洗。晾晒衣物时要注意，多数准妈妈习惯高举双臂晾晒衣物，这种动作非常危险，最好能把晾晒竿的位置降低或利用晒衣台，晾衣太重、太高时，别忘了向家人，尤其是向准爸爸求助。

家务劳动场所

家庭各场所做家务劳动安全细节：

客厅 擦地、拖地时，清洁工具非常重要，最好使用不需要弯腰的器具，打扫时要避免蹲下或跪在地上。可以用吸尘器来代替扫把，站立式吸尘器能根据使用者高度来调整长短，很省力。如果喜欢使用拖布，最好用长度在腰部，介于胸部与颈部之间的长把式。

浴室 不主张准妈妈清洁浴室，除非浴室中有防滑设备，否则很容易滑倒。由于清洗浴室需要许多弯腰的动作，顶多清洗一下洗脸柜就行，清洁卫生间、浴室、洗脸盆的活儿，交给准爸爸去做。

厨房 因为妊娠初期反应，通常对油烟味感到反感，不宜到厨房做饭和洗碗。孕中期胃肠系统的不适要少一些，可以下厨烹调，做自己爱吃的东西。

准妈妈不适宜提过重的东西。提东西时，两肩不要有用力提拉的感觉，使用腹肌力量会让肚子感到紧绷，一定不要让提的重量超过自己能负荷的程度。

如果必须使用化学清洁剂才能清除厨房墙壁、器皿上的油烟，不如换用类似锡箔纸类贴到墙上，只需撕掉锡箔纸，轻松方便地达到清洁墙壁效果。抽油烟机的清洁可以购买滤网整面铺上，油垢太多时撕掉换一张新的就可以了。

卧室 一般家庭，床的高度对于准妈妈来说太低了，腹部隆起时不方便，可以采用下蹲姿势铺床单，两脚叉开与肩同宽、膝盖弯曲，蹲马步似的重心往后，不致因为腹部太大而前倾。最好与家人共同完成铺床单的动作，在第28周以后，更不要做此类家务事。

家庭收藏棉被尽量不要放得太高，取棉被时最好有家人帮忙，以免从高处取物时牵拉到腹部，最好使用轻巧、保暖的被子如羊毛被。

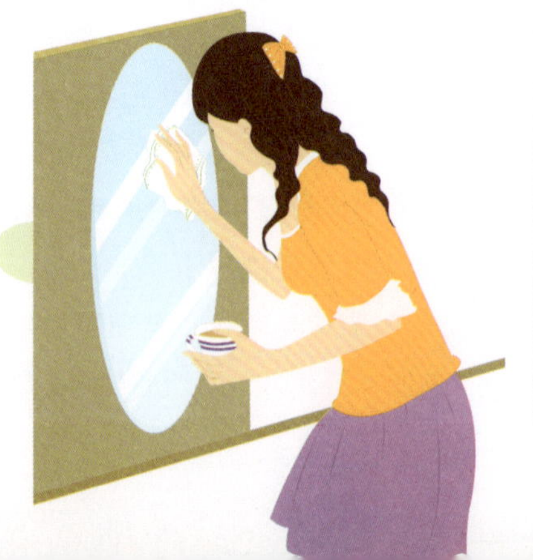

妈咪小助手 

因为准妈妈的身体情况比较特殊，所以在运动时应注意以下三点：

第一，感觉疼痛和劳累的时候应该马上停止运动；

第二，腹部不可做过多的扭转运动；

第三，肚子发胀的时候请停止运动。

衣物的清洗、折叠，是一件虽简单却极烦琐的家务事，折叠衣物时，谨记“能坐就不站”的原则。

餐厅 如果餐桌没有靠墙放置，桌子的面积又大，收拾碗碟和擦桌子时，先把桌面分成四等份，让胳膊配合腹肌的伸展幅度缩小。宁可移动身体转着圈擦桌子，也不要用腹部紧靠桌面，拼命去擦远处的桌面。如果是圆桌，就围着圆心擦，不要牵拉到腹部肌肉，擦拭桌面的时候双脚要勤移、勤换。

孕期性生活注意事项

怀孕以后，夫妻之间的亲热事——性爱，是不是要完全禁止？当然不是。

孕初期禁忌

孕初期，孕激素的分泌还不够充分，胚胎在母体子宫里的状态还没有稳定下来，如果做爱，容易引起流产。这个阶段准妈妈一般都会有早孕反应，严重的生理反应会让身体很难受。

孕中期的孕味收获

进入怀孕第4个月后，胎盘逐渐形成，胎儿在母体子宫内也逐渐稳定下来，流产的危险也比孕初期小。早孕反应消失，性器官分泌物增多，性感受能力较强，可以愉快、适度地享受性爱。但要注意，性生活不能与孕前完全相同，在次数和强度方面都要有所节制。

总体上说，妊娠期性生活不被禁止，健康而适度的性生活不仅可以愉悦准妈妈的身心，还能促进夫妻亲密感情。妊娠期因为不担心避孕问题，心理上放松，更能提高性快感，体验到性爱乐趣。

害怕孕期性爱会对胎儿造成伤害，没有任何科学依据。胎儿生长在拥有厚壁的子宫腔内，周围有足够温暖的羊水，能减轻震荡和摇摆，不必担心胎儿受干扰。孕期子宫颈紧闭，有许多黏液封闭着，能防止病原菌侵入。

了解孕期生理变化，对孕期性生活很有帮助。一般在怀孕中期以后，由于激素的作用，女性生殖器处的血管因充血容易受伤和出血，需要丈夫的加倍爱惜。阴道变得湿润而容易进入，生殖器和乳房更加敏感。怀孕中期，更多的血液流向骨盆，在夫妻亲热时能增加感官敏感性，更容易达到性高潮。有很多女性在怀孕中期才尝到了高潮的滋味，甚至多次高潮而不用担心伤害到胎宝宝。

孕晚期艰难的爱

怀孕最后2个月，准妈妈腹部膨大，行动不便，尤其是临近分娩的时候，要禁忌性生活。在孕晚期，丈夫要控制自己的性欲，尽可能只做非性爱的两性交流，如抚摸、亲昵、接吻等。

夫妻浪漫按摩

临近分娩时，性爱是绝对要禁止的，最好改用夫妻间的爱抚来代替性爱，以此增加彼此的感情。但是要特别注意，孕晚期不宜长时间地爱抚和刺激乳房，否则会引发子宫收缩，诱发流产。如果能抽出时间专门为孕妻按摩按摩酸痛的肩部、颈部、腰部和头部，揉一揉脚心，则能让准妈妈尽情享受丈夫对自己和胎儿的爱意。

妈咪小助手

孕初期，最好暂时中断两性间的例行亲热，以免引起不必要的意外甚至流产，因为男性的精液当中含有大量的前列腺素，会刺激子宫中的胎儿，引发不必要的麻烦。当然，夫妻间的情感交流方式最好暂时改换做非性爱式的其他方式，包括拥吻、爱抚等。做丈夫的尤其要特别克制自己的情欲，体贴孕妻，度过这孕早期危险的3个月，再言情事。

同时，夫妻按摩更能感受到另一半的关爱，在这双方亲密的肢体互动中，增进感情并分享心情，经营好婚姻情感生活。

为孕妻按摩，力度要适中，针对颈、肩、腰、背、腿等酸痛处进行轻压即可，并随感受调整力度，避免对准妈妈造成不适或伤害。

选择适合准妈妈使用的按摩润滑液，如精油、橄榄油，以低刺激性、柔和为准，不能使用有活血功能的精油如川红花、高浓度玫瑰油，这些对皮肤有刺激感的都要避免。按摩姿势以侧躺较为舒服，切记千万不要压迫腹部。

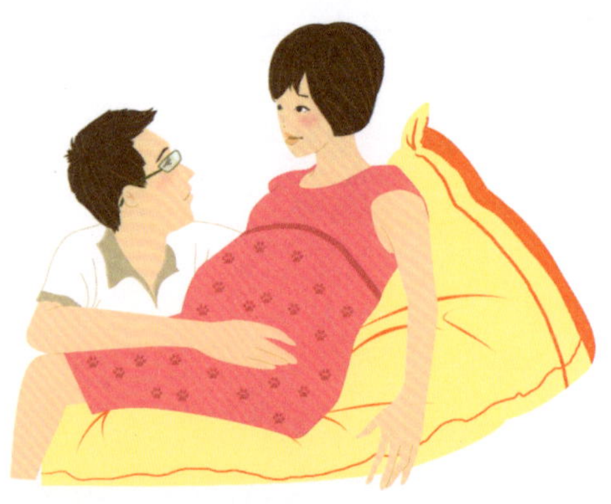

孕期运动受益匪浅

“生命在于运动”的道理人人皆知，它同样适宜孕期。适度的运动不仅可以改善诸多孕期不适、控制体脂肪的增加，还能让分娩更顺利。别以为运动又麻烦又累人，其实做“孕”动也可以简单、轻松！

头晕、疲倦与易喘 通过运动可以让心肺功能状态较佳，改善孕期因为心肺功能不佳而产生的头晕、疲倦或易喘等缺氧现象。

水肿 运动能使血液循环良好，可以减缓下肢静脉回流不佳造成的水肿现象。

肠胃不适、便秘 怀孕后在激素的作用之下，肠胃蠕动会减慢，容易产生便秘，而便秘状况还会加重痔疮，运动则可以促进肠胃蠕动，改善便秘现象。

腰酸背痛、关节损伤 怀孕后分泌的激素会使全身的韧带变得松弛，若姿势不良或活动不当，很容易损伤关节。

失眠、心情烦躁 运动能适度减轻身心压力和疲劳感，帮助准妈妈夜晚有较好的睡眠。

控制体重、预防妊娠纹 孕期不能减肥，运动则能消耗热能、燃烧体脂肪，所以孕期保持运动，体脂也会增加得较少。另一方面，还能预防妊娠纹产生。

控制妊娠糖尿病 运动时，机体增加血糖的利用率，刺激胰岛素分泌，能降低妊娠糖尿病的发生率，对有妊娠糖尿病的准妈妈，有控制血糖的功效。

孕期运动有助分娩

孕期多运动，能增加自然生产的概率，减少不必要的剖宫产率。运动能使准妈妈的心肺功能加强、体力强健，不易感到疲倦，肌力增强，耐痛程度提高，通过运动熟悉如何调整呼吸。因此，整体上能使产程较顺利、缩短产程，减轻分娩时的痛苦。

孕期运动能让准妈妈的血液循环顺畅、新陈代谢功能良好，促使胎盘功能健全，能输送充足的氧气给宝宝。胎儿代谢速度也较快，减少发生胎儿窘迫的概率。保持运动习惯的准妈妈体能佳、产后恢复快，照顾宝宝时有精力。

低冲击、无重力、有氧的运动

平常有运动习惯的准妈妈，原则上，只要温和、低冲击力，且非重力形态的运动均可以进行。平常不太做运动的准妈妈，最保守、最安全的运动就是走路。

平常没有运动习惯的准妈妈，不必在怀孕时特别学习新运动项目，或突然增加运动量，那样会对身体造成较大的负荷。

如果想要进行不同的运动，应该先了解自己的体能状况，选择自己的身体能够负荷的运动类型与运动量。

反之，但凡高冲击性、重体力运动，或瞬间爆发力强的激烈运动，如跆拳道、举重、球类运动、跑步、跳绳等，均不适合孕期进行，有些运动会加重膝盖的负荷量，引起子宫收缩。

容易滑倒的运动也必须避免，此外，因为怀孕后期腹部膨大，容易出现重心不稳，不能进行急速转换方向的动作，以免发生危险。

孕期最适宜的“孕”动

游泳 在水中的压力有助于减轻孕期水肿，水压能把血管外的水分引至血管内，有助于利尿、减轻水肿。游泳不会使准妈妈的心跳及呼吸增加太多，也不会增加身体负荷。怀孕期体重增加、走路姿势发生改变，膝盖容易疼痛，通过水的浮力，能使膝盖承受体重的压力得以缓解。游泳能使身体散热，更能起到保护胎儿的作用。

除了游泳外，在水中走路、踏步或是抬脚，都有较好的运动效果。因为水中有阻力，即使只在水中走路，也能得到较地面上更大的运动量。同样长短的运动时间，在水中的运动量会较在地面的运动量更大。如在水中走25米的运动量，相当于在地面上走200米的运动量。

爬楼梯 爬楼梯属最常见的活动，爬楼梯的时候膝盖需要负荷身体，要采取多次、少量的方式。一次可以爬2～3层楼梯，一天之内可以多爬几次，一次最多不要超过5层楼，如果一次就爬10层楼以上，会对膝盖产生不良影响。

妈咪小助手

怀孕后身体变化很大，有些准妈妈甚至会对自己的身体感到陌生。在孕期时多做运动，例如简单的有氧运动与轻度瑜伽，可以帮助准妈妈更了解自己的身体，进而掌控身体，增加孕期自信心。

瑜伽 瑜伽是一种伸展运动，与一般的伸展操比较起来，伸展的程度更大，练瑜伽能让身体有良好的柔软度。身体的柔软度好、关节的活动度大，运动时就不易受伤。另外，在伸展身体的过程中，肌肉必须停留在伸展的状态，能锻炼肌肉组织耐力。但有的瑜伽动作强度较大，所以，准妈妈只能做轻度瑜伽。

“孕”动原则

安全运动 运动一定要适合自己的体能，千万不要勉强，要掌握循序渐进、由简到难的原则。

热身、放松活动不可少 若单纯走路，刚开始走路时速度要慢一些，等到走5～10分钟后，再加快脚步，也有热身的效果。

运动要点 饭后一个小时再做运动较佳。肚子感到饥饿时不要进行运动，因为在血糖过低的状态下运动，血糖会降得更低，会发生意外。这时可以先吃一点食物充饥。

睡前一个小时内不要做有氧运动 运动后身体的血液循环好，会分泌脑内啡，使精神较为亢奋，可能导致难以入眠。不过，简单体操或柔软运动等针对特定肌肉部位的活动，不在此限。

运动环境 首先要安全、不易滑跌，避免闷热、过冷的环境，闷热和过冷的环境会使准妈妈心脏负荷量加大。

选择较低起点 大的运动课程无法适合准妈妈的状况，所以要选择较低起点的运动课程。

亮出怀孕身份 在健身房或运动场地可请教练协助自己选择合适的运动。

衣着和装备 衣物要舒适，穿上宽松、舒适吸汗的衣服，以及运动鞋、袜子等装备。

及时补充水分和营养 在运动前、运动中都应适度补充水分。

适度增加食物热量 假使每天都能规律地做运动，每天可以增加摄取适当的热量。

放松活动的重要性 运动后再伸展肌肉，使之放松，同时帮助身体代谢消除在运动过程中产生的废物，让机体恢复较平静的状态。否则，肌肉容易酸痛。

心跳速率的维持 应当维持在140次/分以下，最方便的检查方法，是边运动时还能边说话，如果无法说话，表示运动强度过高，可能会导致身体提供给胎儿的氧气过少。

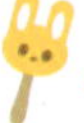

每天5分钟孕期保健操

这里介绍几种每天只需要几分钟就能做的简单孕期保健操，不仅能有效缓解不适，还能增强自身体质。

收缩骨盆底肌群

预备动作 四肢着地，上半身的

肩、肘、腕位放在同一直线，下半身的髋关节在膝盖骨的正上方。双手与肩同宽，双脚与臀部同宽，背部打平，头、颈放松。

动作1 吸气时放松，吐气时收缩腹部，并且提肛夹臀。

动作2 收缩腹部，维持手、脚四点着地，身体平行前移与后移，能感觉到腹部收缩得更紧实。

效果 帮助稳定核心及骨盆底肌群。

骨盆与腹部运动

(1) 骨盆运动

预备动作 坐在皮球上，双脚与肩膀同宽，并踩着地面，双手置于身体两侧。

动作1 保持腰部不动，头、颈、背保持一直线，往前往后运动骨盆。

动作2 保持腰部不动，骨盆由左至右做360° 旋转。

效果 控制骨盆和腰的位置，适度活动骨盆，可舒缓腰部与骨盆因为站立过久引起的肌肉韧带紧绷，避免关节酸痛。

(2) C字形运动

预备动作 坐在皮球上，双脚与肩膀同宽，踩在地面，双手打开与肩同宽并向前伸直。

动作 缩小腹，把肚脐往内吸，让脊椎延伸，使背部呈现C字形的圆弧状。

效果 锻炼腹肌。

(3) 下蹲运动

预备动作 双脚打开比肩膀稍宽，抬头挺胸，肩膀后缩、放松，双手自然放下。

动作 双手往前直伸，在上半身保持直立的情形下往下蹲，腹背部会有被拉紧的感觉。蹲之前必须收缩小腹，提臀、提肛，以稳定重心，膝盖弯曲的角度不要超过脚尖，以免加重膝盖负担。双手也能放在腰上。

效果 训练核心肌群+骨盆+大腿+臀部，防治腰酸背痛，还能加强腿、臀的力量，有助产之效。

侧躺抬腿

(1) 抬腿

预备动作 身体侧躺，下方的脚弯曲，上方脚伸直，头靠在下方手臂上，位于上方的手臂则扶地以保持平衡，缩小腹，身体不要往前或后倒。

动作1 抬腿，脚趾往前伸，抬起的角度不要太高，否则无法稳定腰部。

动作2 维持缩小腹，慢慢将脚放下，回到预备动作。

(2) 侧踢

预备动作 同上。

动作1 上方的脚往前伸，然后再向后侧踢。

动作2 维持缩小腹，慢慢将脚放下，回到预备动作。

(3) 空中画圈

预备动作 同上。

动作1 将脚抬起，在空中画圆圈。

动作2 维持缩小腹，慢慢将脚放下，回到预备动作。

效果 训练臀部、腿部肌肉、提升骨盆稳定度。

准妈妈顺利分娩须知

满怀信心迎接分娩

预产期临近，准妈妈越来越像一名即将冲锋陷阵的战士，充满期待、满怀兴奋地与腹中宝宝一起迎接挑战。这段时间里，与其紧张、激动、不安，不如静下来，检查临产前的各种准备是否就绪，温习一遍关于分娩的知识和技巧，看看是否对生产过程中的各类情况心中有数。这些准备工作就绪，准妈妈就会满怀信心地迎接分娩过程的来临。

临产前的物质准备

多数准妈妈产前都会大致了解临近分娩必须做的物质准备工作，分娩前准备得越充分、越周密，越有利于顺利分娩和孕后母婴生活。

产前衣物、用品

CD机＋MP3＋图书 阵痛间隙，放松精神，分散自己的注意力。

证件文档 身份证、保健卡、医疗保险证，记录有关本人平时身体健康情况的病历、孕期保健手册、献血证。

个人用品 洗漱用品和餐具。

巧克力 分娩时阵痛稍缓解时，及时为自己补充能量。

笔和记事本 住院期间记事用。

照相机或家用摄像机 记录分娩过程和状态，长久保存重要的历史时刻。

产后用品提前准备

棉拖鞋或旅游鞋；纸内裤；纯棉质哺乳内衣；较厚的袜子；习惯用的浴巾；靠垫2～3个；吸奶器；乳垫；较大的卫生巾；睡衣；外套；卫生纸（大卷）；婴儿的衣物；小毯子；水杯；小包装奶粉；奶瓶；纸尿裤。

除去前面的“硬件”准备外，准妈妈要做到临产时胸中有数，届时不慌张，还应当做好如下“软件”准备工作：懂得应在什么时候给医生打电话；医生和护士下班时间、公休日怎样联系；是先打电话通知医生，还是直接去医院；家庭住处离医院有多远；乘坐什么交通工具去医院；家里是否有人时刻守护在准妈妈身边；如果遇到上下班时

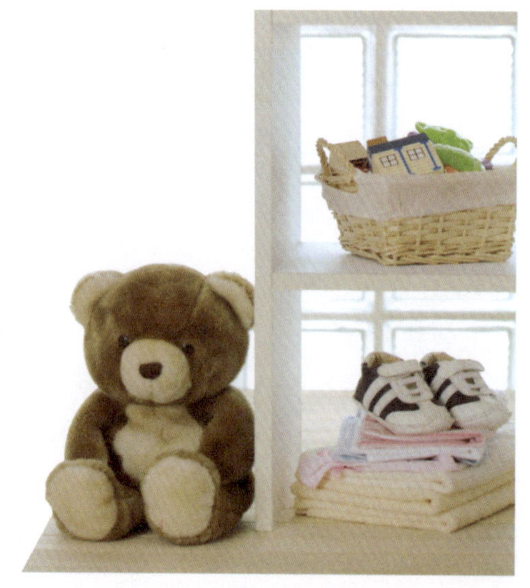

间、交通拥挤时，从家里大约需多长时间到达医院；最好预先演练和计算一下去医院的路程和所需要的时间；找到备用或绕行的道路，以便交通堵塞时能有另一条路供选择；安排好家里的事情，请人帮助照顾家庭日常生活、宠物和料理家务；工作是否安排好，应当让上司和同事清楚知道自己的预产期。

分娩前准爸爸须知

住院之初，准爸爸要尽可能地配合做好医生的临产检查，包括：

宫缩的开始时间，持续时间和间隔时间；

“见红”的情况，流血的时间、量、颜色等状况；

有无破水的状况，破水的发生时间、羊水颜色、变化等；

自我感觉，有无头痛、呕吐、心悸、气喘等症状；

曾经患过的病症，如有无高血压、有无出血，有无肝功能异常等。

分娩开始后，准爸爸扮演着很重要的角色，要为妻子准备好第一产程中需要的食物、饮水等，还要及时给予产妇精神上的鼓励与支持，即使产妇因为宫缩疼痛难耐而脾气暴躁，准爸爸也一定要宽容、忍耐。

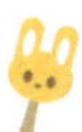

预产期计算

女性月经因人而异，一般在28～30天，婴儿出生日期与预产期有一定差距。能够准确无误地在预产期满40周内出生的婴儿只有25%，宝宝提前3周或推迟2周出生都很正常。

如果由排卵日算起，真正的怀孕期是266天。但由于一般人不知道自己的排卵日，因此以月经周期28天为标准，往前推14天就是月经来临的第一天。所以预产期就是最后一次月经周期的第1天＋280天＝预产期。

不过要数够280个日子实在太麻烦，因此简单的换算方法是：最后一次月经来临日的月份＋9，日期＋7就是预产期。

围产保健的概念

围产保健，是指为保证母亲、胎儿、新生儿的安全、健康和优生，从确诊妊娠起，就进行积极监护和研究，针对可能发生的问题，进行预防和治疗。

围产期保健内容

高危妊娠的监护 在妊娠期母胎有某种并发症或有某种致病因素足以危害母胎或导致难产者，称为高危妊娠。

加强分娩监护 分娩过程中随时可能出现异常情况，如果不能及时发现、及时处理，就可能发生难产，危及母婴健康。

产前体操，助产有益

妊娠阵痛和分娩，会给身体增加很大负担。所以，应当尽量多做一些准备，从产前就开始做助产体操，分娩后也更容易恢复。可以在家自己做或去孕妇产前运动班练习。只要逐步建立起做松弛练习的习惯，做到每天至少能练习20分钟。最好在就寝前和早餐前做，方法要正确，注意安全，不可蛮干，次数由少渐多，不宜过度劳累。常用的产前运动有以下几种：

腰部运动 临产时加强腹压及会阴部之弹性，使胎儿顺利娩出。手扶椅背慢慢吸气，同时手臂用力，脚尖立起，使身体同时向上，腰部挺直，使下腹部紧靠椅背，然后再慢慢呼气，手臂放松，脚还原，早晚各做5～6次。

腿部运动 加强骨盆周围肌肉的会阴部弹性。用手扶椅背，右腿固定，左腿做360°转动划圈，做完后还原，换另一条腿继续做，早晚各做5～6次。

盘腿运动 增加骨盘底的可动性和肌肉韧性。坐在地上，背部紧靠墙壁或是沙发，两脚盘腿，每天可进行5～10次。

压膝运动 增加骨盘底的可动性和肌肉的韧性，以利生产。两脚底合在一起，两脚与膝盖尽量靠近身体，双手放在膝盖上，温和向下压，再轻放。每天可进行5～10次。

待产按摩 临产时，腰背会有非常酸痛的感觉，利用按摩可减轻这种不适。弯曲大拇指的第一个关节，并露出关节，按住关节酸痛的地方即可。

妈咪小助手

产前运动操的主要目的在于锻炼准妈妈身体各部分肌肉能力，减少临产阵痛期的疼痛；减少生产时情绪及全身肌肉的紧张；增加产道肌肉的强韧性，以利于顺利生产；帮助缩短产程。

注意事项：做运动前先排尿，排空膀胱；最好选择硬板床或坐在地面上做，坐姿即可；要穿着宽松的衣服，并且解开带扣。

学习和掌握分娩技巧

产痛能弱减

临产分娩的疼痛程度和精神紧张因素密切相关。精神越是紧张，产痛就越厉害。准妈妈只要掌握分娩的技巧，学会按照产程进度呼吸、放松和用力，学会把宫缩、阵痛的过程看做自己呼吸、用力、放松的过程，就能转移对于疼痛的注意力，从而弱化和减轻分娩的痛楚。

解读拉梅兹法

拉梅兹生产法 拉梅兹生产法最早是由苏俄发明，俄国心理学家称为“心理预防法”，目的在于训练产妇利用放松技巧和各种呼吸技巧，来应对子宫收缩时的痛楚。

拉梅兹运动法包括 神经肌肉控制运动；产前运动；呼吸技巧的运动。生产时，利用呼吸技巧，控制子宫收缩引起的产痛，维持镇定及保持体力，使生产过程更顺利。

拉梅兹呼吸法注意 胎位正常，无任何危险妊娠征兆，可自然生产，并请教通过产科医生同意；了解基本生产过程概念，以配合呼吸技巧应用；怀孕满7个月以后开始练习呼吸技巧，要反复练习至技巧熟练；最好由丈夫一起陪同接受训练和练习。拉梅兹运动法包含神经肌肉控制运动、产前运动和呼吸技巧的运动。产前运动前面已经介绍，下面介绍神经肌肉控制，呼吸法放在后面。

神经肌肉控制运动 临产时，能把产痛解释为“开始工作——呼吸”的信号，不再会只感觉到疼痛和紧张。把精力集中在呼吸上，控制宫缩引起的产痛，提高对产痛的忍受力。保持体力，较轻松地度过三个产程。

学会呼吸、用力

准妈妈如果上了产台，通常身体会呈现半躺卧姿势，在家中练习运动时，可以采取坐姿练习，重要的是熟悉控制身体与呼吸的方式。

腹式呼吸 首先，平静心情，调匀呼吸，把背部紧靠椅背挺直，全身尽量放松，双手轻轻放在腹部，然后，慢慢地长吸一口气，直到腹部鼓起来为止，随后缓慢地呼出。每天不少于3次。

胸式浅呼吸 平躺下，把双腿伸直，张口做浅速呼吸，每秒钟呼气一次，每呼吸10次必须休息一下，再继续做。

浅而慢的加速呼吸 完全放松，眼睛选定一个固定点凝视；先做腹式呼吸，身体放松；鼻子吸气，再用口缓慢吐出，腹部保持放松。吸气呼气过程配合子宫收缩持续时间，约为45～60秒，最后以腹式呼吸结束。

浅式呼吸 微张开嘴巴吸吐发出“嘻嘻嘻”声音；连续4～6次快速吸气，再吐一次气，以吸吐为一个循环，并反复进行，直到子宫收缩结束。随着子宫收缩的强度调整速度。

闭气用力 平躺在地板上，或坐在地板上，两腿跷放在椅子或沙发上，两膝屈曲，两腿分开，臀部移近椅子边缘，手握住椅子的脚。坐在地上，双腿张开的姿势亦可。

哈气 娩出阶段，自己不能用力，却不由自主用力时，嘴巴张开像喘气一样的急促呼吸。不可憋气并要全身放松。

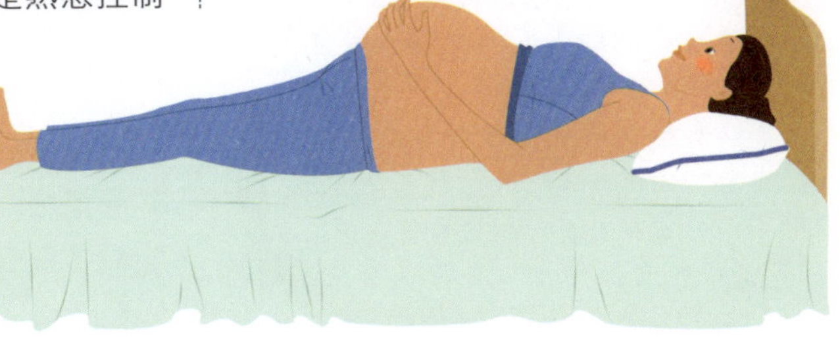

什么是顺产

顺利生产的过程是绝大多数产妇需要了解的经历。提前知晓整个过程，有助于保持体力、按照产程进度合理配合、用力，平安分娩出宝宝。

胎儿分娩时，要根据母体骨盆的形态和大小，被动地进行一系列适应性转动。正常情况下，胎儿头的枕骨在母体骨盆前方，叫做枕前位。

胎头入盆时，呈半俯就状态，胎头的前后径与母体骨盆的横径或斜径一致。母体的规律性宫缩，推动胎儿下降，等到达骨盆中部，胎儿头的前后径转成和母体骨盆前后径一致，即枕部转到母亲的耻骨下方，但胎儿的头更加俯屈，使胎儿下颌接触到胸部。在骨盆出口时，胎儿头伸转出骨盆外，这时在阴道口可以看见胎儿头转向一侧，面朝母亲侧方，先娩出前肩、后肩，然后整个胎儿随之娩出。处理完新生儿后，助产人员会辅助产妇娩出胎盘。轻拉脐带的同时，轻压子宫底，协助胎盘完整娩出。胎盘娩出后，医生会检查产妇阴道有无裂伤，对有伤者施行缝合术。

妈咪小助手

新生儿娩出后，助产医士会为新生儿吸痰，清理口腔、鼻腔的黏液和羊水，并轻轻拍打足底引起大声的啼哭。新生儿的啼哭，是出生后的第一次自主呼吸，表示孩子的呼吸道已经畅通，呼吸系统已经正常工作，开始提供自身需要的氧气。同时，新生儿的肺部得以扩张，吸入大量的氧气，以降低肺部循环的阻力。

然后，要为新生儿结扎脐带。同时对新生儿进行出生健康评定，系上辨识手镯，在出生记录上印上脚印，并且为新生儿涂油，清除腋窝、腹股沟等处的油脂。出生半小时后，会让新生儿与母体进行皮肤接触，让婴儿吸吮母亲乳头。做完上述处理后，会送母婴一起回母婴病房。

产程是什么

胎儿离开母体娩出要经过三个阶段，医学上称为三个产程。完成三个产程需要的大约时间：初产妇13～17个小时，经产妇6.5～7.5小时。

第一产程 在第一产程，如果没有禁忌证的话，医生会给产妇灌肠，灌肠后产妇要尽量排大便。随着宫口不断开大，宫缩会越来越强，持续时间可达1分钟，间隔时间缩短到1～2分钟，产妇的腹痛会越来越严重，间隔时间逐渐缩短，往往感到连喘气的机会都没有。这时，产妇可以通过深呼吸止痛法、腰骶部压迫止痛法、按摩止痛法等来减轻一些不适感。

第二产程 产程进入第二阶段，此时宫口已经开全。宫缩持续1分钟，间歇2分钟左右。宫缩时，胎儿先露部位压迫盆底组织，产妇会有排便感，并不由自主向下屏气用力。正确使用腹压，可以缩短产程，加速分娩。如果用力不当，徒然消耗体力，反而会因为疲劳过度造成宫缩乏力，影响到产程进展。当胎头露出会阴口，助产人员告诉产妇张嘴“哈气”时，千万不要再屏气用力，可以做短促的呼吸动作，以防胎儿娩出过快而撕裂会阴部。

第三产程 胎儿娩出后，即进入第三产程。这时，产妇感到轻松，子宫底下降至脐平，宫缩暂停几分钟后又会重新开始。子宫体变硬呈球形，宫底升高达脐上，阴道有少量流血，阴道口外露的脐带自行下降变长，这些症候表示胎盘已经剥离。接产人员会轻轻按压子宫底部，牵拉脐带，娩出胎盘。伴随着一些血液流出，继而子宫收缩较紧，流血量变少，分娩过程至此全部结束。

胎盘娩出后，接产人员会把胎盘盖平，仔细检查胎盘胎膜是否完整。如果胎盘胎膜完整，会检查会阴、小阴唇内侧、尿道口周围及阴道和宫颈有无裂伤。发现裂伤，会立即消毒并缝合。

“三产程”三注意

第一产程时间长，产妇应吃好、喝好、睡好，按时排便。如胎膜未破，产妇可在室内缓慢行走；如宫缩时感到疼痛，可通过深呼吸法减轻。

第二产程能否顺利进展，要看产妇是否能密切配合，因为这时要求产妇腹部肌肉收缩的压力配合宫缩，力量才能强大，才有利于顺利分娩。因此，产妇必须学会正确运用腹压。腹压的运用方法是在宫缩刚一开始时，产妇便深深地大吸一口气，然后随着子宫收缩力的加强，向下用力屏气，直到宫缩完为止。宫缩间歇时，则安静休息不再用力。这样反复的子宫收缩和腹肌压力密切配合，便能够加速胎儿的娩出，并且能缩短第二产程。

第三产程胎儿生出后，子宫的体积缩小，胎盘和包绕胎儿的胎膜就和子宫分开，随着子宫收缩而排出体外，这时整个分娩全部结束。

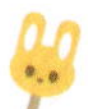

分娩是否顺利的三要素

产力 产力是指把胎儿及附属物从母体子宫内逼出的力量。包括产妇的子宫收缩力，腹肌和肛提肌的收缩力以及膈肌的收缩力，其中子宫的收缩力是主要产力。

产道 是分娩胎儿的通道，分骨产道和软产道。骨产道是指母体的骨盆。骨盆的大小、形态直接影响到分娩。软产道是指产妇的宫颈、阴道及外阴，如果宫颈口开全、阴道没有阻力，胎儿就能顺利通过，正常娩出。

胎儿 胎儿的大小、有无畸形及胎位是否正常，直接与分娩顺利与否相关。

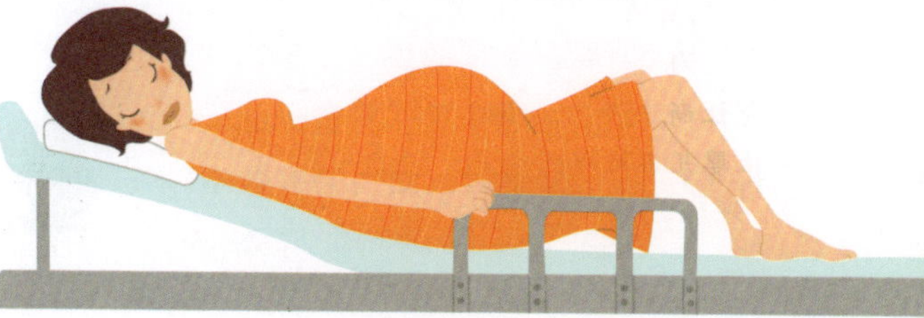

剖宫产

剖宫产是由于产妇和胎儿的原因，无法使胎儿自然娩出，医生采取的一种经腹部切开子宫、取出胎儿及附属物的手术过程。

剖宫产对母子均有不利因素。对母亲的不利因素有：手术中及手术后都有可能出现意外状况，以及对意外怀孕后的流产产生影响。

对婴儿来说，由于没有经过产道挤压，婴儿的肺没有经过锻炼，出生后不易适应外界环境的骤变，容易发生新生儿窒息、吸入性肺炎等。另外，剖宫产手术还增加了婴儿感染的机会，使之患病率明显增加，甚至给婴儿带来危险。

遭遇难产如何应对

产力异常会造成难产，主要是子宫收缩乏力，如果不能得到纠正，会影响产程进展，使胎儿不能经阴道娩出，造成难产。

产道异常如骨盆畸形，使胎儿不能通过产道从而造成难产。

在胎儿方面，如果胎儿过大，经阴道分娩常有困难。胎位异常不能纠正也不能经阴道分娩。另外，一些胎儿畸形，需要碎胎才能经阴道分娩。

对于产妇是否进行剖宫产，多数情况下医生都无法明确答复，只有少部分产妇在临产前经检查时，发现存在着绝对的剖宫产特征，已预测到经阴道分娩较困难，或对产妇和胎儿有危险，医生才会向产妇说明需要做好剖宫产的准备。

应相信医学技术，遇到难产，相信医生能够帮助自己顺利度过难关。

当然，要更加相信自己，对自己有充分的信心：一定能够度过难关，平安生产，你和宝宝都健康平安。

异常分娩的情况

异常分娩包括一般难产的情况，有产妇的原因，也有胎儿的因素。包括宫缩乏力、胎位不正、胎儿脐带绕颈造成窘迫、胎膜早破等。

宫缩乏力

表现为子宫收缩弱而无力，持续时间短，间歇时间长，并且不随着产程进展而逐渐好转。会使宫颈口扩张及胎儿先露部位下降缓慢，产程延长或停滞。

早期破水

产妇突然感到有大量液体从阴道流出，说明胎膜已破，应立即送往医院，并且特别注意途中要尽量平卧，以防发生脐带脱垂。

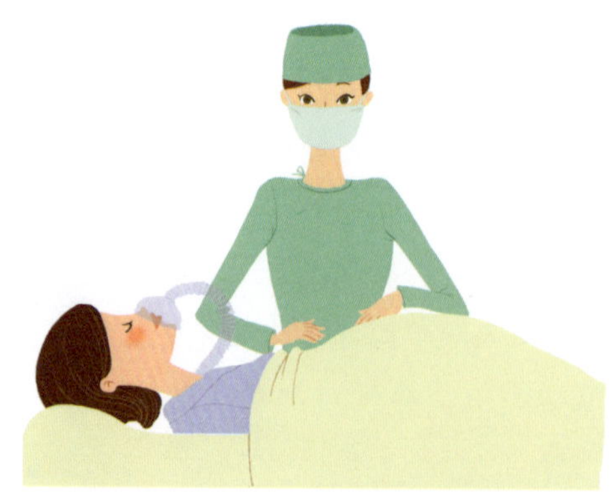

如产妇破水超过12小时尚未临产，医生会给予抗生素以预防感染。破膜超过24小时、孕期已达38周未临产者，医生会考虑引产，且严密观察胎心及产程进度。

胎位不正

胎位是指胎儿在母体子宫最接近子宫颈的部位。胎位是最接近子宫颈的部位，因此也是胎儿出生时最先露出的部位。除了头骨先露的头位是正常的胎位外，其他如先露部是胎儿的屁股的臀位、是肩膀或手的横位以及颜面位和额位，都属于胎位不正。

胎位不正的原因，除了可能是准妈妈骨盆腔太小、胎头无法进入外，胎盘着床太低或脐带太短都可能让胎头不易下降；有些生过孩子的经产妇腹肌松弛，到了9个月时，胎位都可能还无法固定下来。此外，如果准妈妈患有子宫肌瘤、子宫肌腺瘤、子宫畸形等情况时，胎位不正的概率也会增加。

臀位 即胎儿在母体子宫内是头上臀下的坐姿。臀部比头部小而软，胎儿身体最大最硬的头部在娩出前失去变形的机会，容易发生胎头娩出困难。

横位 自然生产时，一般要慎防产前脐带脱垂的情况。接近子宫颈口的先露部是肩膀或手，接近预产期时，一旦有阵痛，就应当立即到医院检查，横位的情形是不可能自然生产的，一定要剖腹生产才安全。

颜面位 在生产前子宫颈口开了2～3厘米时内诊才被察觉，胎儿头部向上仰起，枕骨贴靠近背部，对经产妇而言，即使是颜面位，只要产程进展顺利，也可能自然生产。

额位 额位也是在生产前，子宫颈口开了2～3厘米时内诊才被察觉，头部部分向上仰起，枕骨前端的额部成了先露部。额位一定要转成颜面位或头位才能自然生产。

胎儿窘迫

胎儿因为受到母亲及胎盘的影响，或子宫因为受到不同的生理及病理变化，而产生胎儿缺氧及酸血症的症状，最后在胎儿心音监测器上产生心跳迟缓的征兆，称为“胎儿窘迫”。

脐带绕颈

脐带缠绕在胎儿颈部，少者缠绕一周，多者可达到七周。多数是因为脐带过长或胎儿在宫内活动过多、不断翻转造成。发生脐带绕颈后，如果脐带足够长，对胎儿不会造成危害，但如果剩余的脐带过短，勒紧胎儿形成缺氧则会很危险。在妊娠期，由于血流不足可能出现胎儿体重偏小，如果缠绕过紧，可能造成胎死宫内。分娩期胎儿下降，脐带又较短，会勒住胎儿造成缺氧死亡。妊娠期经B超检查怀疑有脐带绕颈的准妈妈，应当在妊娠期仔细计数胎动，发现胎动减少或消失要及时就诊。分娩期则密切注意胎心变化，勤听胎心或用胎心电子仪监护，一旦发现异常立即剖宫产。如果胎心正常，则完全可以正常经阴道分娩。

胎儿脐带绕颈，是经常见到的一种现象，很少会造成胎死腹中或神经系统损伤的情况，只要宝宝的活动正常，不需要过于紧张。生产方式仍以自然生产为主，除非遇到胎儿心音监测出现窘迫的现象，并且无法矫正时，才采取剖腹生产的方法。没有人会单纯因为脐带绕颈而直接剖宫产，只要医生能随时处理，宝宝的健康不会受到影响。

胎盘早剥

胎盘早剥是指在胎儿出生前，胎盘就和子宫从着床处分离开，母亲会因此出现产前出血的症状，胎儿也因此而减少来自母亲的养分供给，以致危害到其健康。

胎盘早剥是一种严重的急症，威胁到产妇和胎儿的生命。此外，症状表现变化极大，有时不易察觉。因此，对产妇而言，要随时注意各种可疑的征兆，定时产检，只要有任何怀疑应立刻就医，以便尽早诊断和采取必要措施，将胎盘早剥对产妇及胎儿的影响降到最低。胎盘功能的健全与否，关系着胎儿的成长与健康。处理胎盘早剥，医生主要以妊娠周数以及产妇和胎儿的状况来决定，如果胎儿是足月儿，情况如果允许可以立刻经阴道生产，否则采取紧急剖宫产是最佳选择。

过期妊娠的应对

一般来说，正常怀孕的周数是从准妈妈最后一次月经算起，在38～42周之间。所谓“过期妊娠”，是指怀孕周数超过预产期2周以上，也就是到怀孕第42周仍未有阵痛、分娩的征兆，就称为“过期妊娠”，发生率大约为10%。

临床发现，胎儿垂体及肾上腺发育不良时，常会发生过期妊娠。与胎盘素缺乏而导致胎盘功能不良也有关。准妈妈内分泌功能紊乱、甲状腺功能低下、新陈代谢异常、服用维生素E过多、胎儿发育异常、胎头骨盆不对称等，都可能引起过期妊娠。第一胎发生过期妊娠的准妈妈，怀第二胎时可能再次发生。年龄较大的初产妇，发生过期妊娠的比例较大，不过，过期妊娠与胎次及母亲体重的增加没有明显联系。

过期妊娠会使胎儿围产期死亡率增高，产后容易发生并发症，通常会出现羊水过少、胎盘功能退化、胎儿窒息、胎儿过度成熟和体重过大难产。

妊娠一旦过期，需要严密注意胎儿在子宫内的情况，注意胎儿有无缺氧的危险。对于仍不适合引产的准妈妈，医生会做胎儿生理活动评估，监测胎儿健康状况。如果子宫颈已经成熟或有妊娠并发症，则会考虑决定引产。如果引产失败，或在引产过程中出现明显的胎心音窘迫现象，就会改为剖腹生产，以确保母子平安。

Chapter 04 新妈妈产后康复

坐月子期间的护理

经过数周的努力，终于赢来了顺利分娩，接下来，新妈妈进入了传统的“坐月子”期，来恢复怀孕和分娩时消耗的巨大体力。坐月子，现代医学称产褥期，指分娩后，产妇生殖器官及生理机能的恢复时间，大约需要6～8周，是新妈妈今后身体健康的保障。为了自己，也为了宝宝，产后的护理不可忽视，要悉心调养，让自己更快地康复！

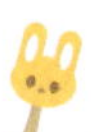

产后1周的日常护理

大多数情况下，新妈妈成功分娩生产宝宝以后，要住院7天左右，有的新妈妈只需要住院4天时间，会阴侧切伤口拆线以后就出院休养。

以正常分娩为例，介绍新妈妈在这7天该如何度过。

分娩当天 产妇经过分娩后，身体已经很疲惫，需要得到充分休息。在饮食上，可以吃一些清淡、易消化的蔬菜，不要吃刺激性食物。剖宫产者要36小时以后才能进食。如果伤口疼痛较厉害，可以向医生提出，得到相应镇痛治疗。剖宫产的新妈妈要注意下身移动时的体位，把双膝并拢，能使伤口的缝合部位疼痛减轻一些。

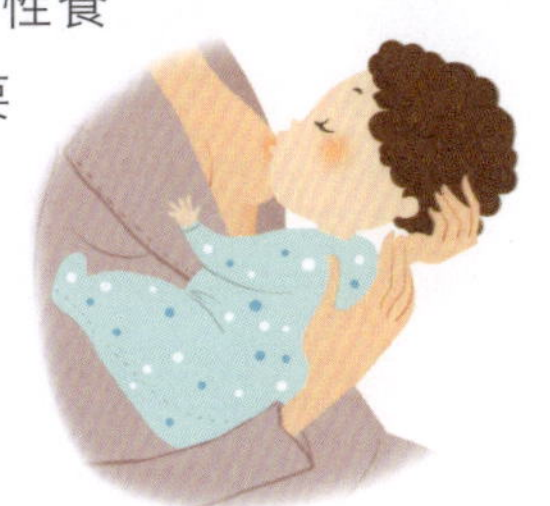

第1天 正常情况下，分娩8小时后，医生就会指导产妇下床做适当活动，还要试着给新生儿哺乳。如有会阴切开者，通常在产后12小时下地，慢慢活动。产后乳房高度胀满，要向医护人员学会授乳和乳房按摩等护理知识。

第2天 新妈妈自我感觉精神会恢复很多，乳房胀满、伴有丰富的初乳分泌，要尽量让宝宝吮吸，继续进行乳房按摩护理。

第3天 新妈妈可以开始下床步行，但要量力而行。这一天医生要为产妇查血常规，了解有无贫血、感染等情况以及身体的恢复情况。

第4～5天 新妈妈的体力、精神都有了很大恢复，食欲也好多了，在哺育宝宝方面会有很大进步，会阴伤口缝合部位要拆线。

宝宝在专门的儿科医护人员的关注下会成熟许多，如果发现有异常情况，应及时处理，比如膝关节脱臼和斜颈等问题，可以及时接受治疗。如果一切正常，就要准备出院回家了。不要忘了领取母子健康手册，还有出生证明、新生儿防疫证等。

第6天 母子都要做出院前体检，体检情况正常，就可以出院回家休养。出院前尽可能想一想，有什么不清楚的事情，可以尽管向医护人员提问，并详细记录下正确答案，回家以后慢慢照做。

出院以后，新妈妈还继续处于调养恢复阶段。在日常生活中应注意，新妈妈可以洗淋浴，但不能洗盆浴。有会阴伤口缝合者，不要使用肥皂刺激局部；继续做乳房按摩和产褥体操。

饮食安排方面，要按需就餐、品种丰富，每天可吃5餐。可以食用各种滋补汤品，但不要过于油腻，以免影响消化。牛肉、羊肉汤、鲤鱼汤等均有利于补钙，更有催乳的作用，但不要忘记吃一些新鲜蔬菜。

产后生理变化

分娩后，新妈妈在生活、行动方面需要很多的帮助，家人也要心中有数，做好新妈妈的日常护理。

产后饮食宜忌 产后应当少吃生、冷饭菜及辣椒等刺激性食物，更不要吸烟、饮酒，以免在哺乳过程中影响到宝宝的身体健康。要注意观察自己有无贫血的表现，如果贫血，最好在医生指导下补充铁剂。

产后全身发抖或寒战 胎儿娩出后，产妇全身感到轻松，有人会出现全身不可控制的抖动，有人出现寒战。这是正常现象，喝一点红糖开水就会逐渐好转。

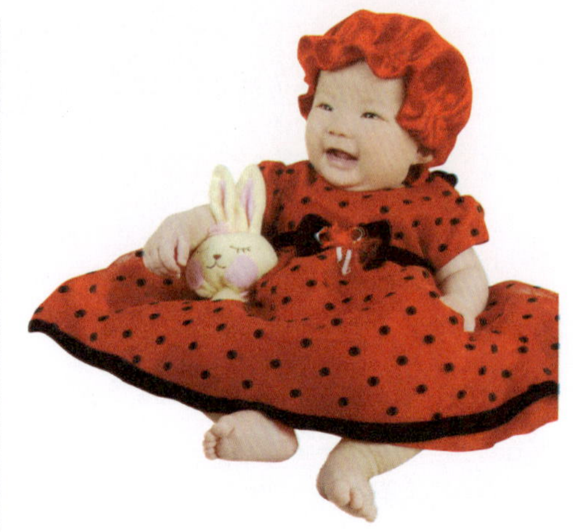

产后的状况 产后出汗量多，睡眠和初醒时更多，有时会浸湿内衣，数日内自行好转，是正常生理现象，不是体虚表现。

产后的体温 产后头几天内，体温可能上升到38℃，是正常生理反应。

会阴部疼痛水肿 分娩时由于胎头的压迫，致使会阴部水肿疼痛，或由于胎头娩出时会阴部轻度擦伤，使会阴部疼痛，一般在数天内自然消失，不必处理。

产后各器官康复指标

子宫 分娩后，子宫重量约1000克，到产后能恢复到60克左右。

外阴 分娩后，阴道外口有充血、水肿或不同程度的裂伤，或为娩出宝宝切开伤口。轻者很快自愈，充血、水肿要在产后几天消失，切开处缝合一般产后5天拆线。

卵巢 分娩后就会有新的卵泡发育成熟，但乳腺分泌能抑制排卵，哺乳期多数人不排卵，也无月经。

乳房 产后2～3天，乳房胀大发硬，有发热的感觉，开始分泌乳汁。最初分泌的乳汁为灰白色，以后变为白色。乳汁的分泌量、乳腺的发育程度，与宝宝的吮吸能力成正比。产妇失眠、过度劳累、疼痛等会阻碍乳汁分泌。

腹壁 产后下腹部正中线的色素逐渐消退。腹壁上的紫红色妊娠纹也会变成白色，腹壁需进行锻炼才能恢复。

排尿 产后尿量会增加。因为妊娠晚期，潴留在身体内的大量水分需要排出。产后因为腹部压力降低，膀胱容量增大，对腹内张力增高敏感，膀胱常常会滞留过量的小便，加上会阴部肿痛，造成排便困难，易患膀胱炎。

肠胃 产后10天左右，产妇的肠胃才能完全恢复正常，要多吃容易消化吸收的食物，忌食生、冷、刺激性强的食物。由于腹肌松弛，缺少运动，产褥期经常会便秘。

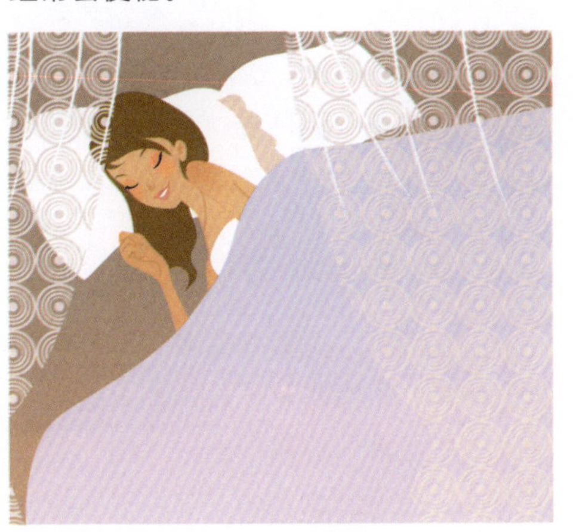

坐月子须知

现代人坐月子，应当注意以下保健知识：

吃好、休息好 分娩后第一要事是让产妇美美地睡一觉，不要轻易打扰。睡足后，吃一些营养高且易消化的食物，还要多喝水。月子里和整个哺乳期都要吃高营养、高热量、易消化的食物。

早活动 分娩第二天后就要下床走动，以利于产后体力恢复、增加食欲，有助于子宫收缩，促进恶露排出和子宫复原。注意不要受凉并避免冷风直吹；可以每天做一些简单的形体锻炼和产后体操，有利于新妈妈恢复形体。

尽早哺乳 尽早哺乳有利于刺激乳汁分泌，促进子宫收缩和复原。哺乳前后，注意保持双手清洁，保持乳头、乳房的卫生。

妈咪小助手

月子里会阴部分泌物较多，每天用温开水或1：5000的高锰酸钾溶液清洗外阴；勤换会阴垫，保持会阴部的清洁和干燥；产后要常洗头、洗脚、勤换内衣裤，保持皮肤的清洁；洗澡以淋浴为宜，避免水流入阴道内发生感染。月子期间吃东西次数较多，应每天刷牙1～2次，要用软毛牙刷轻刷；每次吃过食物用温开水漱口。居室内要经常通风，室内温度不可太高，避免紧闭门窗，也要避免直接吹到凉风。

哺乳有助恢复

母乳喂养不仅有利于宝宝健康成长，也有利于妈妈身体的恢复。哺乳妈妈的身体为了制造乳汁，会一点一点消耗掉怀孕期间所储存的脂肪组织。身体每天要分泌乳汁，大约消耗500～800千卡的热量，一个月累计下来，会比不喂哺母乳的妈妈多消耗15000～24000千卡热量，换算成脂肪的话，就是将近2千克左右的多余赘肉。

医学研究证明，哺乳妈妈容易早日恢复身材，并且降低乳腺癌、卵巢癌的发生率。

哺乳能使乳房再次发育，有不少人误以为，给婴儿哺乳是导致乳房下垂、松弛的主要原因。其实，母乳喂养并不会影响乳房原貌，如果按照医生指导正确哺乳，女性的乳房在哺乳期后会变得更加丰满、结实。

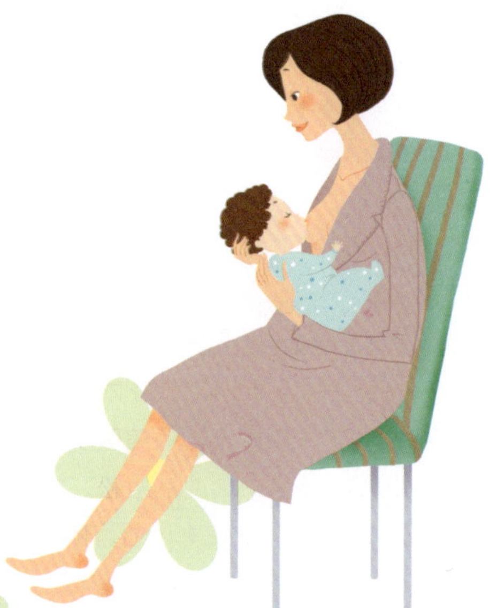

产后运动助恢复

正常情况下，女性盆腔内生殖器官由各种韧带和盆底支持组织维持正常位置。妊娠期随着胎儿生长发育，母体内各系统会发生一系列适应性变化，以生殖系统变化最大。尤其是子宫，容积和重量分别增加到孕前18倍和20倍，固定子宫的韧带相应变软、伸长。

分娩后子宫开始逐渐复原，10天左右降入骨盆内，但需要6周才能恢复到正常大小。而固定子宫的韧带，因孕期的过度伸展，会比孕前略显松弛。阴道和盆底支持组织，会因分娩时过度伸展、扩张导致弹性下降而不能完全恢复到产前状态。

简单的腹式呼吸运动，可让腹围变小。做法是吸气时让胸腔扩张，吐气时收小腹，让腹部肌肉往内收缩，缩到肚子摸起来是硬的。这种方式还可以帮助肠胃蠕动，让排便较为顺畅。另外，走路是最简单的运动方式。

有氧运动时，使用的肌肉越多，或使用了身体越大块的肌肉，例如腿部的大肌肉或臀部肌肉，心肺就需要输送更多氧气，使氧气消耗量越大，就能燃烧越多的脂肪。这一类运动就称之为有氧运动，包括骑车、游泳、快走、慢跑、登山、有氧舞蹈等。

生宝宝后，能否恢复到自己产前的苗条状态，当然是每一位妈妈关注的大事。产后瘦身与健康恢复，是相辅相成的关系。适时适度运动、保持营养摄取平衡和为宝宝哺乳都是瘦身健美的较好选择。

产后康复黄金期

产后6个月内，新妈妈身体的新陈代谢率仍然很高，生活习惯也尚未确定，这时候减肥效果会比较好。6个月后，如果新妈妈的体重尚未恢复到孕前的状态，那么身体会习惯于新的体重，原有的体重设定点可能就会被改变，要再减重就比较困难了。

成年人的体重，多数会保持在一个固定重量点上下浮动，除非有疾病，或情绪、饮食等生活习惯发生很大改变，才会出现骤减或增加的现象，这个重量固定点称为体重设定点。例如40千克或是50千克等，体重设定点是可以改变的。

减重的原则在于减少热量摄取与增加热量消耗，减少热量摄取应当以饮食控制为主，而增加热量消耗，则须从运动下手。多走路、爬楼梯、饭后散步等方式都有助于消耗热量。只要在日常生活中多活动，一天下来也能累积可观的活动量。

刚开始做有氧运动时，消耗量较大的是肝糖，大约20分钟之后才会开始燃烧体内脂肪，运动强度越大，就会越早开始燃烧脂肪。运动1小时之后，又会转为消耗较多的肝糖，因此，运动愈久燃脂效果并不一定愈好。

如果无法抽出完整的时间来运动，可以分次累积运动时间，例如一次10分钟或20分钟。分次累积做运动，和一次做1个小时运动消耗的热量相同，但后者会消耗掉较多的脂肪。

有利于恢复苗条身材的运动

脚踝运动 产后第一天开始做。平躺在床上，后脚跟贴地板，伸长脚尖，两脚底对碰，弯起两脚底。

呼吸运动 平躺，全身放松，膝盖弯曲，用腹肌力量从鼻子深呼吸，以口缓缓吐气。

腹直肌分离矫正 产后第一天做，同呼吸运动，吐气时把头抬高，但不要抬肩，同时用交握的双手将腹直肌向中线推挤，吸气时回复原姿势，并松弛腹部，不要把肩抬高。

骨盆摇摆 产后第一天做。平躺床上，稍稍弓起背部，使骨盆腔向上悬起并左右摇摆。可矫正脊柱前弯及下背痛。

颈部运动 产后第二天开始。平躺，四肢伸直，头向前屈，使下颔贴近胸部，再慢慢放下头。

胸部运动 仰卧床面，身体和腿伸直，慢吸气，扩大胸部，收缩腹肌，背部紧压地面，保持一会儿后放松，重复5～10次。能帮助胸部肌肉收缩，预防乳房下垂，产后第三天开始。

腿部运动 产后第五天开始做。平躺在床上，轮流抬高双腿与身体成直角，待产后体力稍有恢复时，可同时抬起双腿，重复5～10次。

乳房运动 产后第七天开始做。两臂左右平伸，然后上举至两掌相遇，保持手臂伸直数秒后，再回到左右平伸，重新开始，每天做10次。能帮助乳房肌肉收缩，防止乳房下垂。

臀部运动1 平躺在床上，右膝屈起，使足部尽量贴近臀部，然后再伸直放回原位，左右两腿交替动作。能够帮助臀部肌肉的收缩，产后第15天开始做，每天做10次即可。

臀部运动2 平躺在床上，双腿屈起，慢慢地把臀部向上抬起离地，以脚跟及肩部支持片刻，然后慢慢地放下还原，重复数次。

腹部运动 平躺在床上，两手交叉于胸前，慢慢坐起，同时保持双腿并拢，稍微过一会儿，待体力完全恢复后，双手可放置在头后再坐起，似仰卧起坐的动作，重复数次。

妈咪小助手

哺乳过程中，婴儿吸吮乳头的动作，能不断刺激母亲乳房分泌乳汁的乳腺组织，乳腺组织接受外界刺激越多，就会越发达，这和肌肉运动越多就会越结实的道理一样。因此，坚持母乳喂养的母亲在哺乳期后，乳房会变得更大、更坚挺，并不会出现松弛、下垂现象。即使少数新妈妈在给孩子断奶后出现松弛下垂的情况，通过体操健胸等手段，乳房完全可以恢复原状。

●体重与每运动10分钟所消耗的热量比（单位：千卡）

运动项目	体重				
	50千克	55千克	60千克	65千克	70千克
摇呼啦圈	19	21	23	25	27
逛街购物	30	33	36	39	42
爬楼梯	48	53	58	63	68
遛狗	24	26	28	30	32
散步	22	24	26	28	30
骑车	31	34	37	40	43
快走	38	42	46	49	53
有氧舞蹈	42	46	50	54	59
慢跑	78	85	94	97	100
跳绳	75	82	89	97	104
蛙泳	99	108	118	128	138
自由泳	145	160	175	189	204

产后卫生保健

须知应注意

要有充分的休息和睡眠。

保持外阴部清洁、勤换卫生棉及清洗，大小便后也要冲洗。每天淋浴，维持皮肤正常排泄功能，沐浴后应尽快擦干水分、吹干头发。

产后第2天即可下床活动，第一次应有人陪伴，以不会晕眩、体力可负荷为原则。

产后满4周后，不管有无哺喂母乳，恢复性生活后应当开始采取避孕措施。

产后满6周，必须回到接生的医院做产后检查，若一切恢复正常，即能恢复正常性生活。

必须就医的情况

产褥期是多事之秋，如果有下列情况出现一定要去医院：产后发热，体温超过38℃时；产后大量出血，超过500毫升，或一个小时内一片卫生棉全湿；乳腺炎，乳房局部红、肿、热、痛；会阴部发红及肿痛；排尿困难，排尿时感觉疼痛及烧灼感。

伤口护理

会阴伤口 采取侧坐或侧卧，减少会阴伤口的压迫。第二天后可用温热的毛巾进行热敷，以促进血液循环。

剖腹伤口 使用束腹带或束裤固定伤口，大约7天，伤口表皮愈合后才可以进行淋浴，可以用免缝或透气胶布贴在伤口上。

产褥康复和性事

产褥康复

产后从胎盘娩出到母体全身各器官恢复、接近于怀孕前状态，约需6～8周，这段时间称作产褥期。

产褥期内，产妇的乳房泌乳，子宫复原，身体各个系统逐渐恢复正常。例如循环系统血容量减少，血液浓缩，通过排汗、排尿，组织内的水分逐渐排出；消化系统中胃酸增加，肠道蠕动恢复，食欲和消化力恢复；泌尿系统受压状况得到改善，尿液增加；不哺乳的产妇或体质健壮的产妇在产褥期内月经会恢复回潮。

产褥期是多系统包括内分泌各腺体功能及体力、体型、腹壁等逐渐复原的时期，产妇在这段时间内，要注意合理饮食及锻炼，以保证身体健康和体型恢复。

妈咪小助手

不少夫妻从怀孕以后，性生活的次数和质量就随着孕周增加而下降，一方面害怕伤到胎儿，另一方面也因为生理上的变化影响到性生活质量，不愉快的阴影一直存在。经历千辛万苦生下宝宝之后，双方的生理、心理都发生了不少变化，夫妻之间还能否维持孕前的性生活质量，对于维系婚姻生活将会是很大的挑战。所以作为新爸爸的先生就要首先与妻子亲热，使妻子的心理阴影逐渐消失。

性事与夫妻关系

孕育下一代，是夫妻相伴携手共度的重要部分，二人世界平添了一个可爱的宝宝，日子会过得大不一样，大小每一件事都得把孩子考虑在内，夫妻双方的感情互动也会有重大转变。尤其是夫妻性生活，夫妻转变成为人父母以后，性关系和婚姻关系都会面临危机。

产后生理、心理影响

须知应注意

生理影响 阴部或多或少会有一些损伤，弹性和褶皱逐渐消失，但三周内阴道褶皱会重新出现，弹性和腺体恢复需要更长的时间，所以在性爱的过程中会影响润滑和快感；骨盆肌肉韧带康复需要半年或更久，这会使阴道松弛，影响双方感觉；生产时会阴有伤口，虽然长合却仍然有痛感，影响尽兴。

心理影响 牵挂孩子无疑会影响到夫妻生活，加上带孩子的疲劳也会影响到“性趣”；哺乳期泌乳激素上升，雌性激素下降，性欲下降，并且会阴道干涩，性爱疼痛；怀孕、生育带来外形上的变化，失去女性的自信心，缺少面对情爱的勇气；恐惧再次怀孕，因为分娩痛苦而潜意识中排斥性生活；产后忧郁期，心理疾患会直接影响夫妻关系。

谋求产后性生活质量

产后第一次恢复性生活要特别注意，因为容易产生疼痛。请新爸爸温柔一些，动作放缓慢，营造温馨柔和的气氛，注意伴侣的反应，也可以配合润滑剂使用。如果第一次就很不舒服，妻子以后可能会产生恐惧，要隔更久才敢再试。

停用影响性欲的药物和治疗 安眠药、镇静剂、抗忧郁药物等会影响性功能，多与医生沟通，选择影响较小的药物种类；宝宝、新爸爸都重要，主观上不要因为关注孩子而忽略夫妻关系，何况，享受夫妻感情交流才是完整无缺的生活。

骨盆运动练习注意事项

新妈妈产后的骨盆腔运动，适宜早做、勤做，有助于阴道、骨盆底等组织的恢复，对性生活会有不小的帮助。

(1) 开始的时候，最好在医生或是护士协助下学习正确的方式。

(2) 可以用一根手指头放入阴道中，收缩阴道附近的肌肉，如果收缩的肌肉正确，手指头就可以感受到收紧的压力，在收缩的同时，腹部、大腿及背部尽量不要用力。

(3) 除了用手指感觉之外，也可以利用排尿的时候练习，感觉骨盆腔肌肉的收缩，在排尿中途憋住小便，感觉是用哪些肌肉停住小便，这些肌肉就是需要训练的骨盆腔肌肉群。

(4) 收缩肌肉时，以心中默数的方式，1 秒 1 拍从 1 数到 4，维持 4 ~ 5 秒，再放松肌肉，反复进行。可以像做体操一般的数数，原则上一天 2 ~ 3 次，一次 5 分钟。其实，如果真的做起来，就能发现并不轻松，做一段时间以后就适应了，觉得行动有余力，可以默数到 8 拍，再放松 8 拍。

新妈妈减肥误区

生完孩子立即节食

有些新妈妈减肥心切，刚坐完月子便开始了产后减肥计划，盲目节食减肥，这对身体非常不好。因为刚生产完的新妈妈，身体还未完全恢复到孕前的程度，加之还担负繁重的哺育任务，需要补充营养。产后节食，不仅会导致新妈妈身体恢复慢，还有可能引发产后各种并发症，所以产后减肥不可过早进行。

不正确的减肥观念

不吃早餐 有人误认为不吃早餐能减少热能的摄入，从而达到减肥的目的，殊不知不吃早餐对人体伤害极大，无益健康。

长期使用固定食谱 会减少许多东西的摄入，久而久之会使身体缺少全面的营养成分，有害无益。

膳食纤维摄入较少 如果是精加工制作的麦类面包，其中的膳食纤维在加工中已被去除，营养也不全面。

混淆烦躁和饥饿 有时心情不好，肠胃不适，误认为是想吃东西。

以药物代替天然食品 一味服用营养品、维生素类药物，而忽视日常饮食。

产后服用减肥茶、减肥药

哺乳期的新妈妈服用的减肥药，大部分会从乳汁里排出，这样就等于宝宝也跟着服用了大量药物。新生婴儿的肝脏解毒功能差，大剂量药物易引起宝宝肝功能降低，造成肝功能异常。所以，产后减肥或服用减肥药非常不可取，减肥饮品也要谨慎选择。

产后急于做运动

产后立即进行剧烈运动减肥，很可能导致子宫康复变慢并引起出血，严重的还会引起生产时手术断面或外阴切口再度损伤。

一般来说，顺产4～6周后，妈妈才可以开始做产后减肥运动，剖宫产则需要6～8周或更长的恢复期，而且产后减肥应避免高强度的运动。

在便秘的情况下减肥

因为便秘不利于瘦身，所以新妈妈瘦身前应先消除便秘。有意识地多喝水和多吃富含纤维的蔬菜是预防和治疗便秘的有效方法，红薯、胡萝卜、白萝卜等对治疗便秘相当有效。

便秘较严重时可以多喝酸奶和牛奶，早晨起床喝一大杯水以加快肠胃蠕动，每天保证喝7～8杯水。

母乳喂养一定能减肥

母乳是宝宝最好的天然营养食物，其次喂奶还可以促进新妈妈的子宫收缩，有利于产后恢复。要想减肥，就好好喂奶，因为哺乳可以帮助新妈妈消耗热能，即使多摄取汤汤水水，体重也不会增加很多。但并不是这样就可高枕无忧了，因为过度进食仍不利于产后减肥。

畅销升级版

图说生活

文字编撰
邱 丰　程小萍　郭振强
菜肴拍摄
于 笑　肖 亮
插图绘制
乌日娜　赵 珍　许嫣娜
图片提供
北京全景视觉网络科技有限公司
达志影像
华盖创意图像技术有限公司